10年後、20年後の私をつくる
藤井 恵の健美ごはん

藤井 恵

女子栄養大学出版部

はじめに

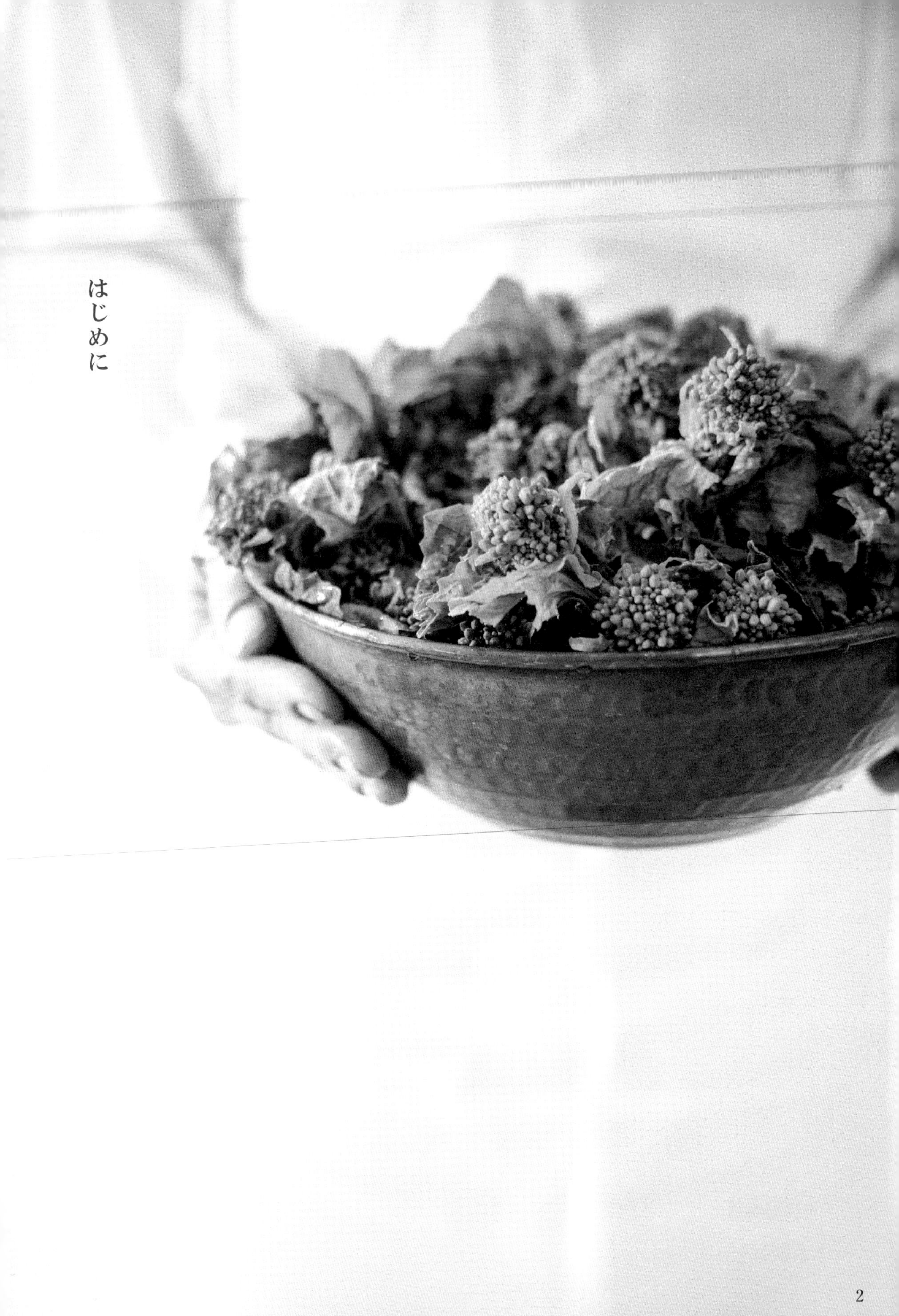

じつのところ、長い間、「栄養」に関してはあまり興味がありませんでした。
とにかく大好きな「料理」さえできればそれでよくて、
女子栄養大学に進学したのも、テレビの料理番組「3分クッキング」に
出演していた故 滝口操先生が教鞭をとる大学だったから。
卒業後も、栄養学からは離れて料理の研究に没頭する日々——。

30代、40代と、体の不調があるたびに、そのつど自分の生活を見直し、
立て直してきました。でも50歳を過ぎたころから、
これまで少しくらい無理をしても挽回できていたことが、
そうはいかなくなってきて。
ひどく傾いてしまう前に、なんとかしなければ。
そんな思いの中、役立つようになってきたのが、学生時代に学んだ栄養学でした。
健康のベースを新たに築きたいと思ったとき、ようやく私の中で、
「栄養」と「料理」が融合したのです。

料理はやっぱり、おいしく、楽しく、美しくありたい。
そして、そこに栄養の裏づけがきちんとある。
そんな健康にも美容にも役立つ「健美ごはん」を、この本ではご紹介しています。
これから先、20年、30年、いえ、もっと長いかもしれない人生を
元気で、心豊かに過ごせるように。
ご自身の食生活に、とり入れていただけたらうれしいです。

藤井 恵

もくじ

3 腸内環境は、健康のかなめ。美肌、免疫力、心の健康を支えます。
私の〝腸活〟ごはん 38

4 疲れた日に私を助けてくれるのは常備菜よりも、こんなストックたち。
〝健美ストック〟でラク献立 66

5 うす味でも「おいしい」を目指して、夫婦で減塩にチャレンジ中です。

この本の決まりごと

○大さじ1は15㎖、小さじ1は5㎖、1カップは200㎖です。

○塩は小さじ1＝5gの天然塩を使用しました。

○電子レンジは600Wのものを使用しました。加熱時間は目安です。機種や使用年数などにより違いがありますので、様子を見ながら加減してください。

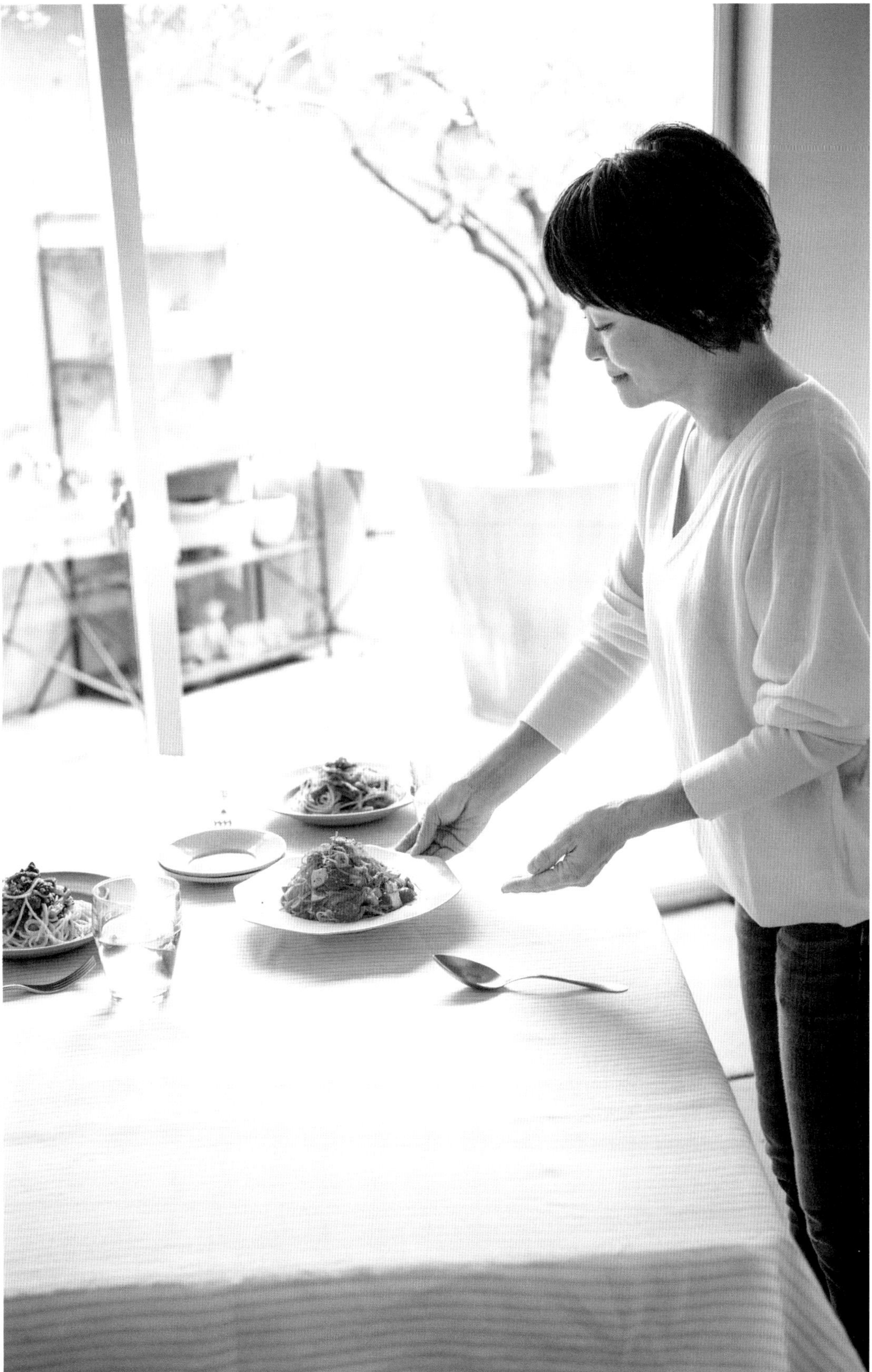

更年期からの「体」と「食事」

コロナ禍で3年ぶりに受けた人間ドック。
検査結果は、黄色信号！　じつは、いろいろ悩みを抱えています。

――筋力や骨量の低下は、なんとか食い止めたい。

運動習慣といえば、毎日10回のスクワットと散歩くらい。もう少し負荷をかけたほうが、筋力や骨密度アップに役立つとわかってはいるのですが……。食事面でカバーするよう心がけています。

体の変化

■骨粗鬆症

女性の場合、閉経後に骨量が急激に低下。これは、骨をこわす細胞の働きをおさえていた女性ホルモンが減るためです。筋力の低下も、骨を弱くする原因に。

食事のポイント

□たんぱく質をしっかりと

□カルシウムをはじめとするミネラルもたいせつ

レシピはこちら…　1―骨と筋肉を作るレシピ……………P10

――便秘に悩んでいた時期もありました。

以前は便秘に悩んでいた私ですが、腸の健康を意識するようになってから、お通じ快調。かぜをひきにくくなり、肌の調子も整っていいこと尽くめです。

体の変化

■腸内環境

女性のがんによる死因のトップは「大腸がん」。腸内環境を整えることは、がん予防にもつながります。いわゆる〝善玉菌〟といわれる腸内細菌は免疫の働きを高めたり、心の健康を守ったりと、健康長寿に貢献しています。

食事のポイント

□水溶性食物繊維をたっぷりと

□脂肪、塩、砂糖を控えめに

□発酵食品を習慣に

レシピはこちら…　3―私の〝腸活〟ごはん……………P38

若いころから、コレステロール値が高いんです。

私の場合は体質的なものですが、20代のころからコレステロール値が高め。50代になり、食事にも気を配るようにしています。

体の変化

■脂質異常症

女性は閉経を迎えると、これまでいわゆる〝悪玉コレステロール〟の増加をおさえていた女性ホルモンの分泌が減り、コレステロール値が上昇傾向に。血液中にコレステロールが多い状態が続くと、動脈硬化（血管がかたくなったり狭くなったりすること）が進むリスクがあります。

食事のポイント

□抗酸化ビタミン（A・C・E）をたっぷりと
（血液中のコレステロールの酸化をおさえ、動脈硬化を予防）

□食物繊維をたっぷりと
（コレステロールの吸収をおさえ、排出を促す）

レシピはこちら… 2 血管だってアンチエイジング……P20

血圧がいつの間にか上がっていました！

3年ぶりの人間ドックで、血圧が上がっていることが判明。年齢とともに血圧が上がることは知っていたけれど、実際に数字で示されると、ちょっとショック……。

体の変化

■高血圧

女性の高血圧は、閉経後に急増。これは、更年期に体重が増えやすく、コレステロール値も上がりやすくなることが一因。高血圧は「血管の老化」のシグナルでもあります。

食事のポイント

□塩分控えめを心がけて

レシピはこちら… 5 減塩生活、始めました……P94

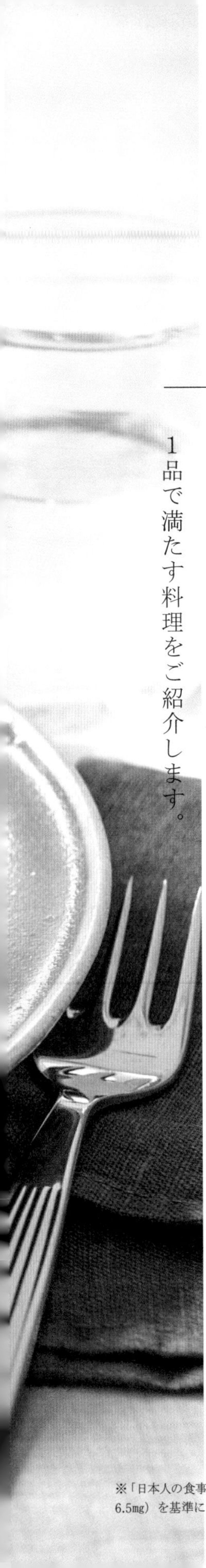

アクティブに動ける体の土台は、やっぱり骨と筋肉だから。

1

骨と筋肉を作るレシピ

何歳になっても歩ける、動ける体でありたい。
そのためには、健やかな骨と筋肉が重要です。筋肉量のピークは20代。
健康な人でも、年齢を重ねるにつれ徐々に低下していきます。
筋肉量を落とさず、骨粗鬆症を予防するためにも
適量のたんぱく質をはじめ、カルシウムや鉄を
充分にとることを心がけています。
ここでは、この3つの栄養素の※推奨量を
1品で満たす料理をご紹介します。

※「日本人の食事摂取基準（2020年版）」（厚生労働省）における50～64歳女性（月経なし）の1日あたりの推奨量（たんぱく質50g／カルシウム650mg／鉄6.5mg）を基準に、ここでは1食でたんぱく質17g以上／カルシウム220mg以上／鉄2.2mg以上がとれるよう設定しました。

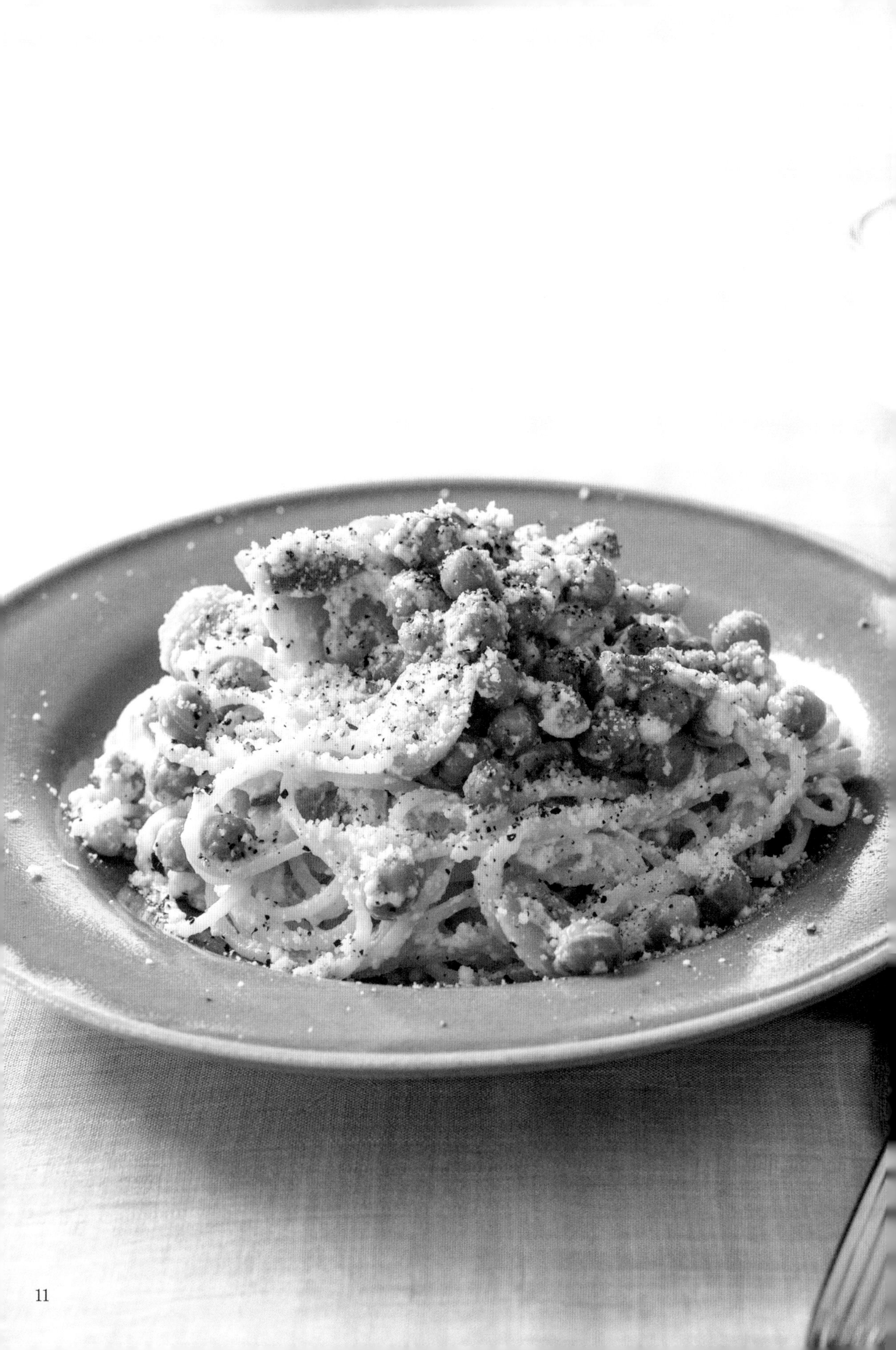

豆腐とひじきのミニハンバーグ

豆腐とひじきでカルシウム&鉄アップ。ブーケのようなたっぷりのサラダ菜で包んでいただきます。

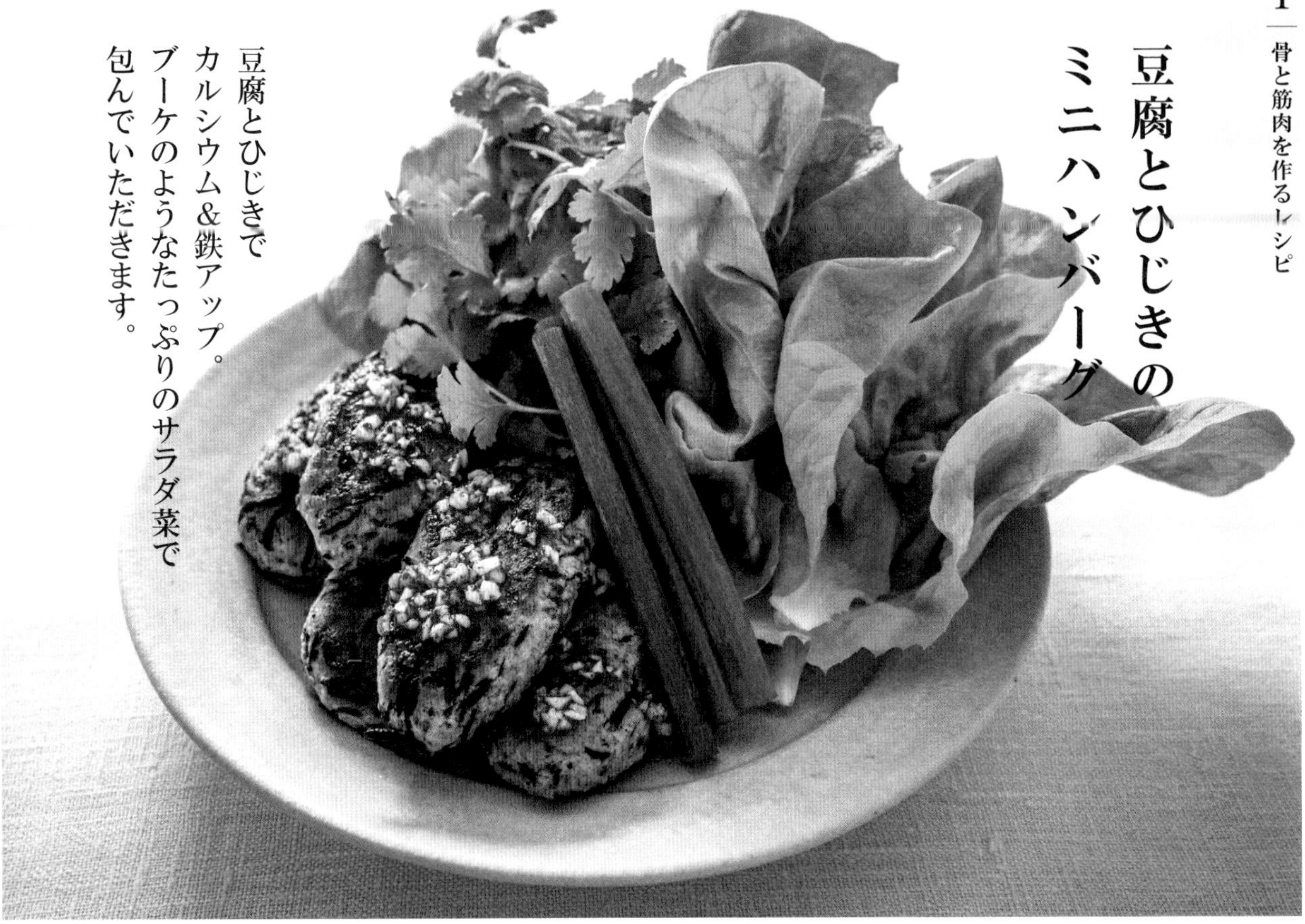

○**材料**（2人分）

A
- 合いびき肉…150g
- もめん豆腐…200g
- 塩・こしょう…各少々

芽ひじき…乾10g
小ねぎ…50g
香菜…30g
サラダ菜…120g
サラダ油…小さじ1

B
- ナンプラー・砂糖…各小さじ1
- レモン果汁…小さじ2
- にんにく（みじん切り）…1/2かけ
- あらびき赤とうがらし…小さじ1/3

1 ひじきはたっぷりの水でもどし、洗って水けをきる。小ねぎは20gは4cm長さに切り、残りは小口切りにする。香菜は葉を摘み、茎と根はみじん切りにする。

2 ボウルにAを入れてよく練り混ぜ、ひじき、小ねぎの小口切り、香菜の茎と根を加えて混ぜる。10等分にし、1cm厚さの小判形に整える。

3 フライパンに油を中火で熱し、**2**の両面を4分ずつ焼く。

4 器に**3**、サラダ菜、4cmに切った小ねぎと香菜の葉を盛り合わせる。Bを混ぜ合わせ、ハンバーグにかける。

1人分 306kcal 食塩相当量1.2g

シシャモの香味フリット

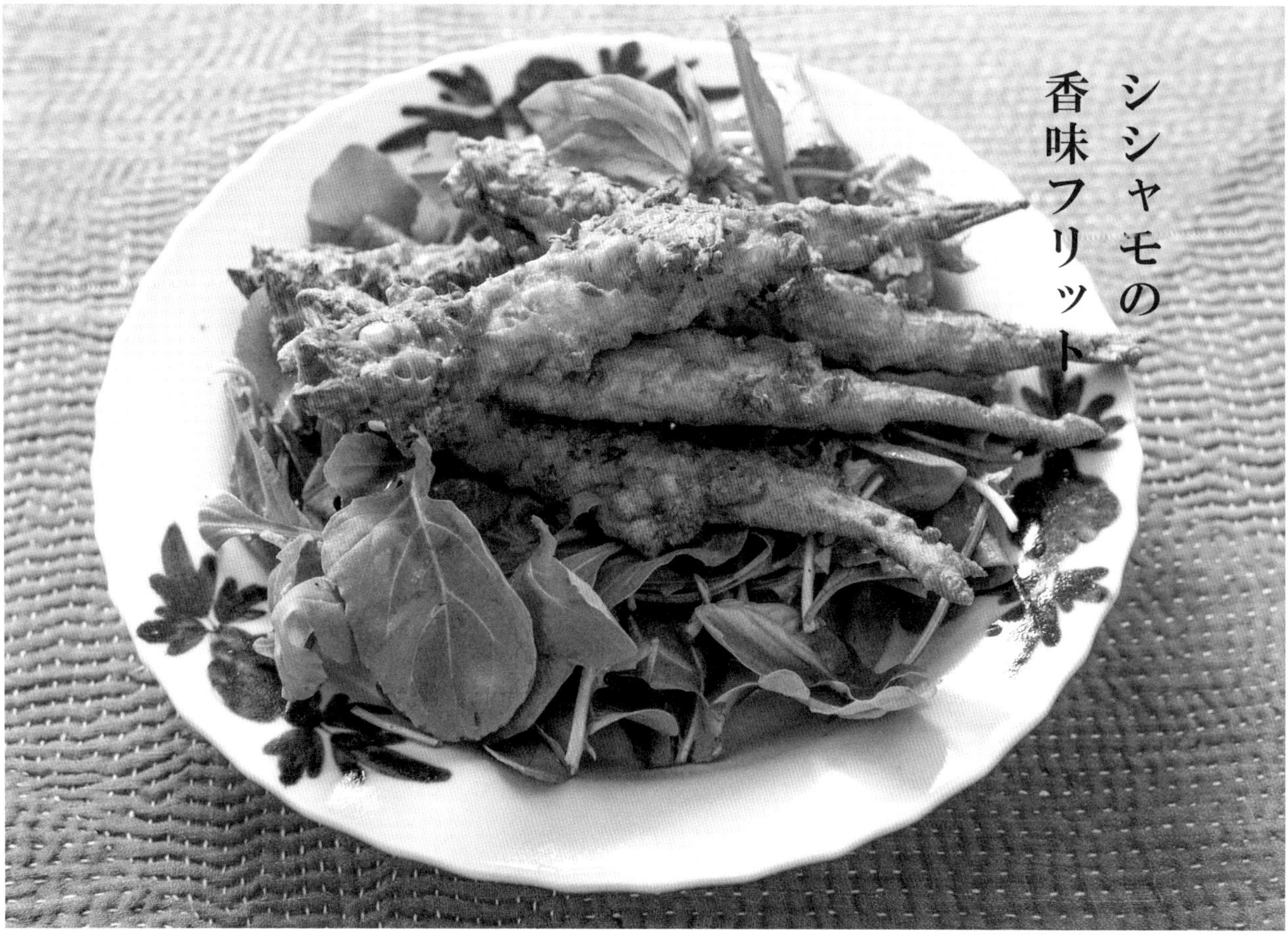

骨ごと食べられるシシャモは優秀なカルシウム源。
鉄やカルシウムを含むルッコラをたっぷり合わせて。

○材料（2人分）

- シシャモ…10～12尾（180g）
- A
  - タイムの葉（生）…10g
  - きな粉・小麦粉…各大さじ1と$\frac{1}{2}$
  - 卵…1個
  - 牛乳…大さじ$\frac{1}{2}$
- ルッコラ…100g
- バジル（生）…10g
- B
  - レモン果汁…大さじ2
  - 塩・こしょう…各少々
- 揚げ油…適量

1 タイムはみじん切りにし、残りのAとともにボウルに入れ、泡立て器で混ぜる。

2 フライパンに油を2cm高さまで注ぎ、180℃に熱する。シシャモに**1**をからめ、カリッとするまで2～3分揚げ焼きにする。

3 ルッコラは食べやすく切り、バジルはちぎる。Bであえて器に盛り合わせ、**2**をのせる。

1人分 396kcal 食塩相当量1.4g

厚揚げとにらのエスニック焼きそば

たっぷりのにらと厚揚げに、太めん。
噛みごたえのある組み合わせで、早食い防止効果も。

○**材料**（2人分）
厚揚げ…1枚（200g）
にら…1束（100g）
中華蒸しめん（あれば太めん）…2玉（300g）
卵…1個
サラダ油…大さじ1/2
サクラエビ（乾）…15g
A［ナンプラー・オイスターソース・しょうゆ…各小さじ1
酢…小さじ2
おろしにんにく…1かけ分

1 厚揚げは短冊切りに、にらは4～5cm長さに切る。めんは電子レンジで1分温めてほぐす。卵は割りほぐす。
2 フライパンに油を中火で熱し、厚揚げ、サクラエビ、めんを炒める。温まったらAを加えて炒め、卵をまわし入れてさらに炒める。にらを加え、手早く炒め合わせる。

1人分 492kcal 食塩相当量2.2g

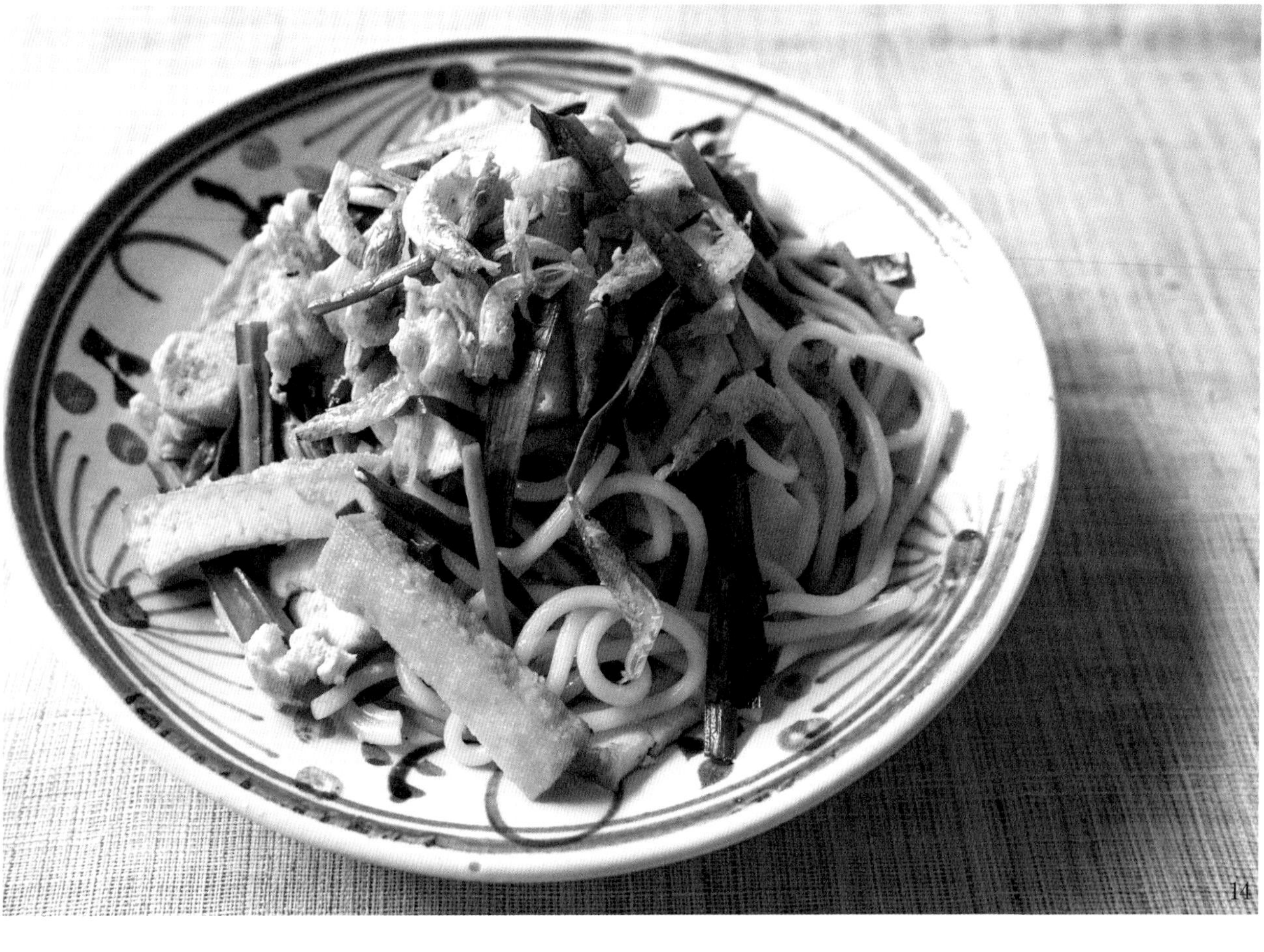

豆乳ごまねぎそば

豆乳とたっぷりのすりごま、小ねぎが、栄養価アップのワザなのです。

○**材料**（2人分）

無調整豆乳…2カップ
めんつゆ（ストレート）…1/4カップ
すり白ごま…大さじ6
小ねぎ…100g
そば…乾150g
ラー油…少々

1 小ねぎは、半量は小口切りに、残りは4㎝長さに切る。
2 そばはたっぷりの熱湯でゆで、ざるにあげる。
3 鍋に豆乳、めんつゆ、すりごま大さじ4、4㎝に切った小ねぎを入れて温める。**2**を加え、軽く煮立ったら器に盛る。
4 小口切りにした小ねぎをのせ、残りのすりごまとラー油をかける。

1人分　417㎉　食塩相当量1.0g

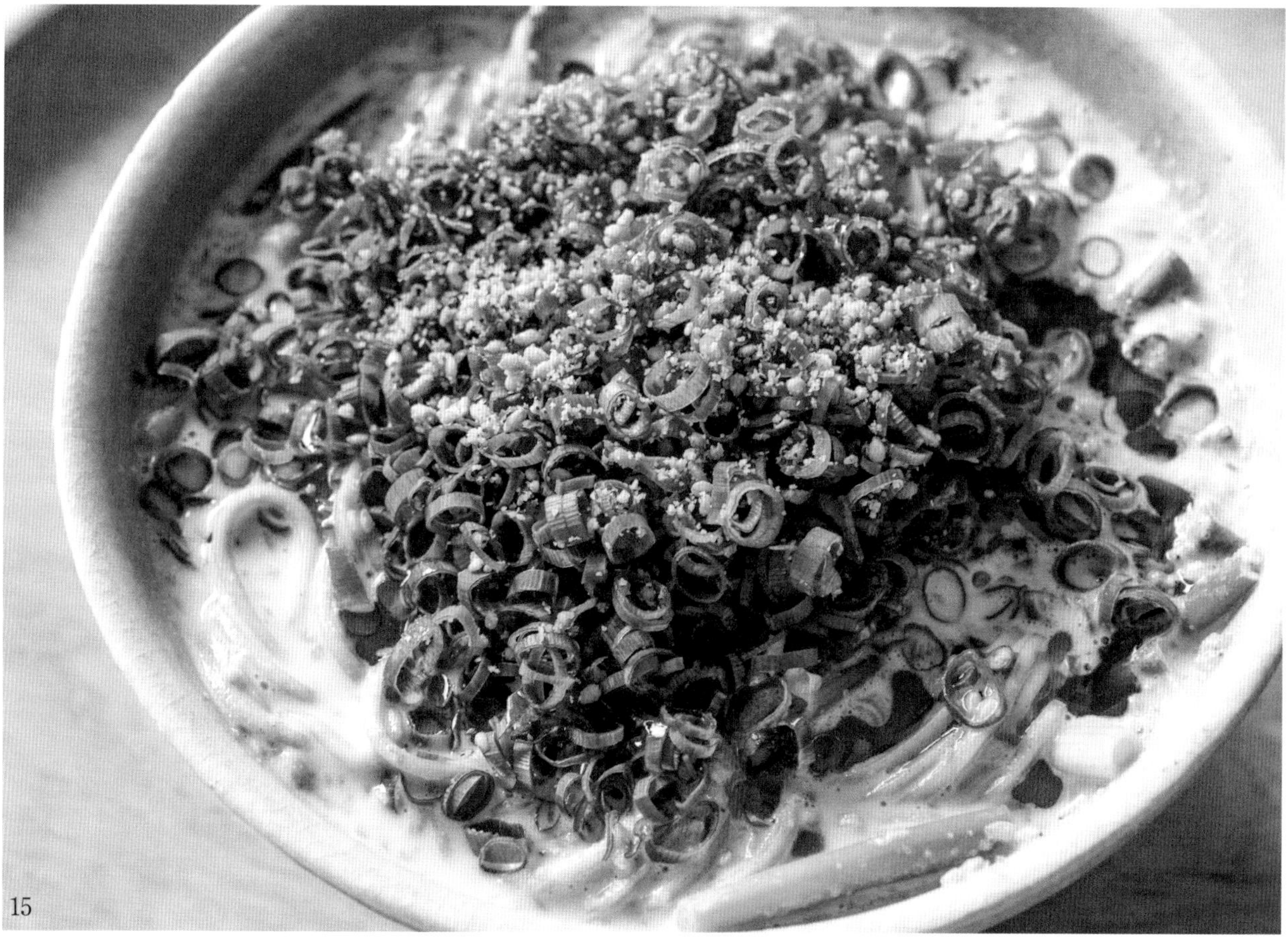

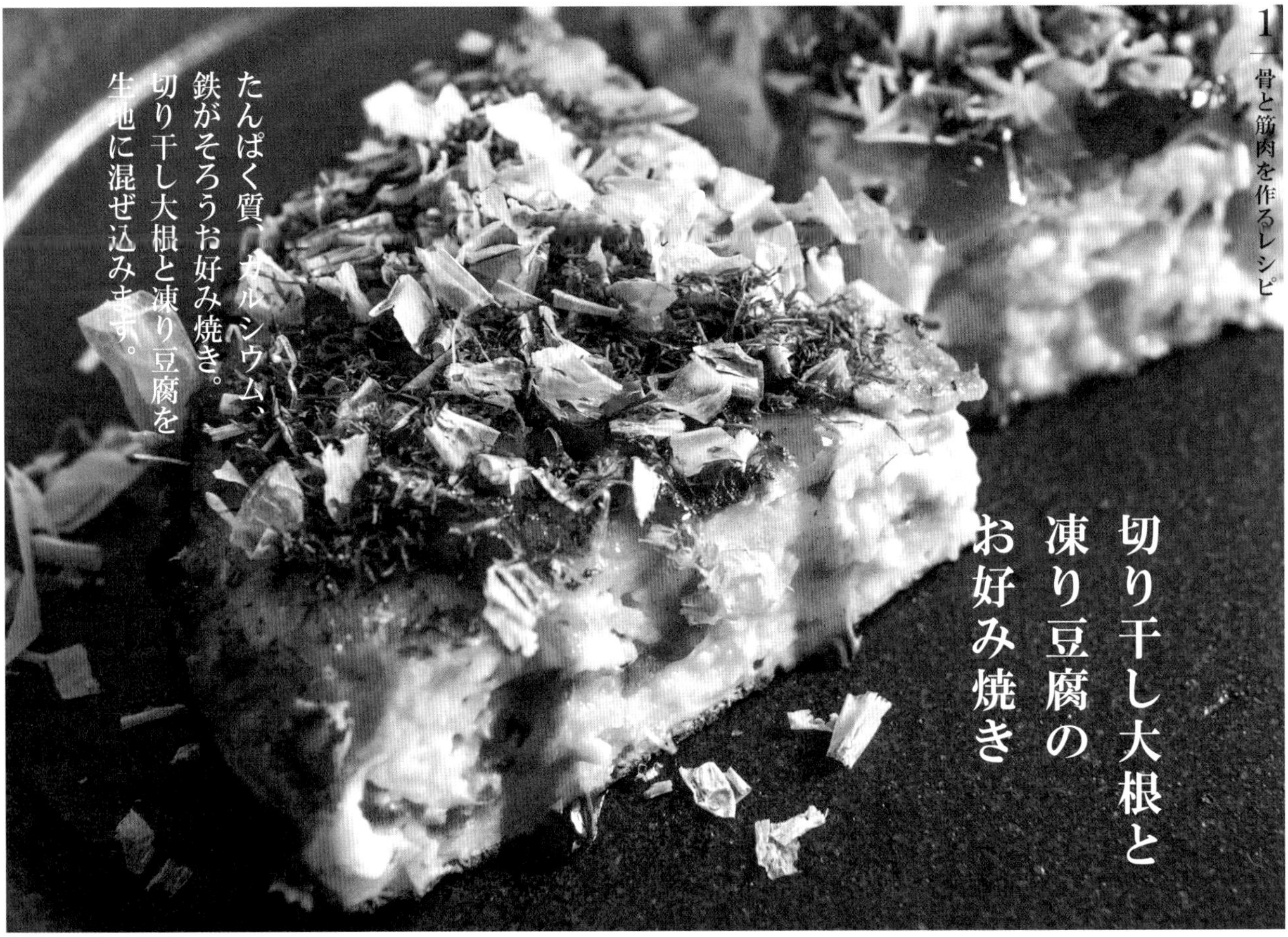

切り干し大根と凍り豆腐のお好み焼き

たんぱく質、カルシウム、鉄がそろうお好み焼き。切り干し大根と凍り豆腐を生地に混ぜ込みます。

○**材料**（2人分）
豚ロース薄切り肉…100g
切り干し大根…乾30g
凍り豆腐…1枚（17g）
サクラエビ（刻む）…乾10g
A
　卵…2個
　小麦粉…大さじ2
　牛乳…1/2カップ
サラダ油…大さじ1/2
お好み焼きソース…大さじ2
削りガツオ…3g
青のり…1g

1 切り干し大根はほぐして洗い、ひたひたの水でもどし、水けを絞ってざく切りにする。凍り豆腐は熱湯をかけてもどし、冷めたらしっかりと水けを絞り、手で握りつぶす。

2 ボウルにAを混ぜ合わせ、サクラエビと**1**を加えてなじむまで混ぜる。豚肉は長さを3〜4等分に切る。

3 フライパンに油を熱し、**2**の生地を流し入れ、豚肉を広げてのせる。ふたをして中火で8分焼き、裏返して再びふたをし、8分焼く。

4 食べやすく切って器に盛り、ソースを塗って削りガツオと青のりをふる。

1人分　422㎉　食塩相当量1.6g

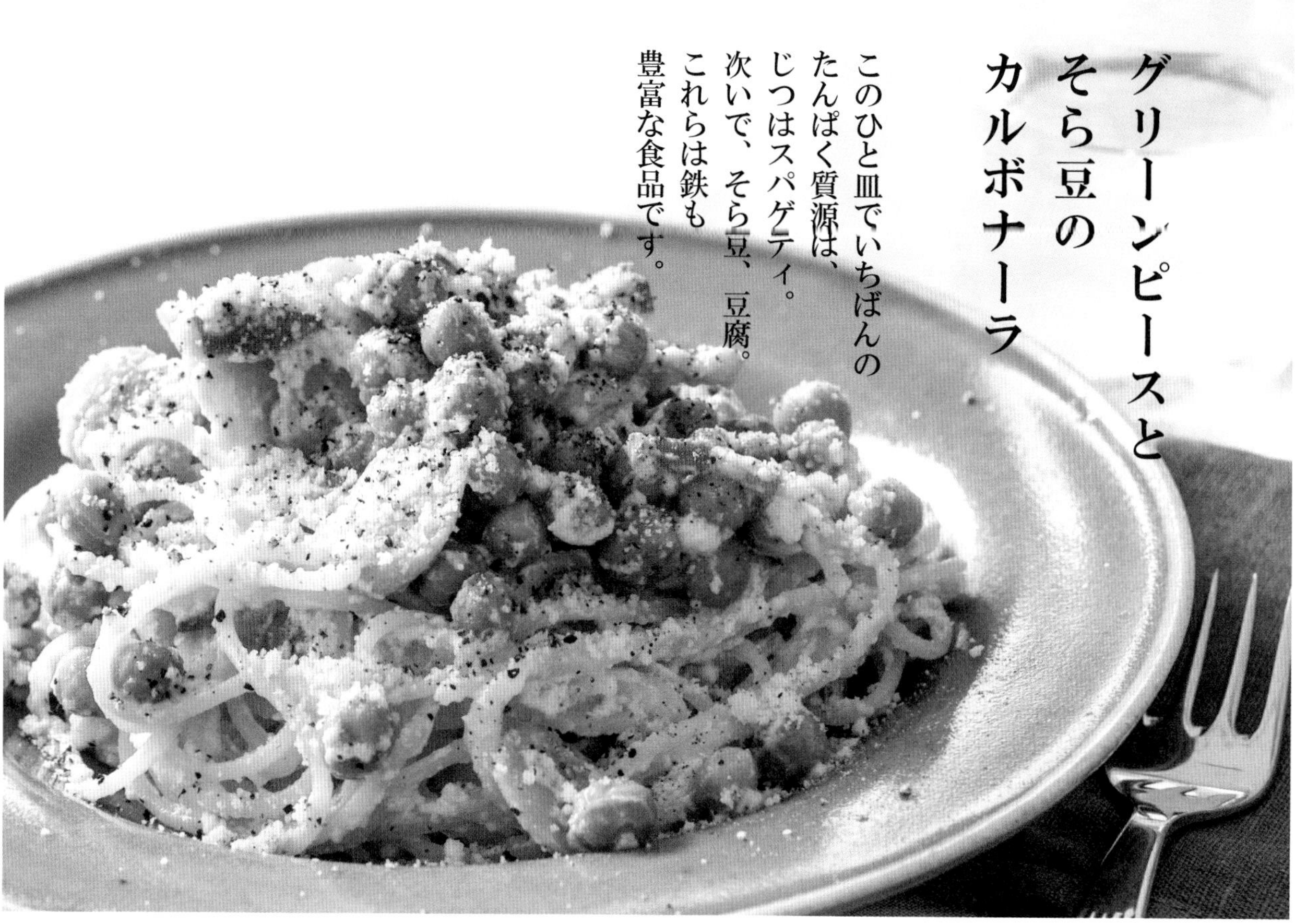

グリーンピースとそら豆のカルボナーラ

このひと皿でいちばんのたんぱく質源は、じつはスパゲティ。次いで、そら豆、豆腐。これらは鉄も豊富な食品です。

○**材料**（2人分）

グリーンピース・そら豆…各100g
絹ごし豆腐…150g
A
- 粉チーズ・牛乳…各大さじ3
- 卵…1個
- おろしにんにく…1/2かけ分
- 塩…少々

ベーコン…2枚
オリーブ油…大さじ1
スパゲティ…乾120g
粉チーズ…小さじ1
あらびき黒こしょう…適量

1 豆腐はキッチンペーパーに包んで水けをおさえる。ボウルに入れ、Aを加えてなめらかになるまでよく混ぜる（フードプロセッサーを使ってもよい）。
2 ベーコンは細切りにする。
3 1.2ℓの熱湯に塩少々（分量外）を入れ、グリーンピースとスパゲティを袋の表示時間より1分短くゆでる。途中、残り2分になったところでそら豆を加え、すべてざるにあげる。
4 フライパンに油と**2**を中火で熱し、香りが立ったら**1**を加え、混ぜながら温める。**3**を加えてあえる。
5 器に盛り、粉チーズとこしょうをふる。

1人分 539kcal 食塩相当量1.7g

Column 1

毎日欠かさない、4つのもの

日々、健康のために心がけているのは、この4つをまんべんなくとること。旅行や出張でこの習慣が途切れると体調が変わりやすく、毎日の積み重ねのたいせつさを改めて感じます。

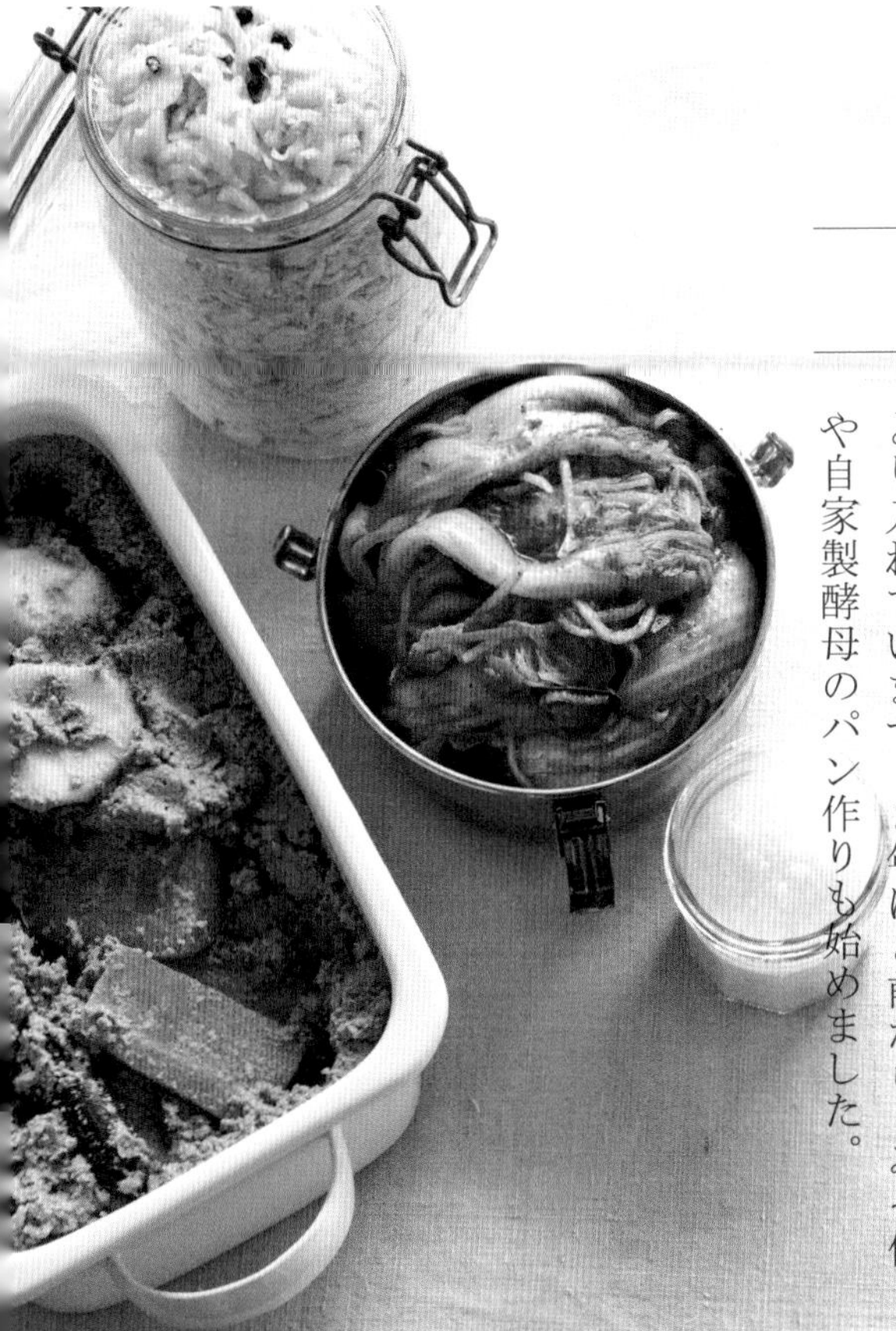

1

発酵食品

腸の健康に役立つといわれる発酵食品。経験上、いろいろな食品を組み合わせるのがよいと感じています。ザワークラウト、キムチ、ぬか漬けは自家製ですが、塩麹は市販品。手作りにこだわらず、市販品でもよいものがあればどんどんとり入れています。3年ほど前から、みそ作りや自家製酵母のパン作りも始めました。

2

食物繊維

食物繊維は腸内環境を整えて、便秘解消はもちろん、生活習慣病や感染症、アレルギーの予防など、健康維持に役立ちます。きのこは数種類を合わせて酒蒸しに、わかめはもどしておくだけ、ひじきはうす味で煮ておくだけ、など簡単なストックで、毎日無理なくとるようにしています。

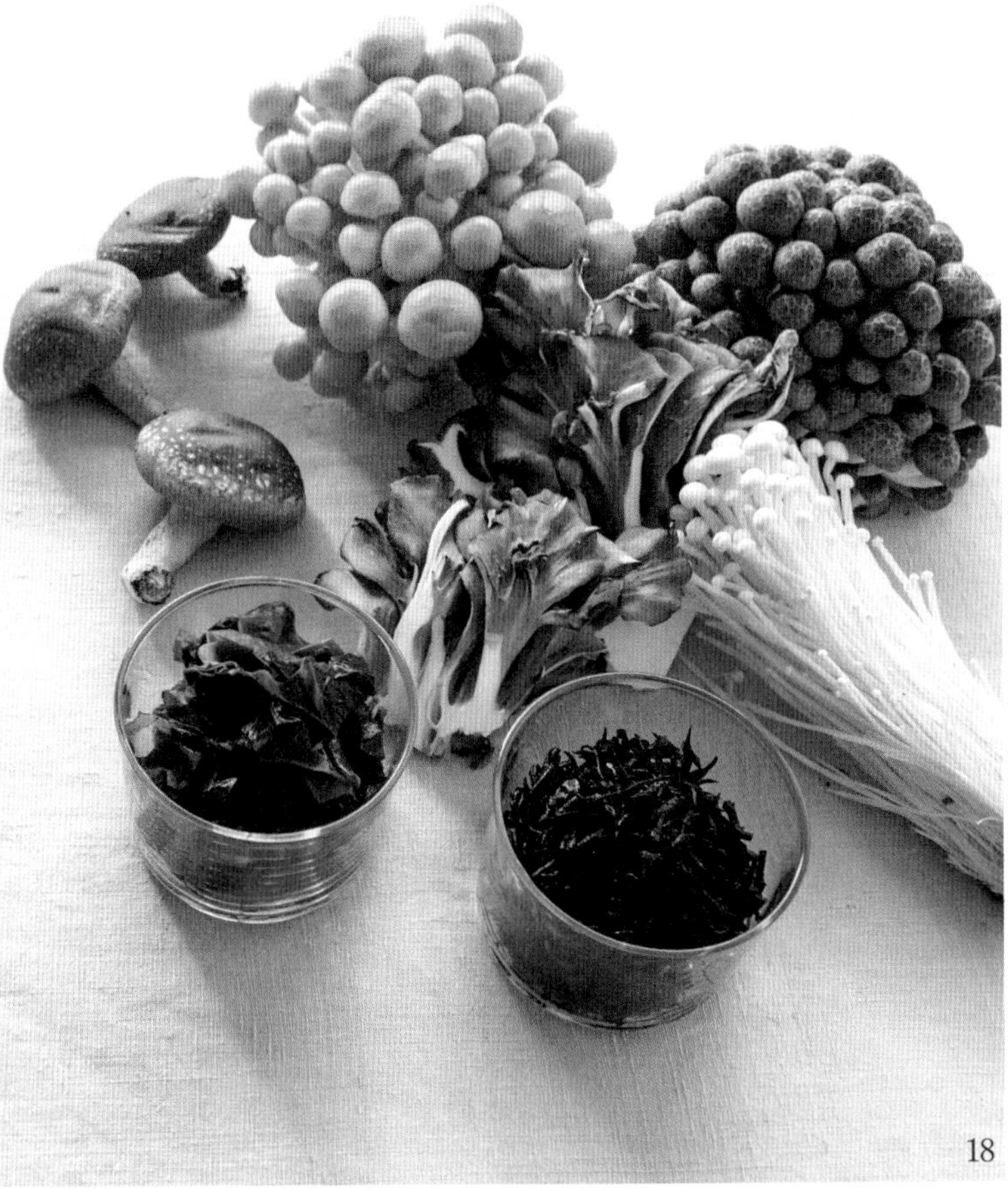

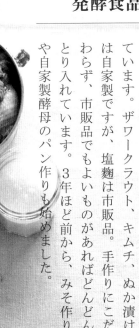

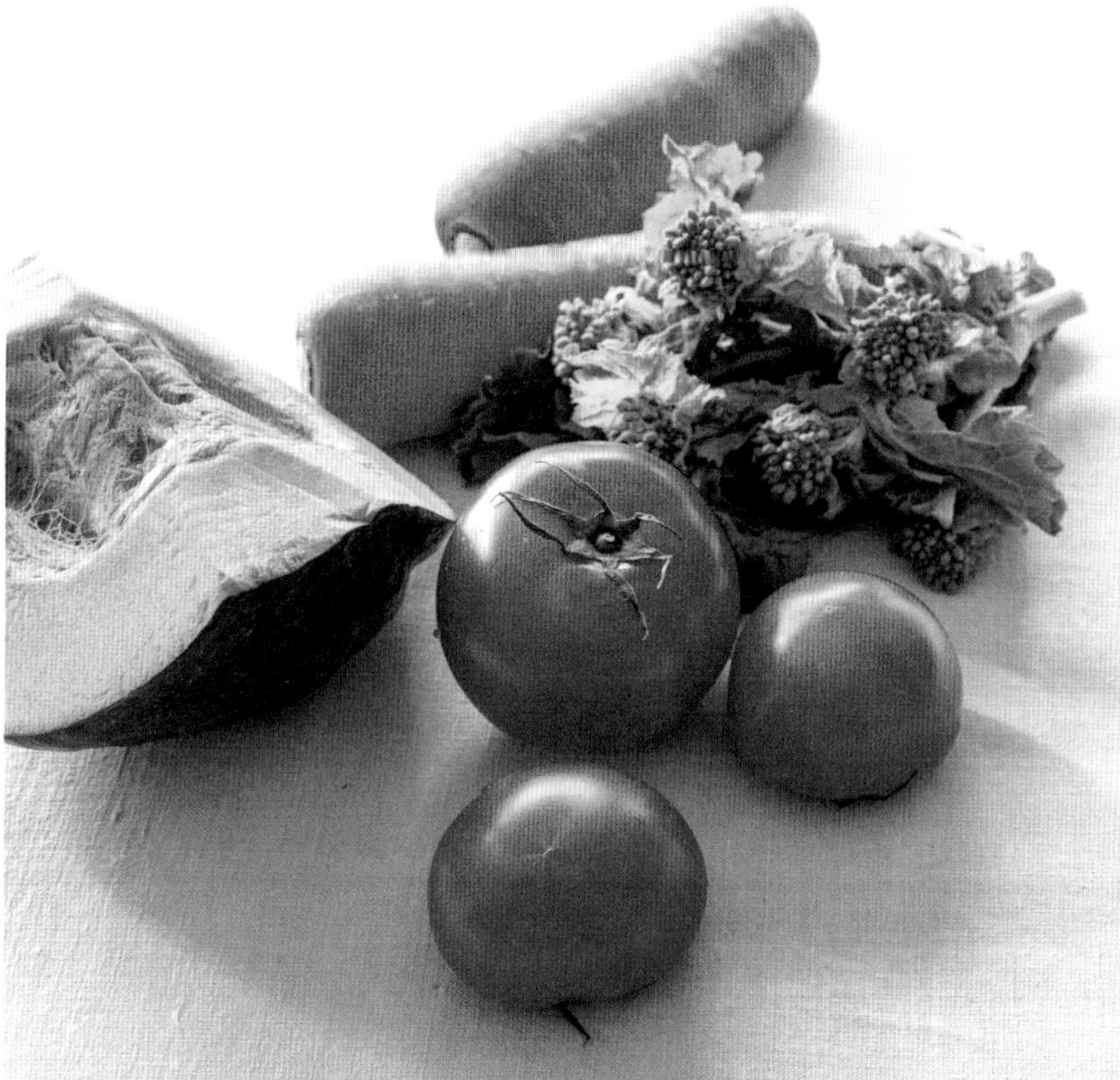

3

ビタミンA•C•E

ビタミンA・C・Eは抗酸化作用があり、血管の老化や生活習慣病を予防してくれる栄養素。これらが多く含まれる緑黄色野菜を中心に、栄養成分が充実する旬の野菜を積極的にとり入れています。春は菜の花のほろ苦さを、夏は果菜のみずみずしさを、秋は根菜の滋味を、冬は大根や白菜の甘味を堪能しています。

4

ねばねば食品

腸の健康を意識するようになってから、かぜをひきにくく、肌の調子もよくなりました。納豆と、めかぶやもずくなどの海藻類は毎日欠かしません。めかぶは、ふだんはパック入りのものですが、春に出まわる生めかぶも大好物。さっと湯通ししてフードプロセッサーで細かく刻んで食べるのが、この時季のお楽しみです。

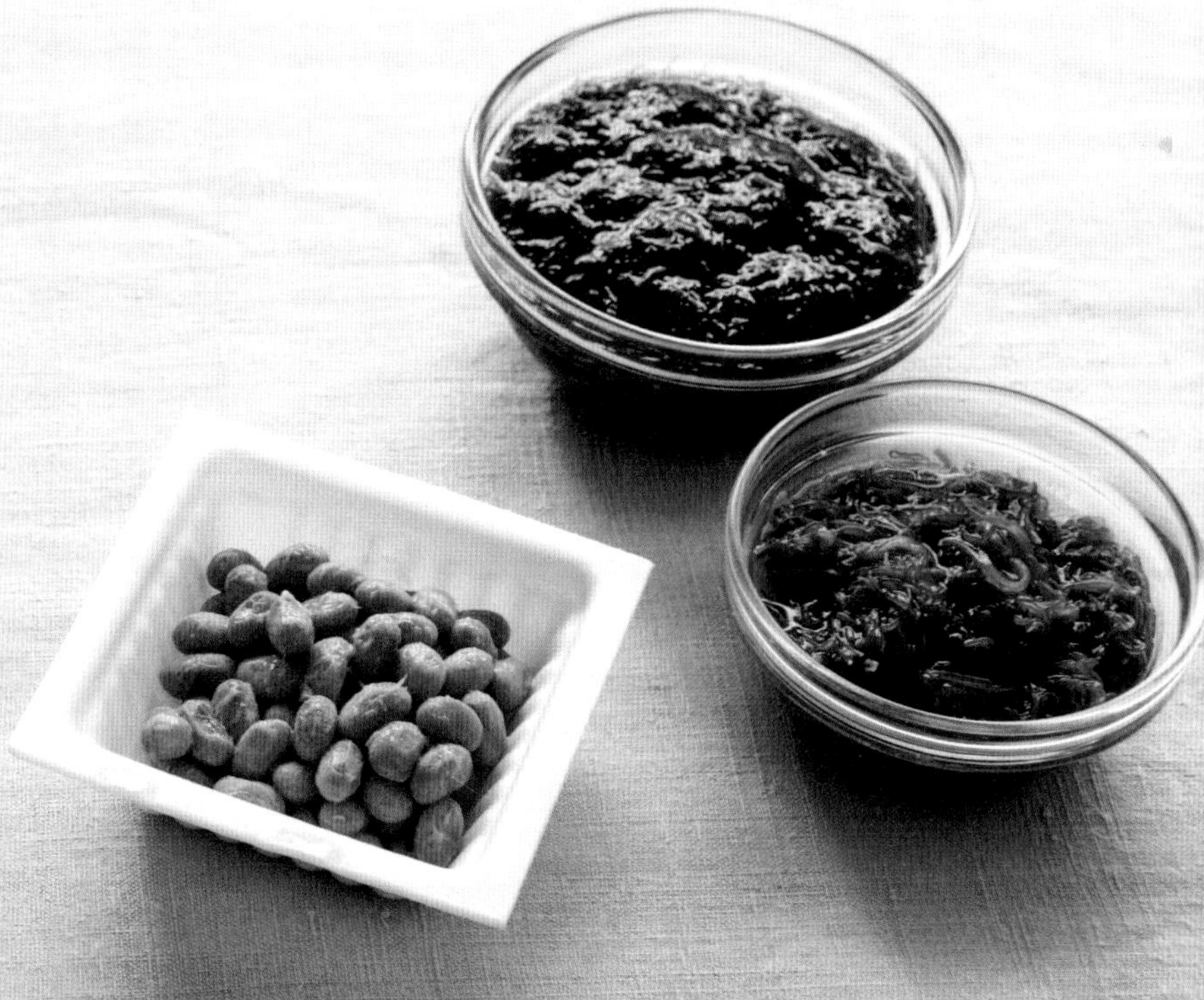

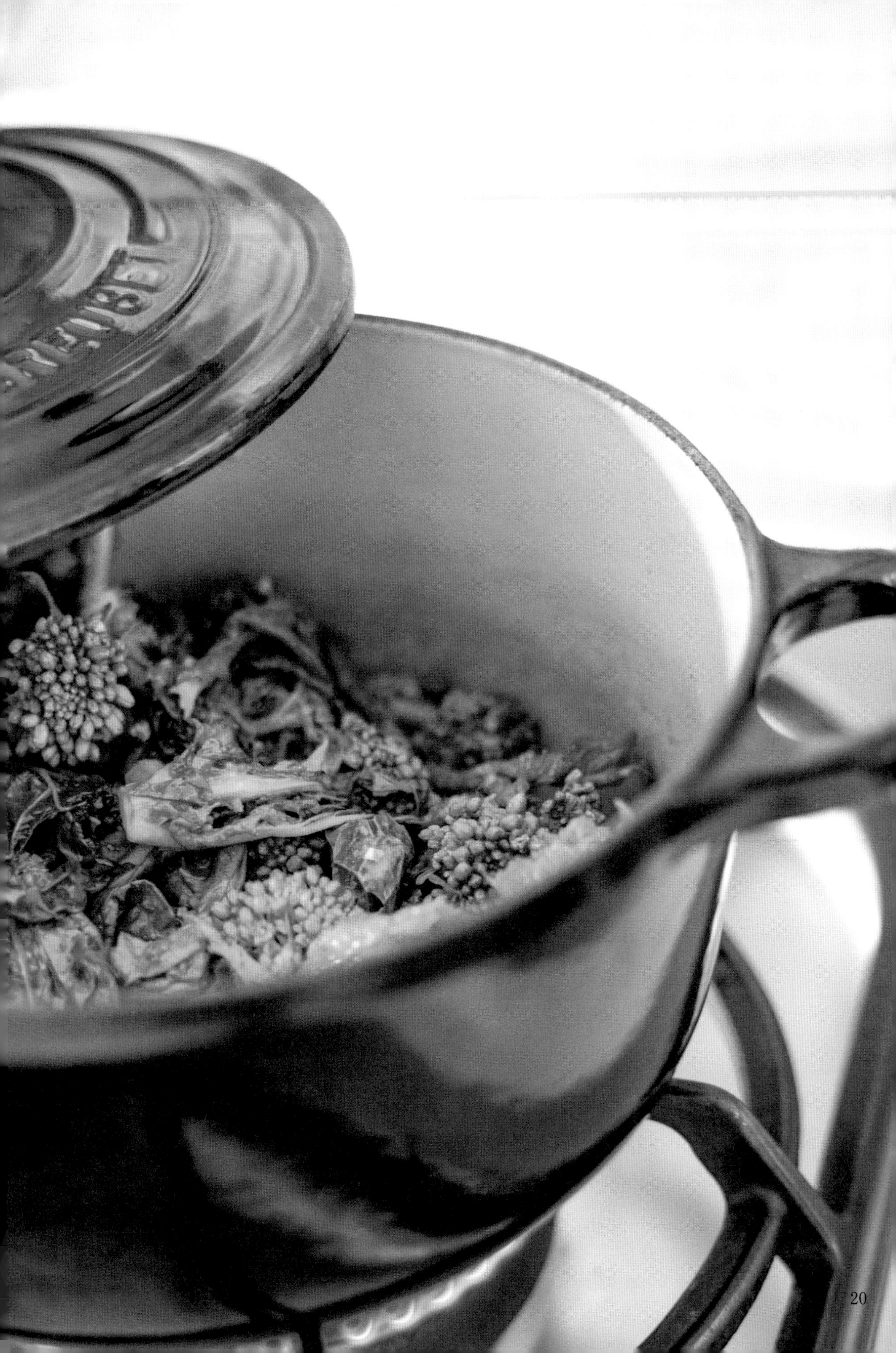

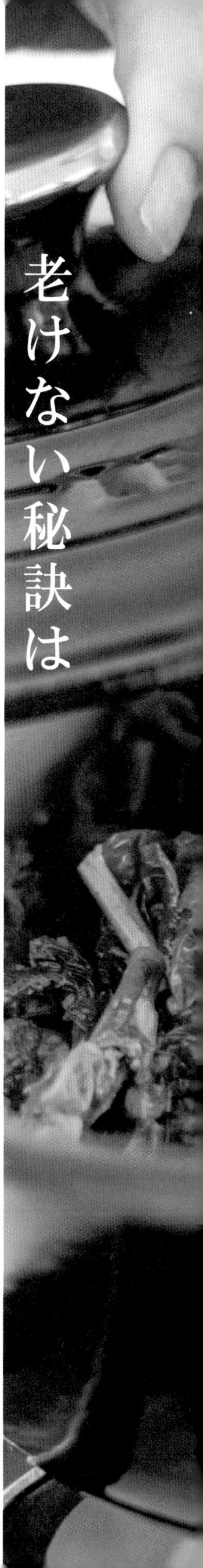

老けない秘訣は
季節の恵みを存分にいただくこと。

2

血管だってアンチエイジング

緑黄色野菜にはビタミンA・C・Eが豊富。
私は体質的にコレステロール値が高めなので、
動脈硬化予防のためにも、
こうした抗酸化作用のある〝血管を若く保つ〟ビタミンを
積極的にとるようにしています。
といっても、むずかしいことはしていなくて、
栄養素が充実する旬のみずみずしい野菜を
ふんだんに食卓に登場させているだけ。
素材と向き合うと、おのずと栄養はついてくると感じます。

［菜の花］

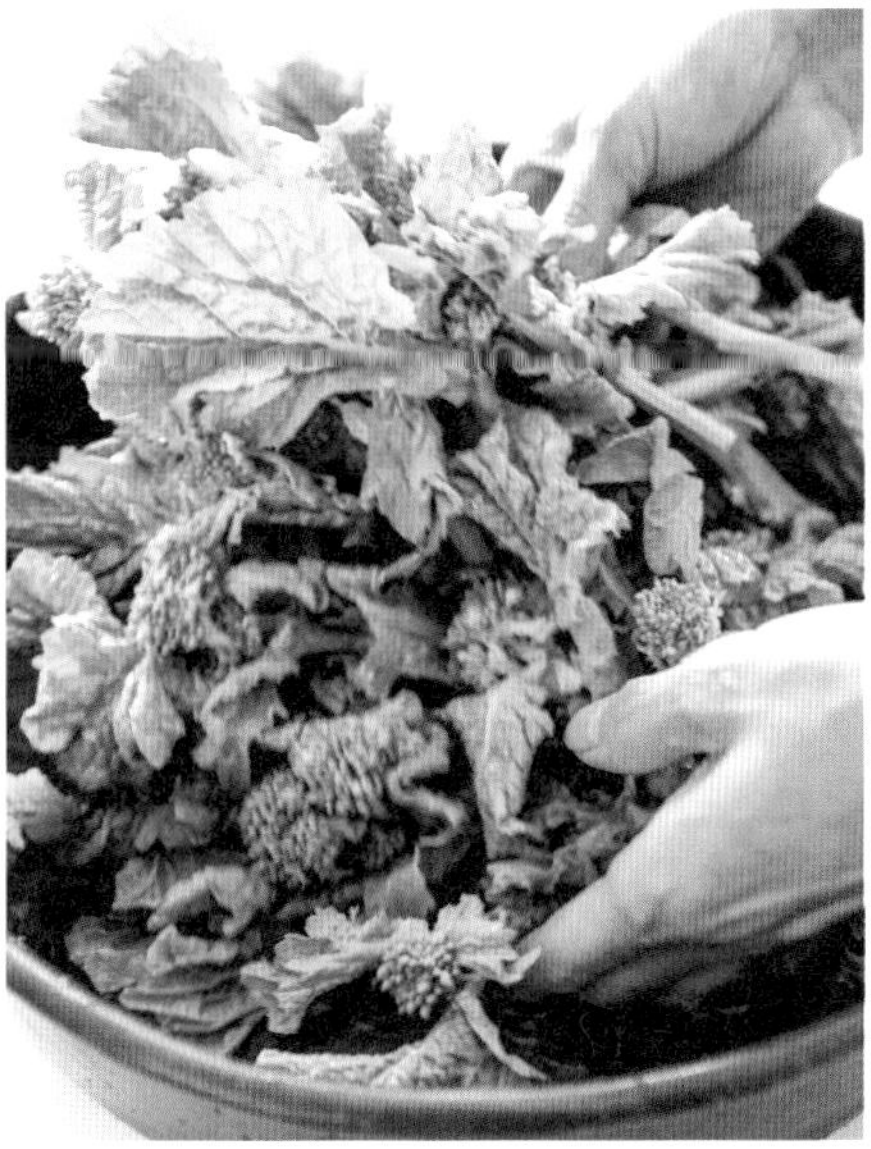

菜の花は、ほろ苦さと香り、彩りが魅力！
からしあえやペペロンチーノなど
辛味をきかせた料理にしたり、
卵の甘味で包み込んだり。蒸し煮にして、
くたっと仕上げるのもおすすめです。
私は野菜の昆布じめが大好きで、
菜の花でもかならず作ります。

菜の花のくたくた煮

くったりとやわらかく蒸し煮にした菜の花をパンにのせればブルスケッタ風。ワインの最高のおつまみになります。

○**材料**（2人分）
菜の花…1束（250g）
にんにく（みじん切り）…1かけ
赤とうがらし（半分に切って種を除く）…1本
塩…小さじ1/3
オリーブ油…大さじ1/2
カンパーニュ…1枚

1 菜の花は水に浸してパリッとさせ、水けをきって2〜3等分に切る。
2 厚手の鍋に油とにんにく、とうがらしを弱火で熱し、香りが立ったら**1**を加え、中火にして油がまわるまで炒める。
3 水大さじ2をふって弱めの中火にし、ふたをして5〜6分蒸し煮にする。塩を加えて混ぜる。
4 カンパーニュは4等分に切ってこんがりと焼き、**3**をのせて食べる。

1人分 133㎉ 食塩相当量1.2g

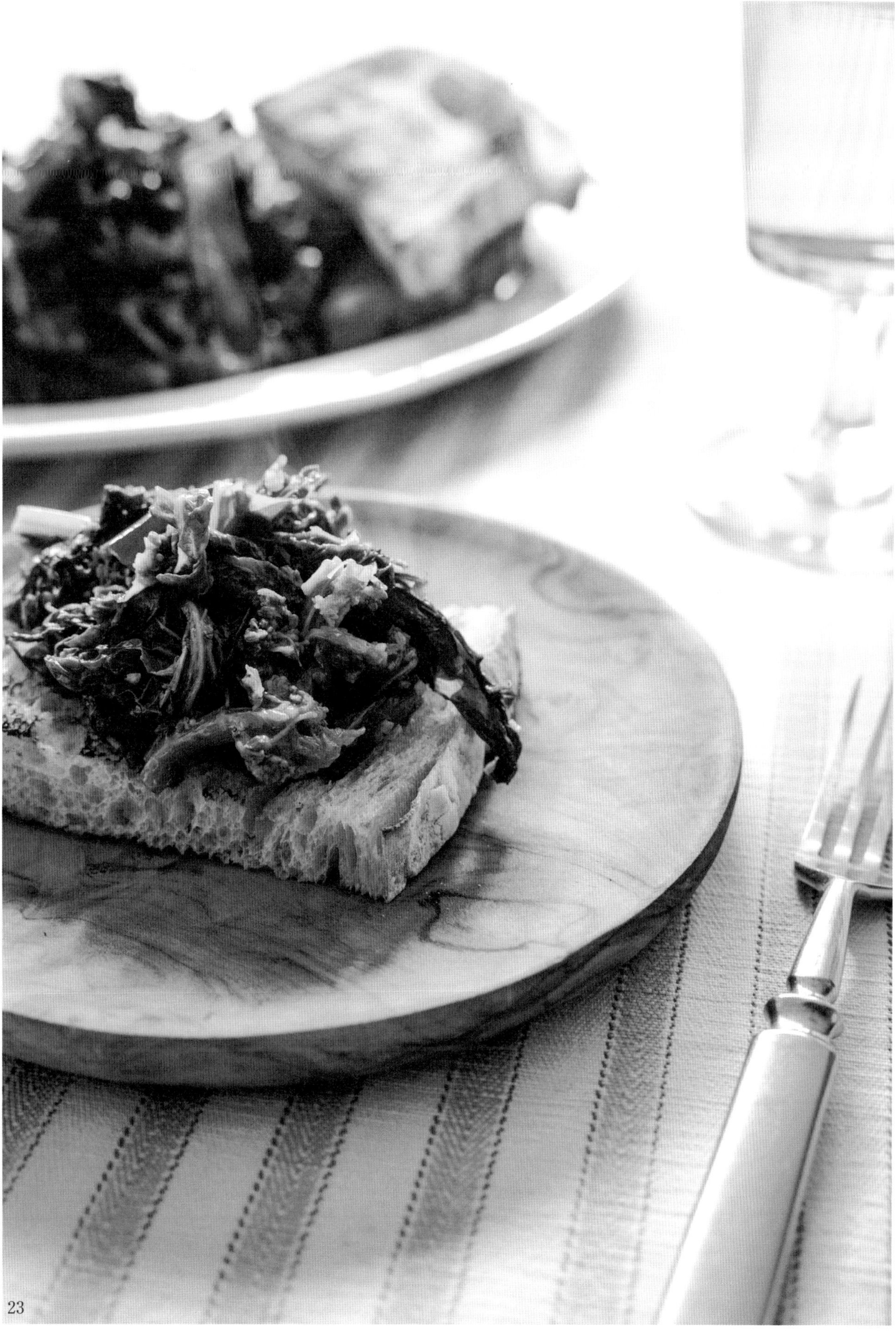

菜の花のペペロンチーノスパゲティ

旬の野菜のおいしさがきわ立つ、シンプルな味つけのパスタ。

○材料（2人分）

菜の花…200g
スパゲティ…乾140g
サクラエビ…乾20g
オリーブ油…大さじ2
にんにく（みじん切り）…1かけ
赤とうがらし（半分に切って種を除く）…1本
塩…少々

1 鍋に1.5ℓの湯を沸かし、塩大さじ1（分量外）を入れ、スパゲティを袋の表示時間より1分短くゆでてざるにあげる（ゆで汁はとっておく）。

2 菜の花はさっと塩ゆでしてざるにあげ、長さを3等分に切る。

3 フライパンに油とにんにくを弱火で熱し、香りが立ったらとうがらしを加えて炒める。

4 サクラエビと**2**を加えて炒め、**1**を加えてあえ、塩で味をととのえる（味がなじみにくい場合は、ゆで汁を1/4カップほど加えて混ぜる）。

1人分 417kcal 食塩相当量1.7g

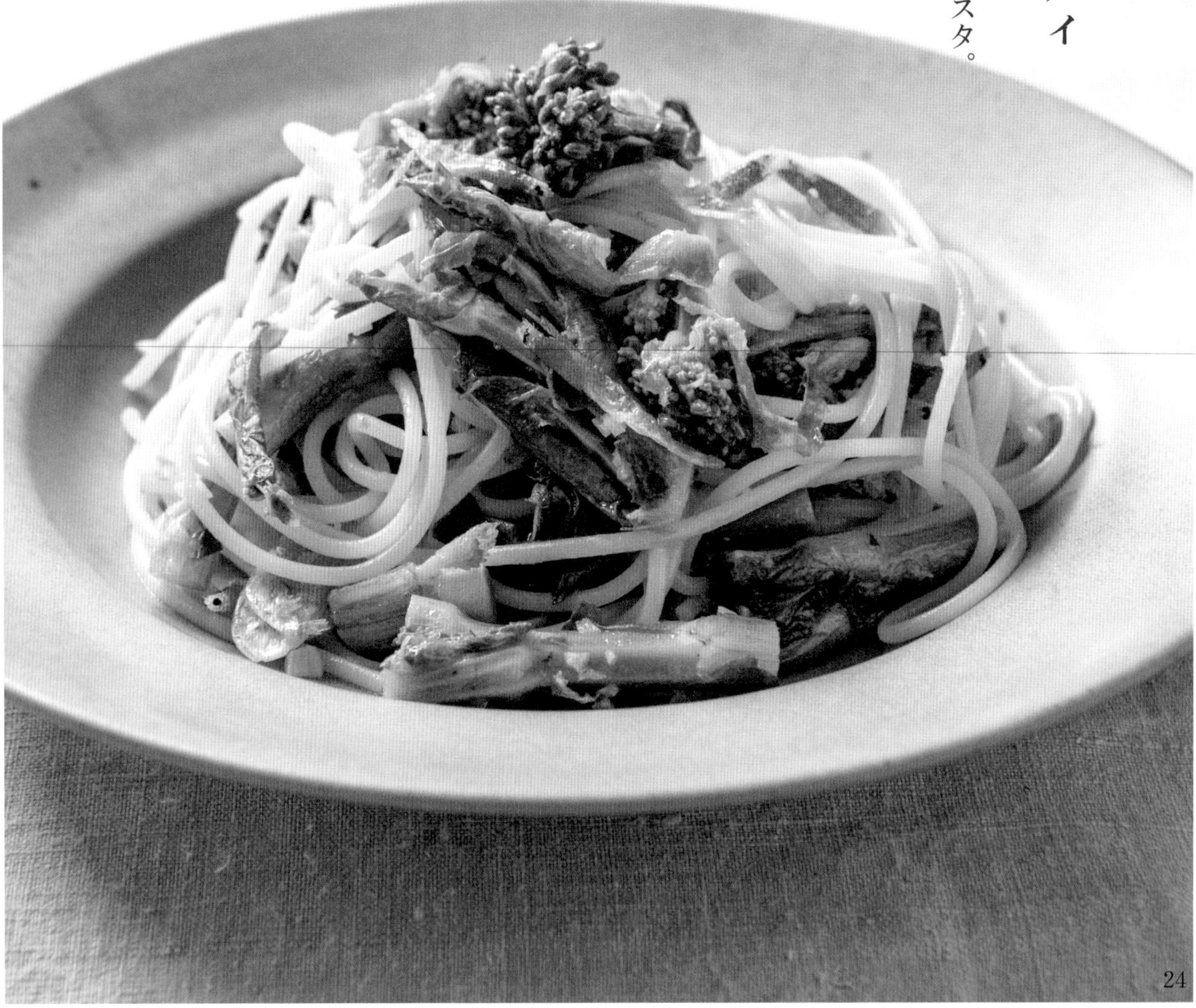

菜の花と豆腐の卵とじ

卵と豆腐が、とろんとやわらかく
ほろ苦い菜の花を包み込みます。

○**材料**（2人分）
菜の花…150g
絹ごし豆腐…1/2丁（150g）
溶き卵…2個分
A
だし…1/2カップ
塩…小さじ1/3
しょうゆ…小さじ1
みりん…小さじ2

1 菜の花はさっと塩ゆでしてざるにあげ、つぼみの部分は2cm長さに、残りは1cm幅に切る。
2 豆腐は1.5cm角に切る。
3 直径20cmほどのフライパンにAと**2**を入れて中火にかけ、煮立ったら**1**を加える。再び煮立ったら卵をまわし入れ、ふたをして20〜30秒加熱し、火を消す。そのまま蒸らし、好みの加減に火を通す。

1人分 156kcal 食塩相当量1.5g

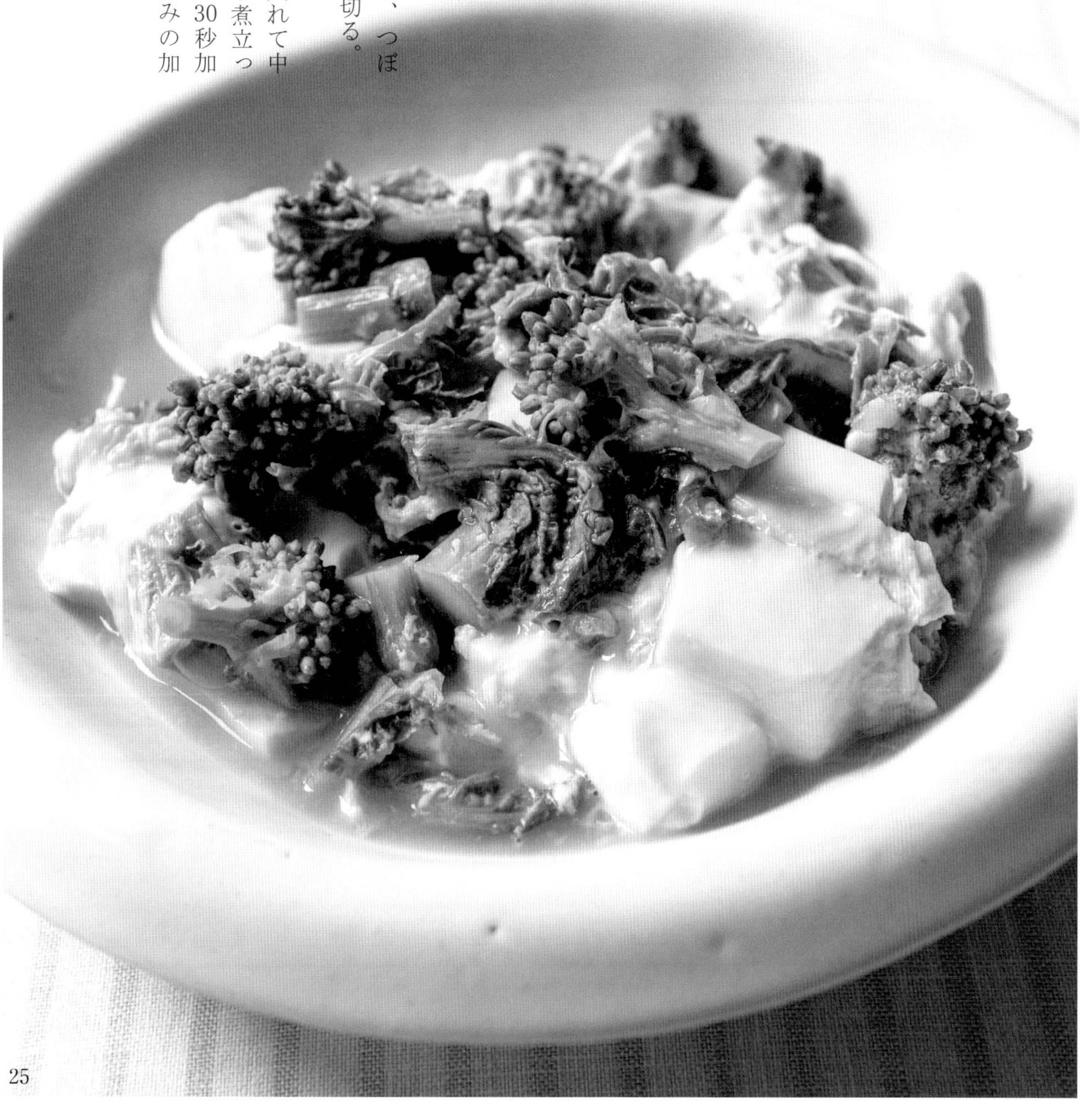

［にんじん］

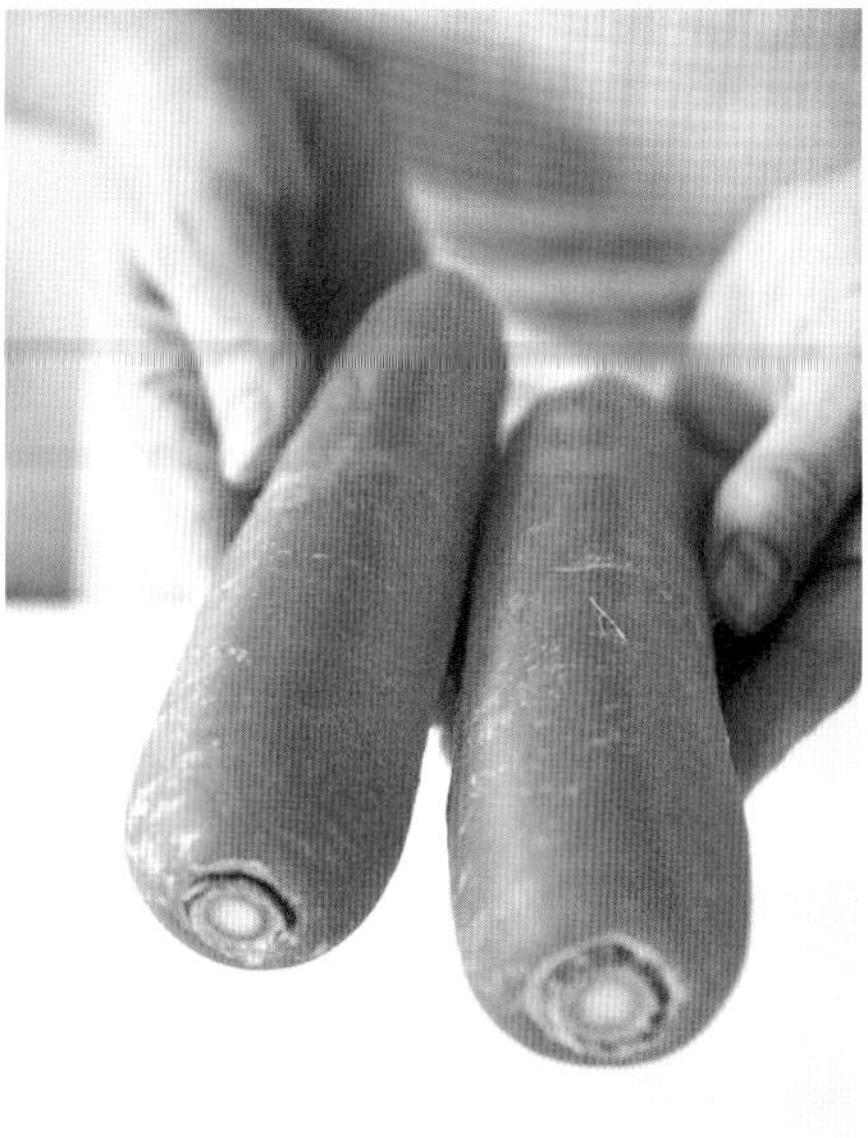

野菜が大好物の私は、
いつでもすぐに食べられるよう
アレンジ自在のストックを
欠かさないようにしています。
にんじんはβ-カロテンの含有量が
野菜の中でもトップクラス。
油と合わせると、吸収がよくなります。

健美ストック① にんじんの蒸し煮

蒸し煮にしておけば、
サラダや白あえ、ナムルと
即戦力に。ごはんにのせて
炊くのもおすすめです。

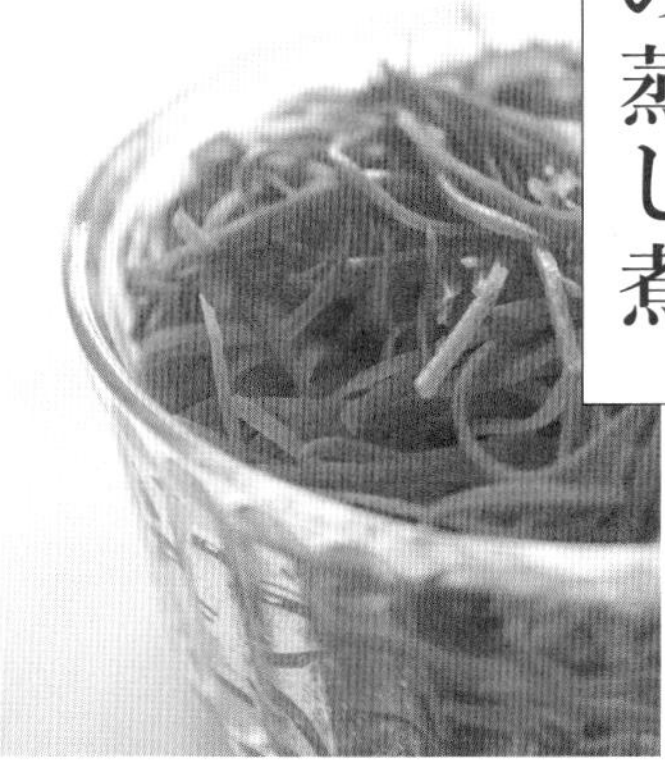

○材料（作りやすい分量：でき上がり約450g）

にんじん…3本（450g）

A
- 水…大さじ2
- オリーブ油…大さじ1
- 塩…小さじ1/4

1 にんじんは長さを3等分に切り、スライサーでせん切りにする。

2 厚手の鍋に**1**とAを入れて混ぜ、ふたをして強火にかける。蒸気が出てきたら中火にし、1分加熱する。火を消し、冷めたら保存容器に入れる。

・保存の目安は冷蔵で3～4日。

100gで 61kcal 食塩相当量0.4g

クミン風味のキャロットラペ

生のにんじんで作るより、甘味がぐんときわ立ちます。

○**材料**（2人分）

にんじんの蒸し煮（→P26参照）…200g

A
- 玉ねぎのすりおろし…小さじ2
- 白ワインビネガー（または酢）…大さじ1と1/2
- クミンパウダー・はちみつ…各小さじ1/2
- 塩…少々

パセリ（刻む）…少々

1 ボウルにAを合わせ、にんじんの蒸し煮を加えてあえる。器に盛り、パセリをのせる。

1人分 73kcal 食塩相当量0.6g

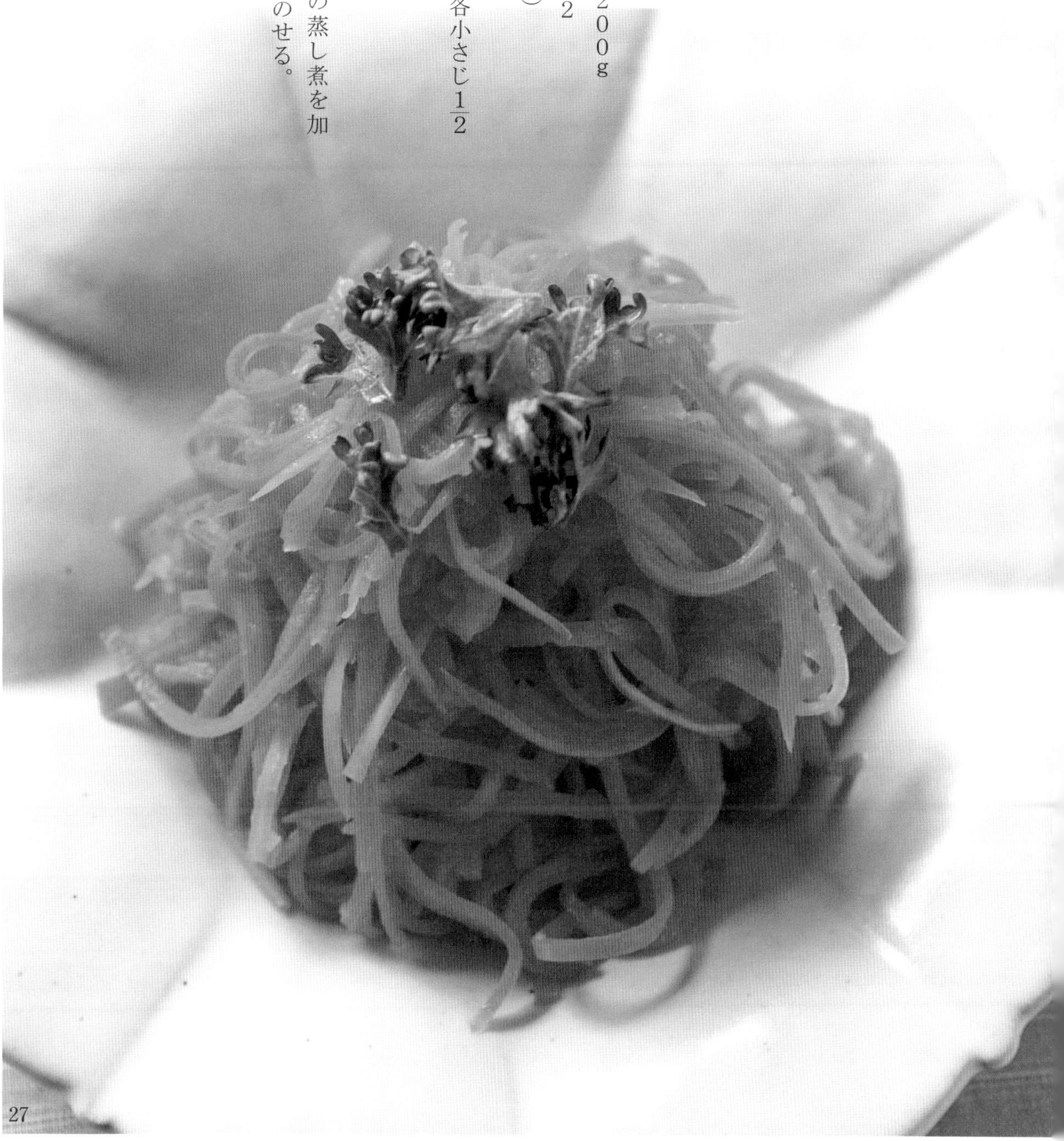

にんじんとゆで卵のサンドイッチ

蒸し煮にしたにんじんはパンとも好相性。
大ぶりに切った卵でボリュームアップ。

○材料（2人分）
にんじんの蒸し煮（↓P26参照）…100g
ゆで卵…3個
A ［マヨネーズ…大さじ1
粒マスタード…小さじ1
塩・こしょう…各少々
バター…10g
食パン（サンドイッチ用）…4枚

1 バターは室温においてやわらかくする。
2 ゆで卵は縦4つ割りにして横半分に切り、Aを加えて混ぜる。
3 パンはそれぞれ片面にバターを塗り、**2**とにんじんの蒸し煮を等分にはさむ。バットなどを重石にして5分ほどおき、食べやすく切る。

1人分 379kcal 食塩相当量1.7g

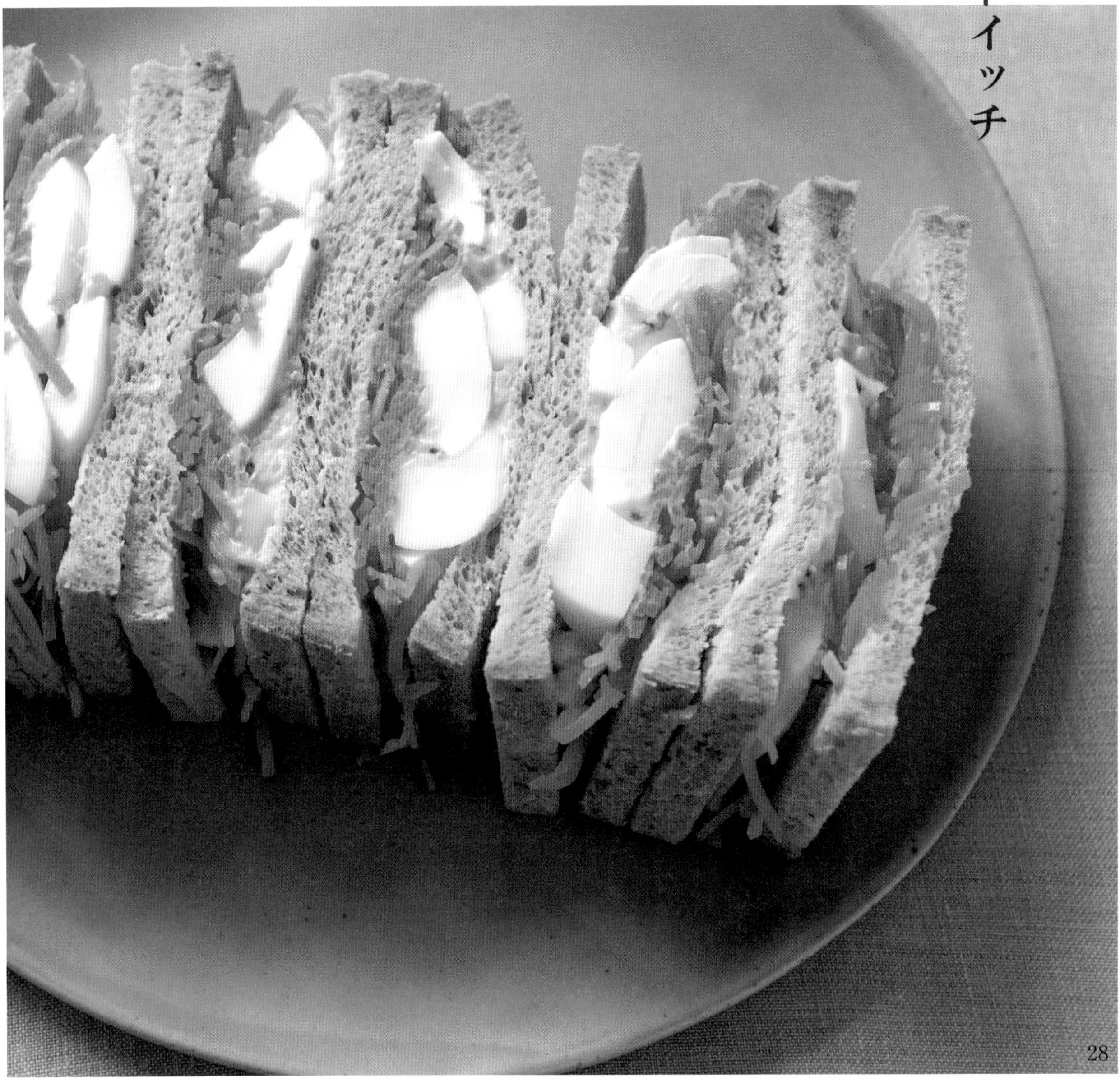

にんじんと豚そぼろのサラダ

ナンプラー＋レモンでエスニック風のひと皿に。

○材料（2人分）

にんじんの蒸し煮（→P26参照）…150g
豚ひき肉…100g
厚揚げ…1/2枚（100g）
ミニトマト…10個（100g）
サラダ油…小さじ1
にんにく（みじん切り）…1かけ
A［ナンプラー・レモン果汁…各小さじ2
　 砂糖…小さじ1
あらびき黒こしょう…適量

1 厚揚げは1cm厚さに切る。ミニトマトはへたを除いて横半分に切る。

2 フライパンに油を中火で熱し、にんにくを炒める。香りが立ったらひき肉を加えて炒め、火が通ったら厚揚げを加えて炒める。

3 Aを加えて混ぜ、火を消してミニトマト、にんじんの蒸し煮を加えてあえる。器に盛り、こしょうをふる。

1人分　269kcal　食塩相当量1.8g

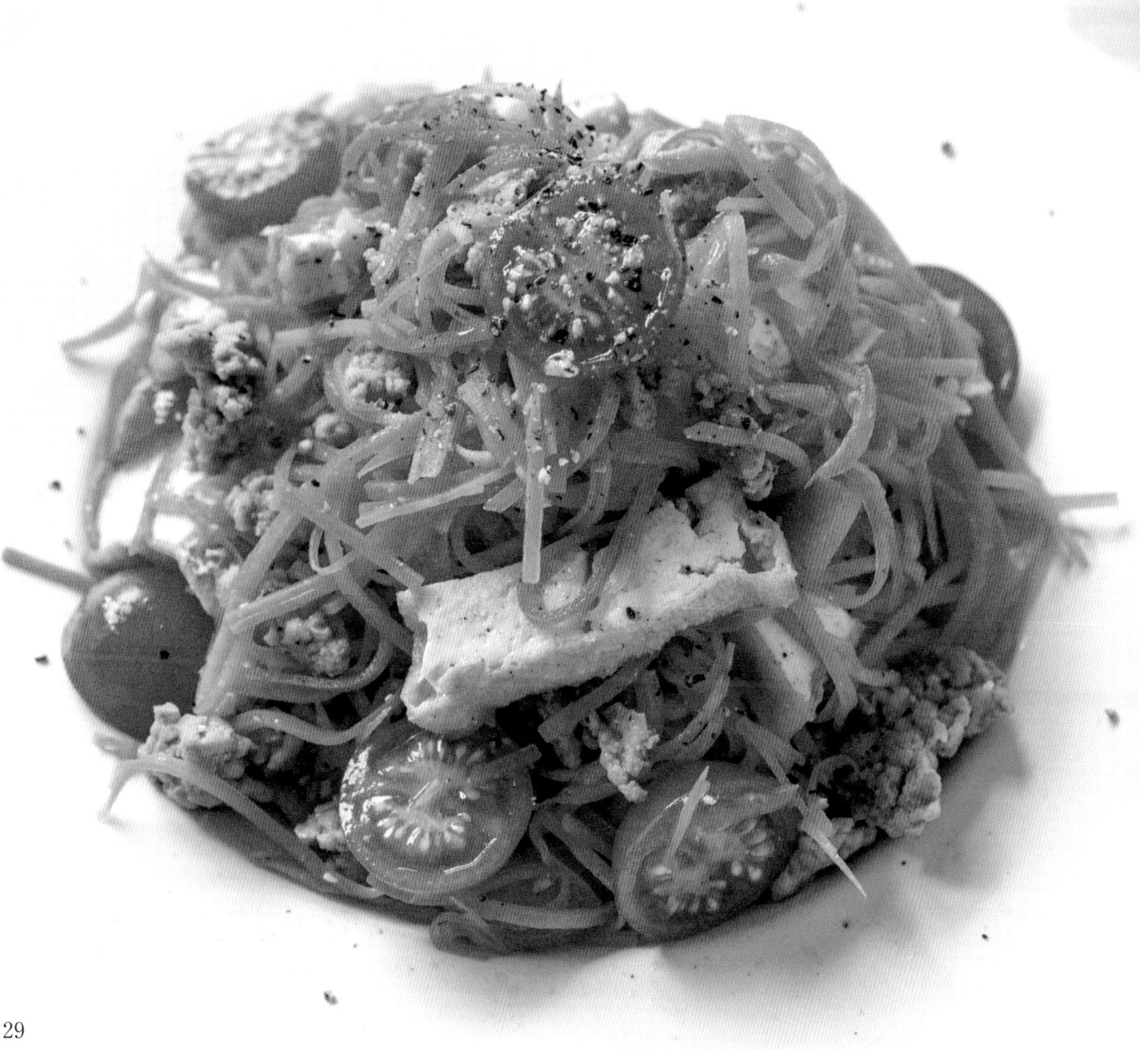

〔トマト〕

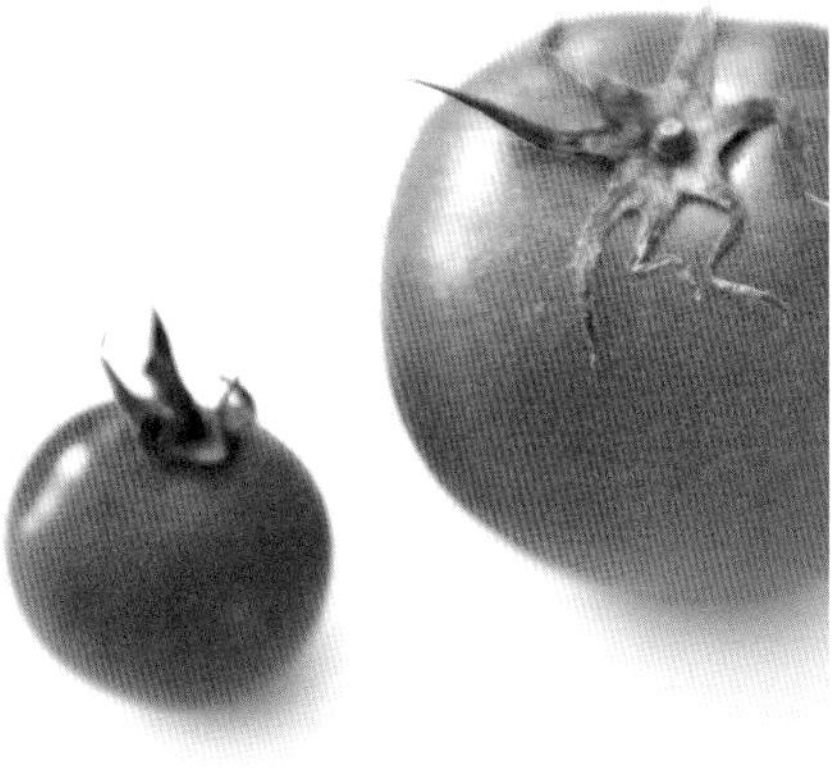

トマトの魅力は、ピカピカに輝く実に
ぎゅっと詰まった酸味とうま味！
生のままでももちろん、加熱すると甘味が凝縮。
楽しみ方のバリエーションが豊かな野菜です。
トマトには抗酸化作用のあるリコピンや
β-カロテンが豊富。血管の老化を防ぐ
機能性成分や栄養素は、健康が気になる
私たち世代にはうれしいですね。

トマトの即席キムチ

作ってすぐに食べられる簡単キムチ。1〜2日おいて味がなじんだころもおいしい。

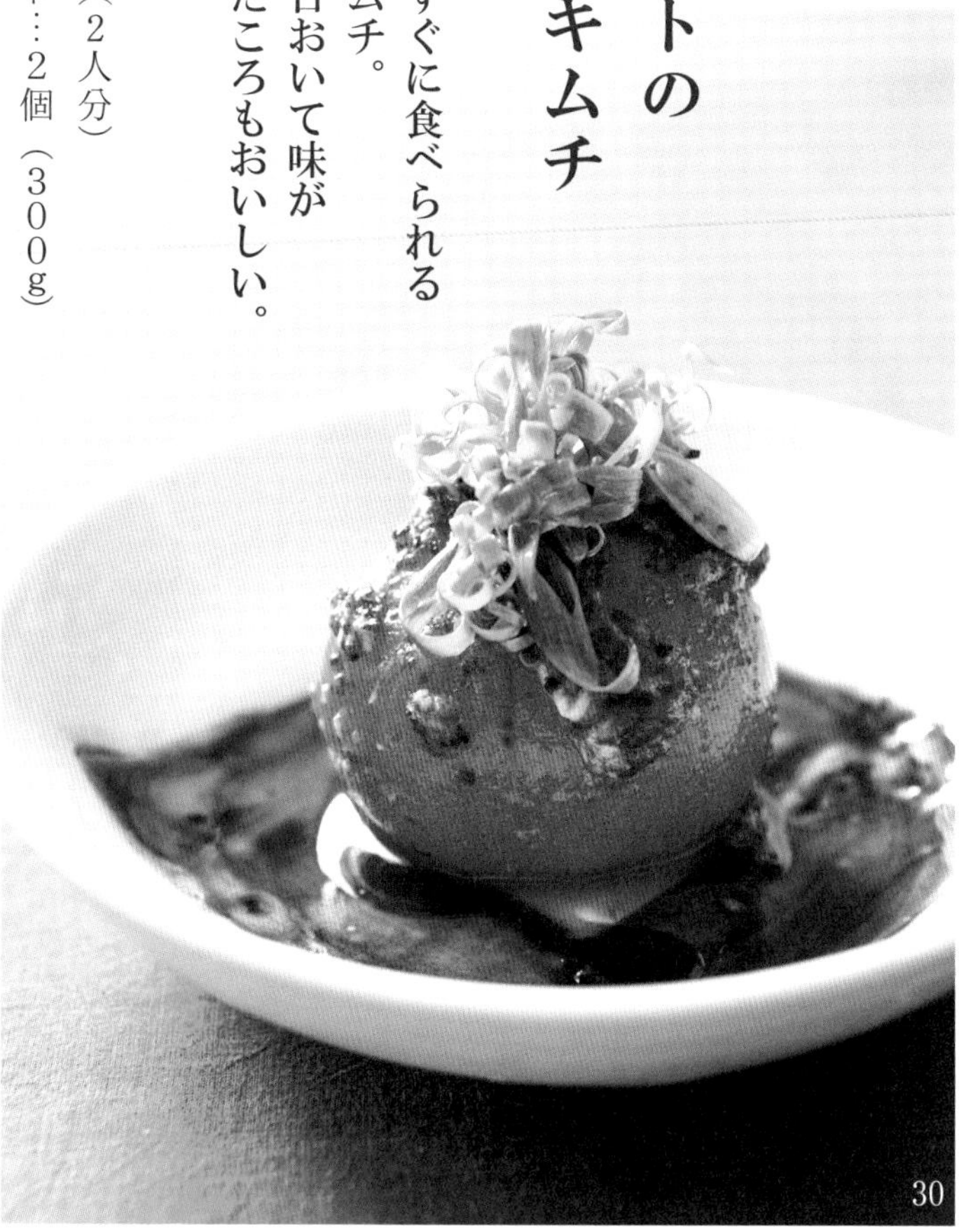

○**材料**（2人分）

トマト…2個（300g）
小ねぎ…1本
A［あらびき赤とうがらし・酢・はちみつ…各小さじ1
　おろしにんにく・おろししょうが・アミの塩辛・ナンプラー…各小さじ1/2

1 トマトはフォークに刺し、直火で全体をあぶって水につけ、皮をむいてへたを除く。へたの反対側に十字に切り目を入れる。
2 小ねぎは斜め薄切りにして水にさらし、水けをきる。
3 ボウルにAを合わせ、**1**を加えてまぶす。器に盛り、**2**をのせる。

1人分 51kcal 食塩相当量0.7g

モロッコ風サラダ

香ばしくいったクミンシードの爽快感が特徴。
夏の間、ひんぱんに食卓に登場するサラダです。

○**材料**（2人分）
トマト…1個（150g）
きゅうり…1本（100g）
赤パプリカ…1/2個（100g）
香菜…30g
クミンシード…小さじ1/2
紫玉ねぎ（みじん切り）…1/4個（40g）
A［白ワインビネガー…大さじ1
塩…小さじ1/5
こしょう…少々
えごま油…小さじ2

1 トマトとパプリカは1cm角に切る。きゅうりは縦4つ割りにしてから1cm幅に切る。
2 香菜は葉を摘み、茎は刻む。
3 フライパンを中火で熱し、クミンシードを香りが立つまでからいりする。
4 ボウルに紫玉ねぎとAを入れて2〜3分おく。**1**と**3**、香菜の茎、えごま油を加えてあえ、器に盛り、香菜の葉をのせる。

1人分 85kcal 食塩相当量0.5g

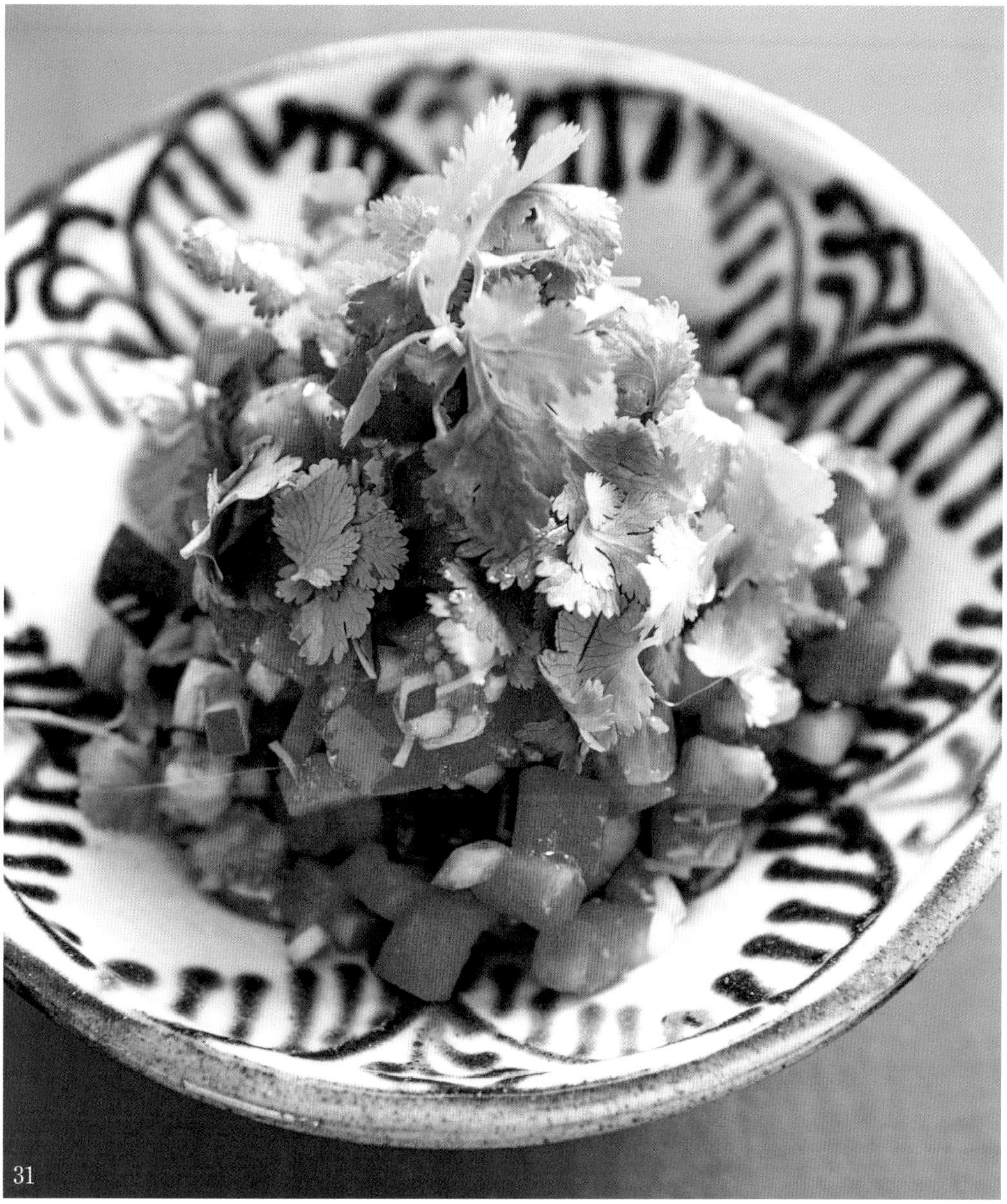

［オクラ・モロヘイヤ］

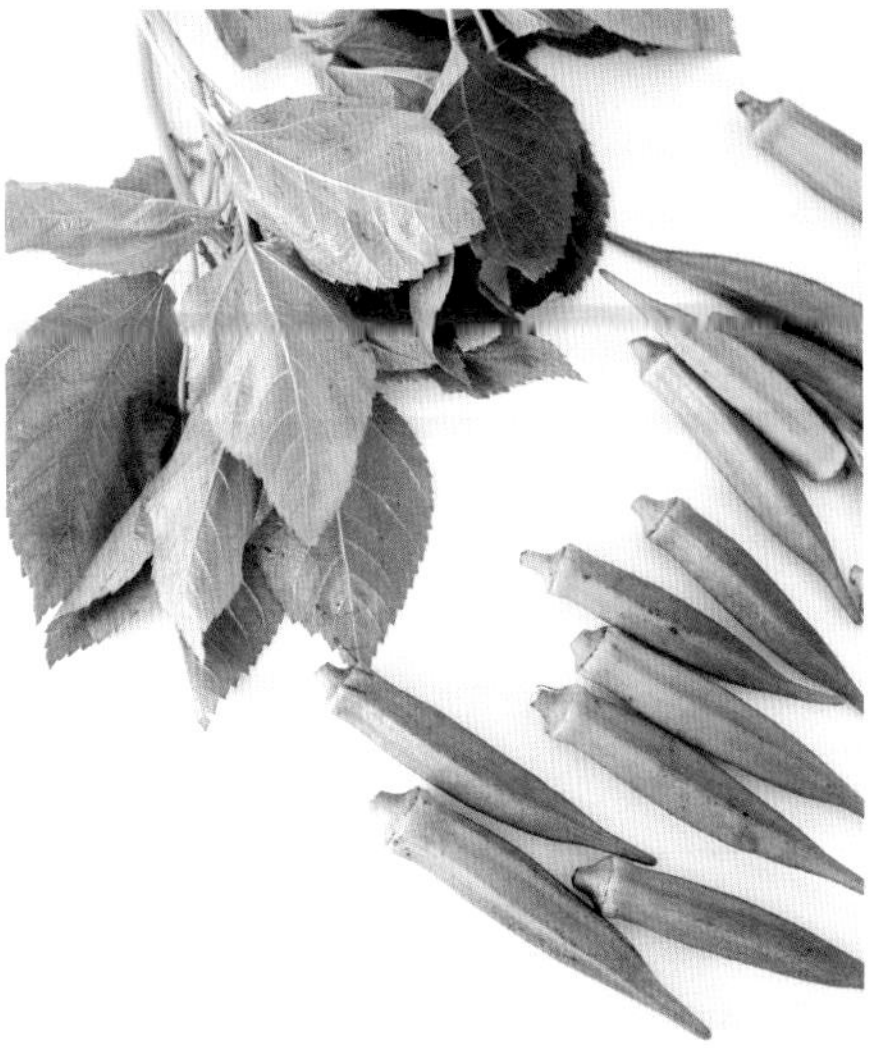

〝ねばねば食品〟を
毎日の習慣にしている私にとって、
この2つの野菜は特に魅力的！
夏を待ち構えるようにして、
食卓にのせています。
ともにβ-カロテンやビタミンK、
葉酸が豊富で、モロヘイヤは
カルシウムに富むのも特徴です。

オクラとモロヘイヤのねばねば豆腐

包丁でたたいて
粘りを出します。
シラスでさらに
カルシウムアップ！

○**材料**（2人分）
オクラ…8本（80g）
モロヘイヤ…100g
A［だし…1/2カップ
しょうゆ…小さじ1
塩…小さじ1/4］
絹ごし豆腐…1丁（300g）
釜揚げシラス…20g
みょうが（小口切り）…1個
おろししょうが…1かけ分

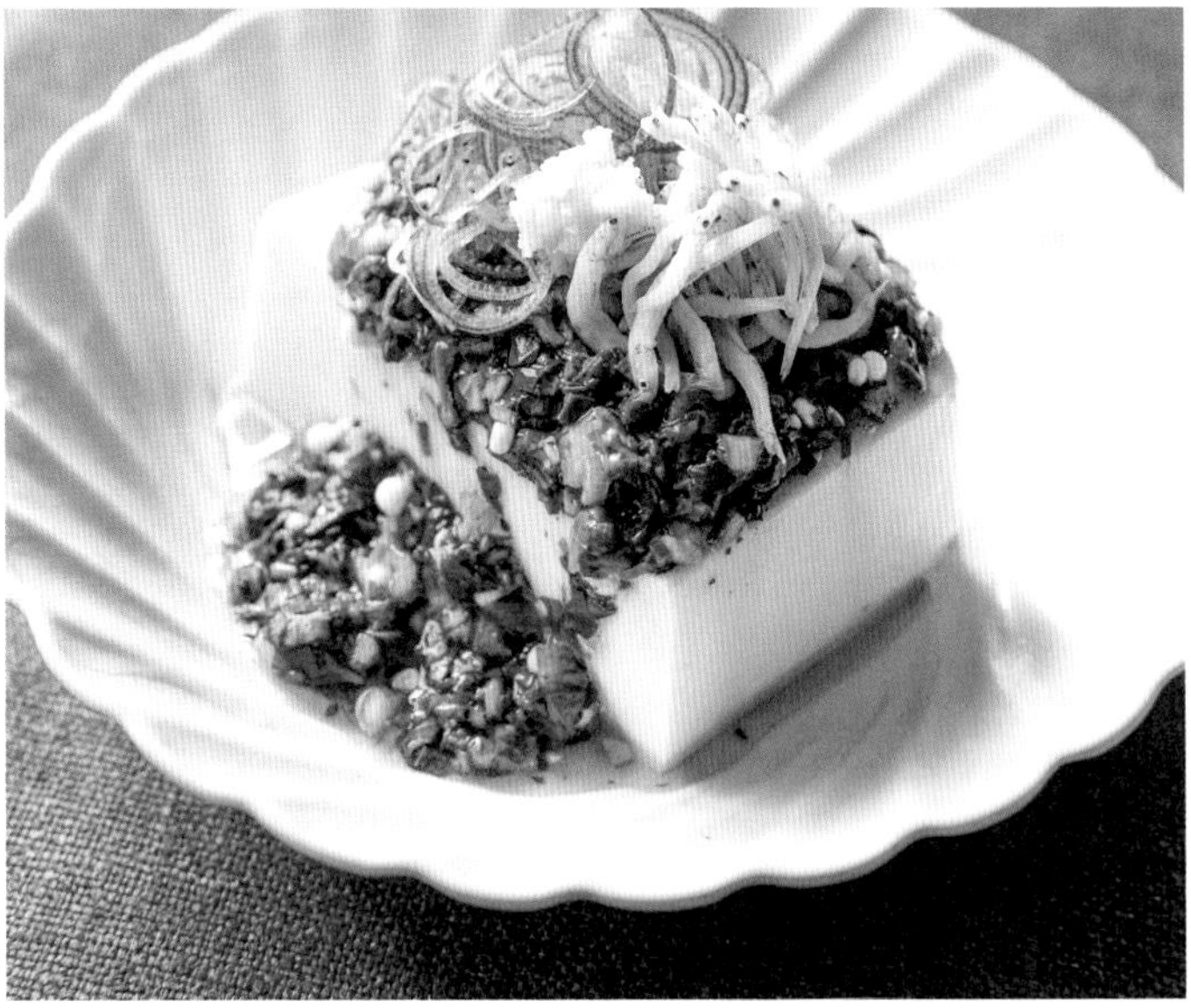

1 オクラはがくの部分をぐるりとむく。モロヘイヤはかたい茎を除く。
2 熱湯で**1**をさっとゆで、ざるにあげる。細かく刻んで粘りを出し、Aと合わせて混ぜる。
3 豆腐を半分に切って器に盛り、**2**をかけ、シラスとみょうが、しょうがをのせる。

1人分 133kcal 食塩相当量1.6g

［ゴーヤー］

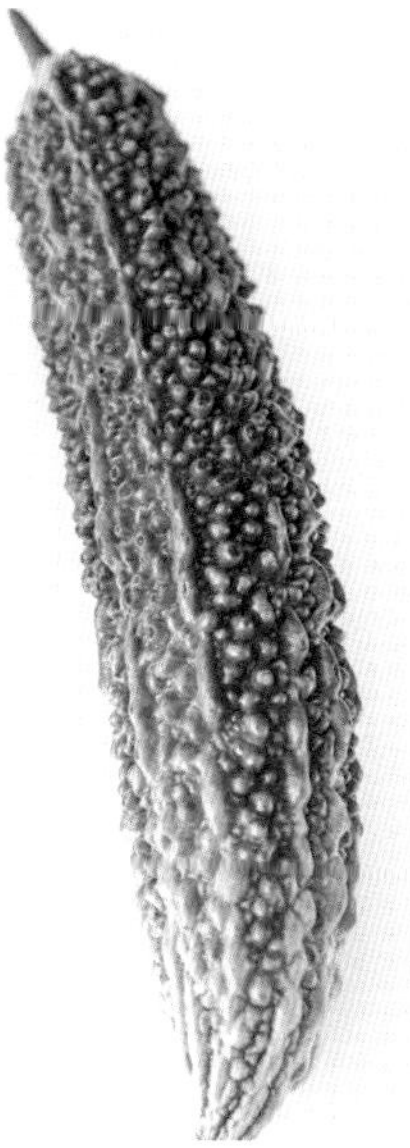

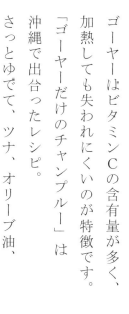

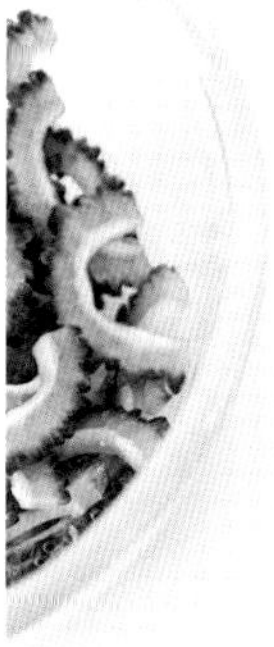

ゴーヤーはビタミンCの含有量が多く、
加熱しても失われにくいのが特徴です。
「ゴーヤーだけのチャンプルー」は
沖縄で出合ったレシピ。
さっとゆでて、ツナ、オリーブ油、
おろし玉ねぎ、梅干しで、
さっぱり味のサラダにするのも
最近のお気に入りです。

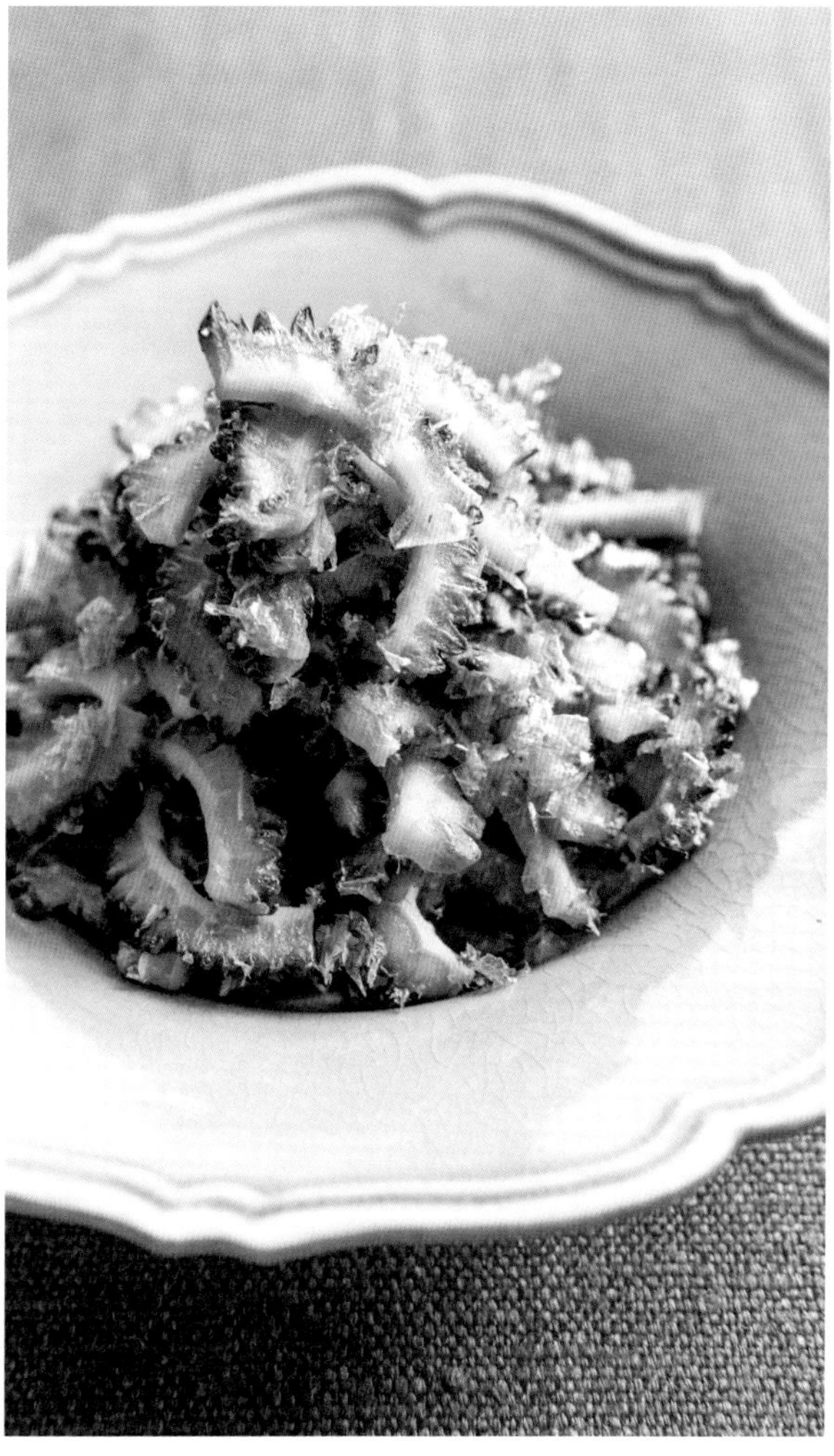

ゴーヤーだけのチャンプルー

最後に削りガツオをたっぷり加えて炒め、香りを立たせます。

○**材料**（2人分）

ゴーヤー…1本（210g）
塩…小さじ1/2
オリーブ油…大さじ1/2
A［しょうゆ…小さじ1
　砂糖…小さじ1/2
削りガツオ…6g

1 ゴーヤーは縦半分に切って種とわたを除き、薄切りにする。塩をまぶして水けが出るまでおき、水洗いして水けを絞る。

2 フライパンに油を中火で熱し、**1**を炒める。Aを加えていりつけ、削りガツオを加えて炒め合わせる。

1人分 58kcal　食塩相当量0.5g

［かぼちゃ］

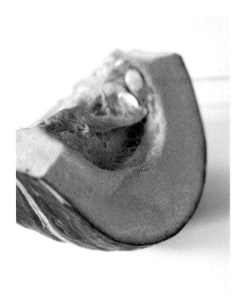

β-カロテンやビタミンC、
そして抗酸化作用があり
〝若返りのビタミン〟ともいわれる
ビタミンEが豊富なかぼちゃ。
ほくほくとした食感と
自然な甘さを生かした味つけで
楽しんでいます。

かぼちゃの塩麹煮

材料はシンプルに3つだけ。うす味でもしみじみおいしい！

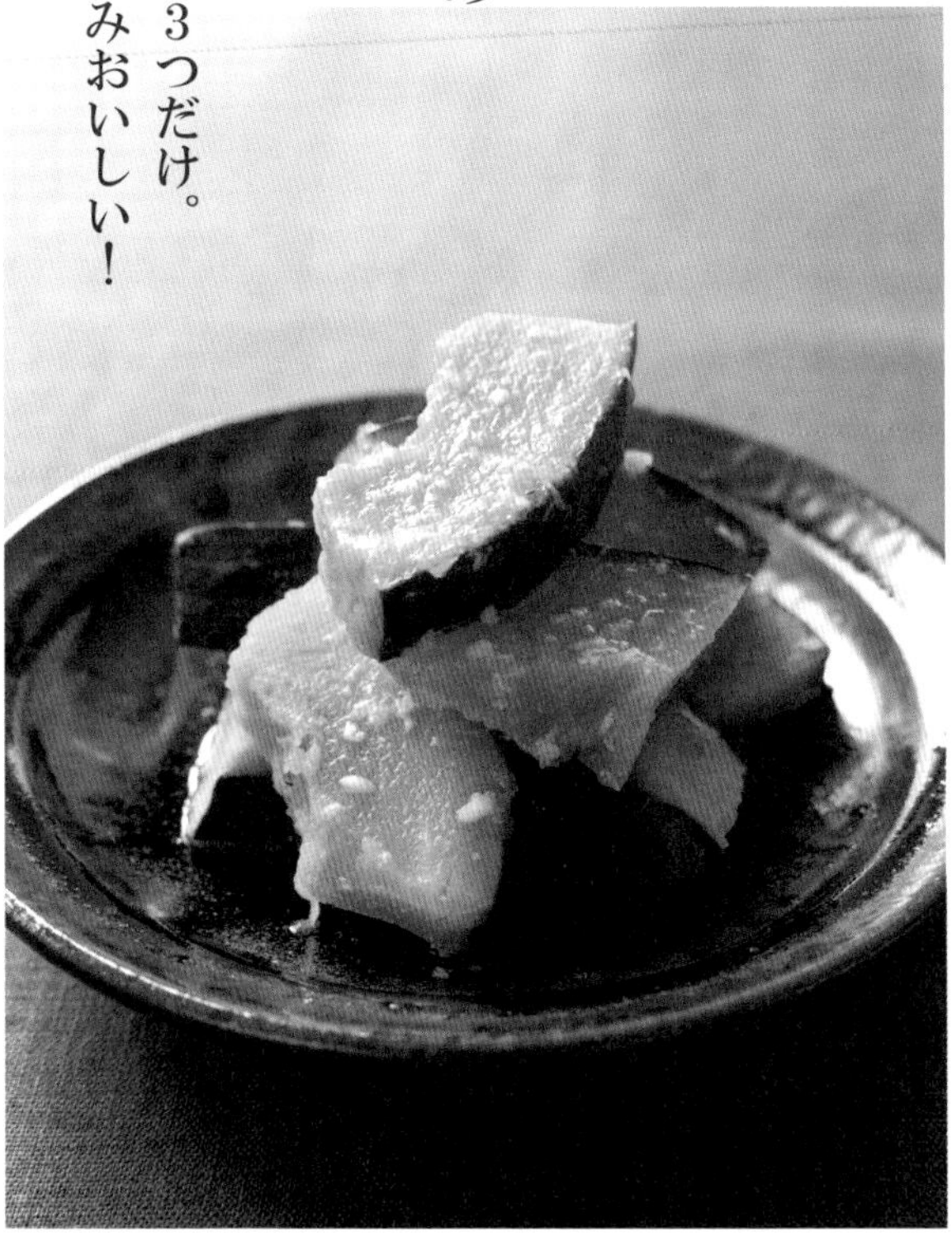

○材料（2人分）

かぼちゃ…1/6個（200g）

A［塩麹…小さじ1
　酒…大さじ1

1 かぼちゃはゴツゴツしたかたい皮と種を除き、2cm厚さに切ってから長さを半分に切る。鍋に入れてAをからめ、5分おく。

2 水大さじ3を加えて中火にかける。煮立ったらふたをし、弱めの中火にして10分ほど、汁けがほとんどなくなり、かぼちゃがやわらかくなるまで煮る。

1人分 85kcal 食塩相当量0.5g

かぼちゃと鶏ひき肉のエスニックカレー

ピリッとスパイシーな中にも
かぼちゃの甘味がマッチ。
こくのあるココナツミルクとも好相性です。

○**材料**（2人分）
かぼちゃ…1/6個（200g）
鶏むねひき肉…150g
A［玉ねぎのすりおろし…20g
おろしにんにく・おろししょうが…各小さじ1
白ワイン・カレー粉…各大さじ1］
ココナツミルク…300mℓ
赤とうがらし（へたと種を除く）…2〜3本
ナンプラー…大さじ1/2
温かいごはん…300g
香菜…少々

1 かぼちゃはゴツゴツしたかたい皮と種を除き、3cm角に切る。
2 鍋にひき肉とAを入れて混ぜ、中火にかける。菜箸で混ぜながらひき肉が白っぽくなるまでいりつけ、**1**、ココナツミルク、とうがらしを加えてふたをし、煮立ったら弱めの中火にして10分ほど煮る。ナンプラーで味をととのえる。
3 器にごはんを盛り、**2**をかけ、香菜を添える。

1人分 665kcal 食塩相当量1.2g

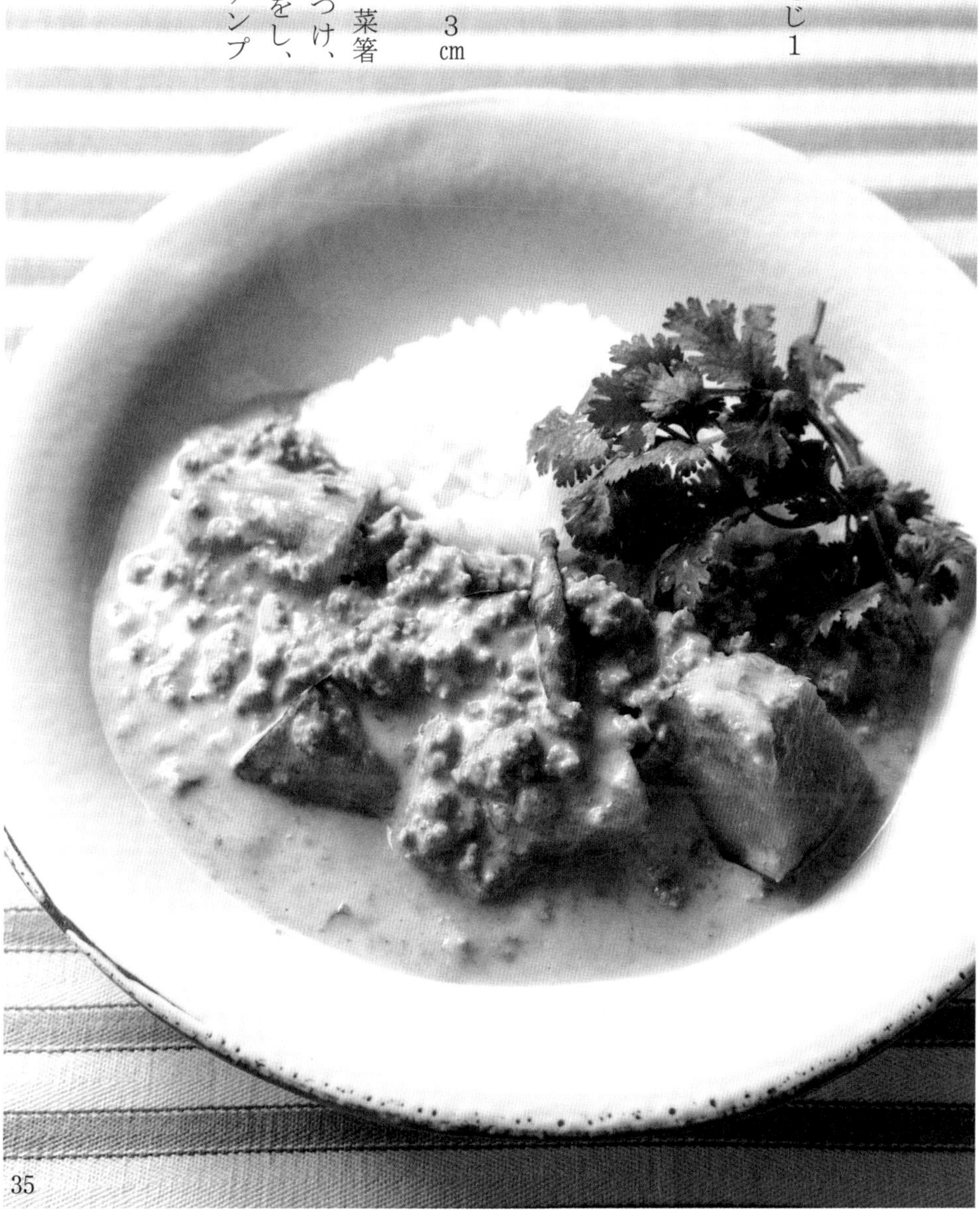

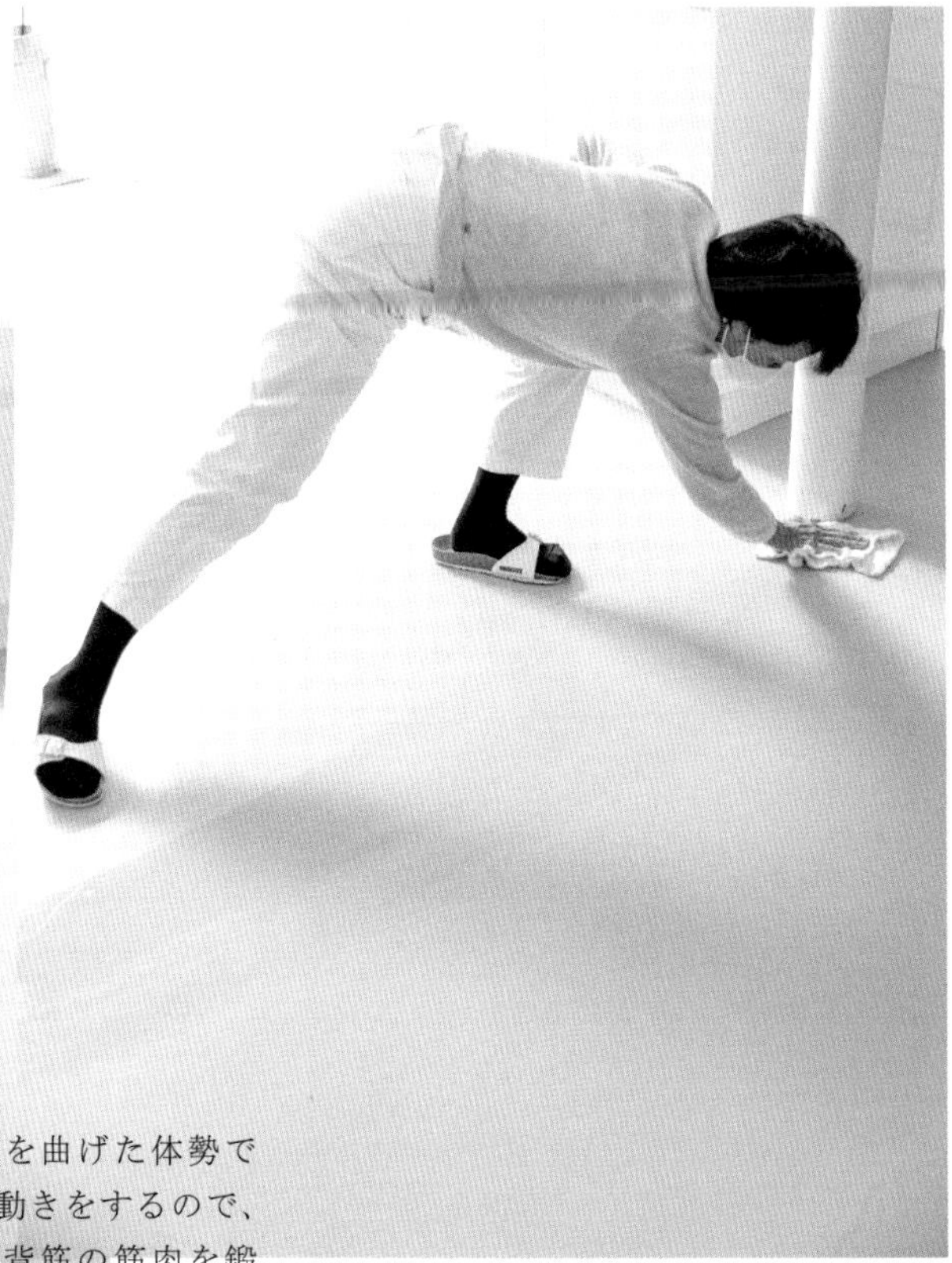

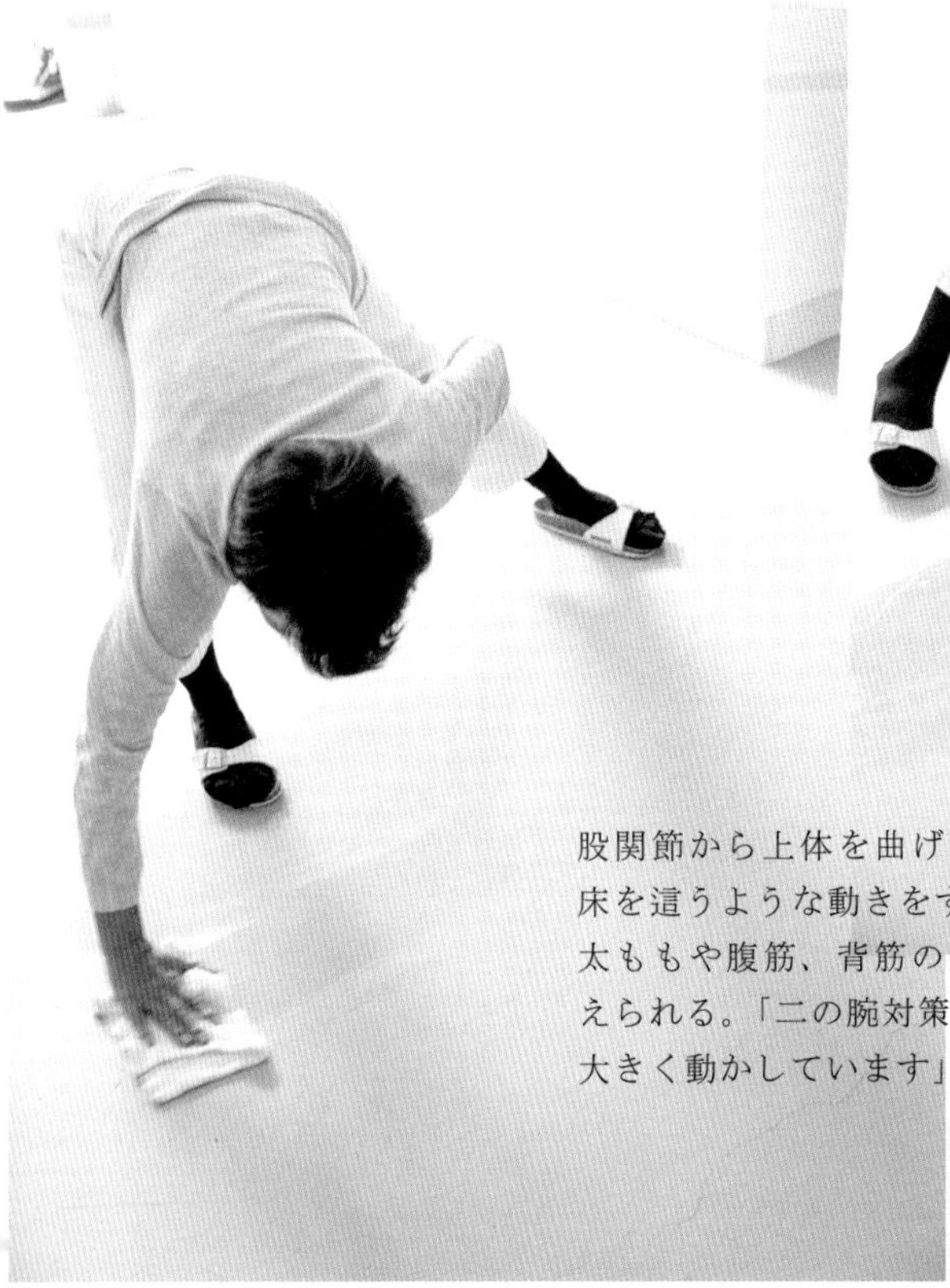

股関節から上体を曲げた体勢で床を這うような動きをするので、太ももや腹筋、背筋の筋肉を鍛えられる。「二の腕対策に、腕も大きく動かしています」

Column 2

目指すは、アクティブエイジング！

毎日の床ふき掃除も、運動のチャンスに変えて。

体に不調があるたびに生活をふり返り、いろいろと改善してきましたが、最終的に残っている課題のひとつが「運動」。でも、新たなことを始めるのは、ちょっとむずかしい。だから、生活の中で運動のチャンスを見つけて、筋肉を意識して動かすようにしています。

スタジオの床ふきは、毎夕の日課。足を大きく広げてひざはつかず、腕を左右にめいっぱい動かしてリズミカルに。45㎡ほどの広さをアシスタントさんと2人でふき上げていきます。

入浴後、ドライヤーをかけながらのスクワットも、すっかり定着。1日10回ほどですが、こうしてコツコツ継続して習慣にし、健やかに年齢を重ねていくのが目標です。

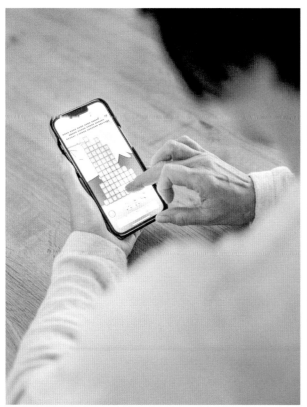

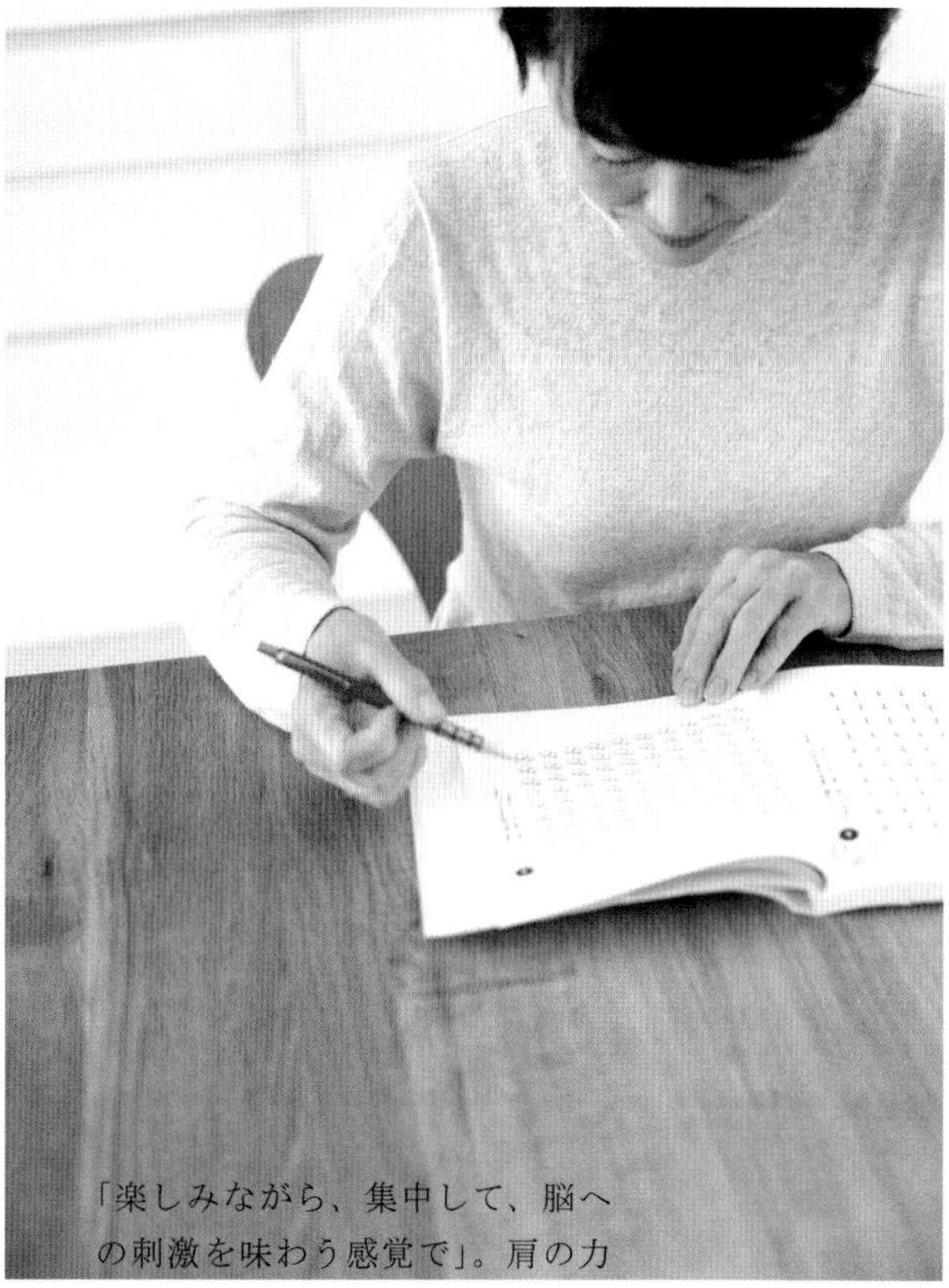

「楽しみながら、集中して、脳への刺激を味わう感覚で」。肩の力を抜いてとり組めば、ちょっとした気分転換にもなる。

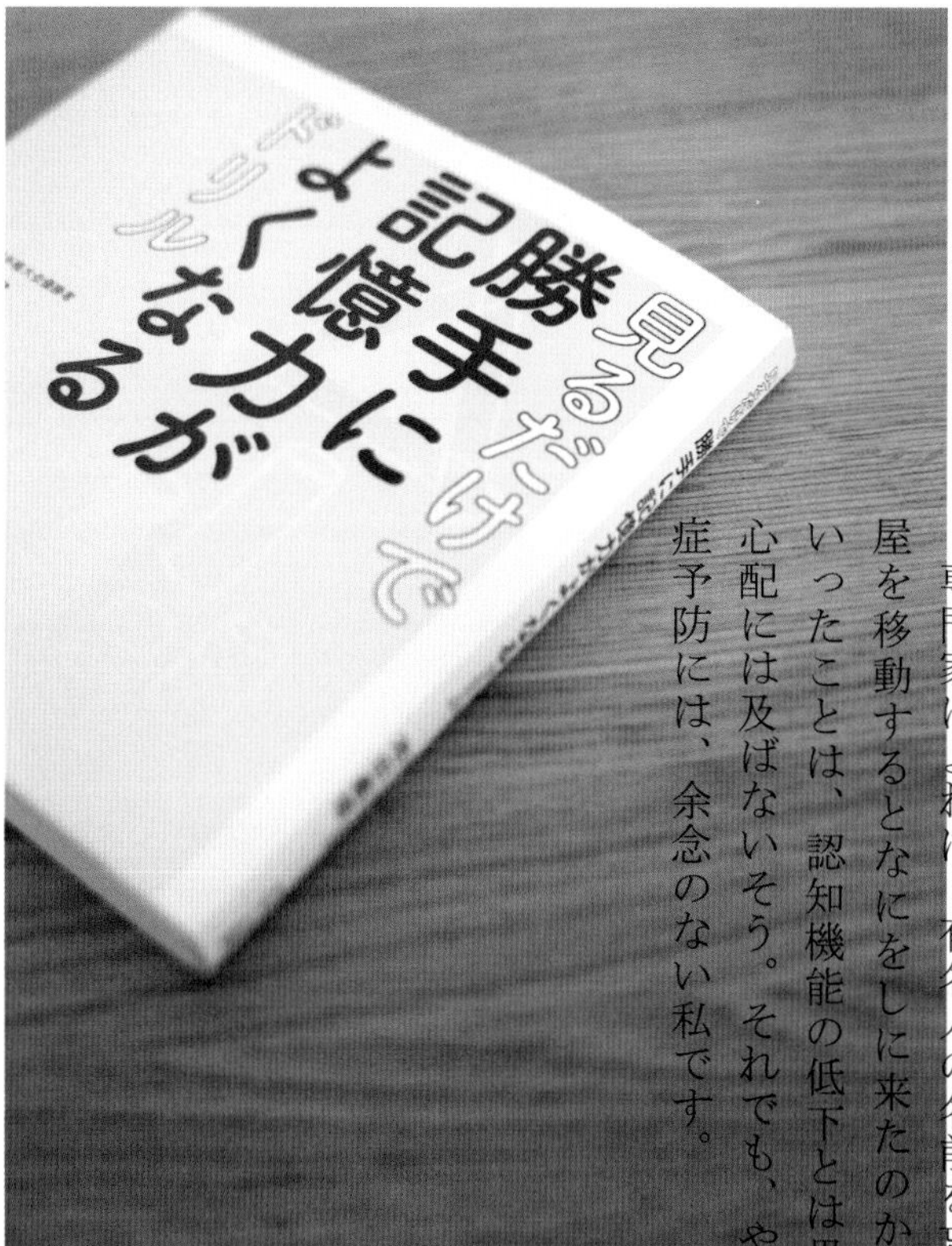

じつは「脳トレ」を始めました。

近ごろ、なかなか人の名前を思い出せなかったり、忘れっぽくなったり、ケアレスミスが増えたり。これまで料理だけに没頭してきたせいで、置き去りにされている脳の機能があるような気がして……。そんな不安を解消すべく、始めたのが「脳トレ」です。

スマホの脳トレアプリは、ちょっとしたすき間時間にゲーム感覚で楽しんでいます。脳トレ本は、クイズを解く要領で、1冊をくり返し反復。

専門家によれば、有名人の名前を忘れたり、部屋を移動するとなにをしに来たのか忘れたりといったことは、認知機能の低下とは異なるので、心配には及ばないそう。それでも、やっぱり認知症予防には、余念のない私です。

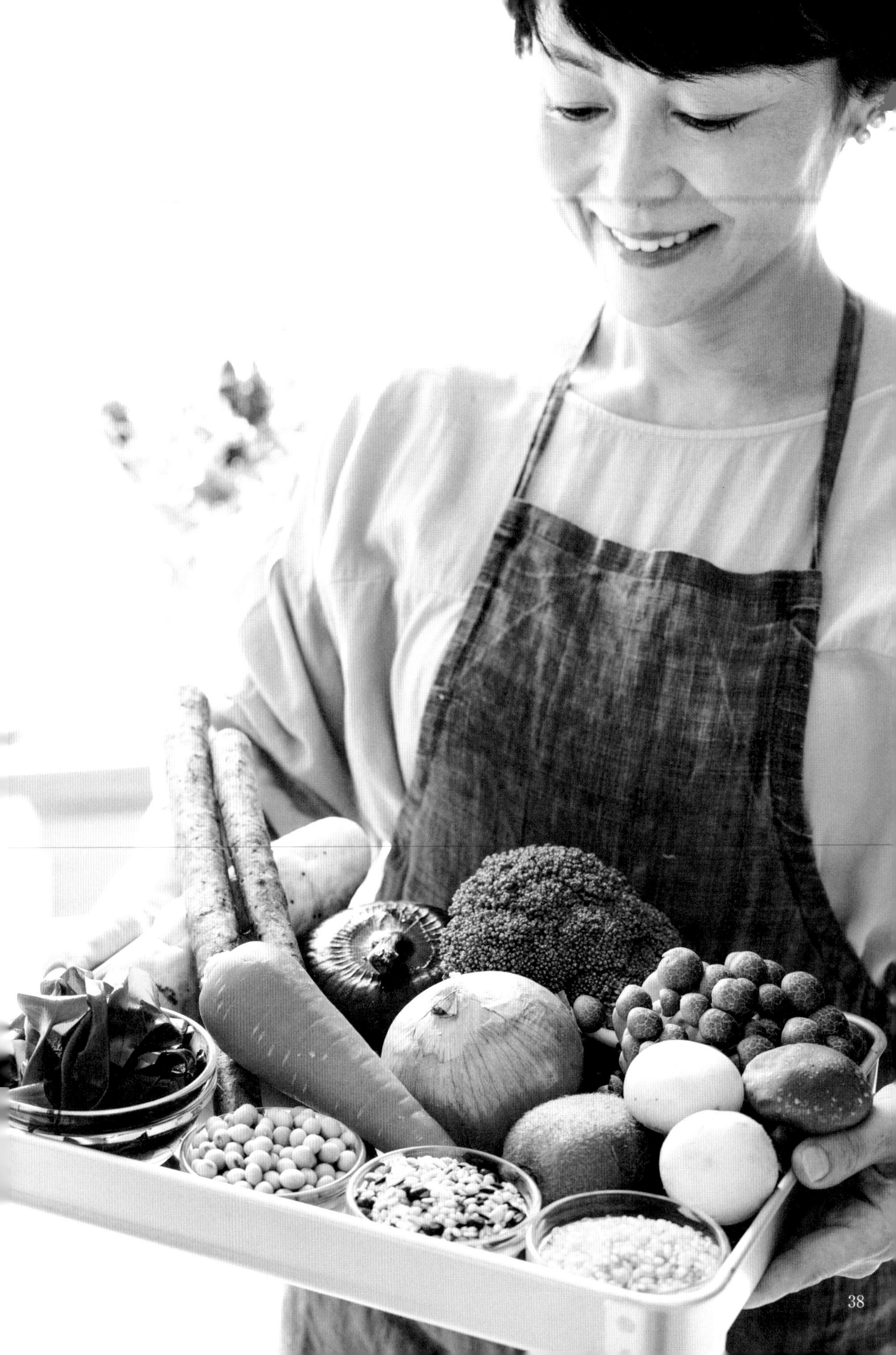

腸内環境は、健康のかなめ。美肌、免疫力、心の健康を支えます。

3

私の〝腸活〟ごはん

腸には約100兆個もの腸内細菌がいるといわれ、この腸内細菌が更年期症状を軽減したり、生活習慣病や骨粗鬆症を予防したり、美肌やアンチエイジングに働いたりと多彩な役割を担っているのだそうです。

腸内細菌を育てる食生活のポイントは、食物繊維――とくに水に溶ける性質の水溶性食物繊維をたっぷり、脂肪、塩、砂糖は控えめ。そして発酵食品を習慣にすること。

私が実践している腸活ごはんをご紹介します。

［わかめ］

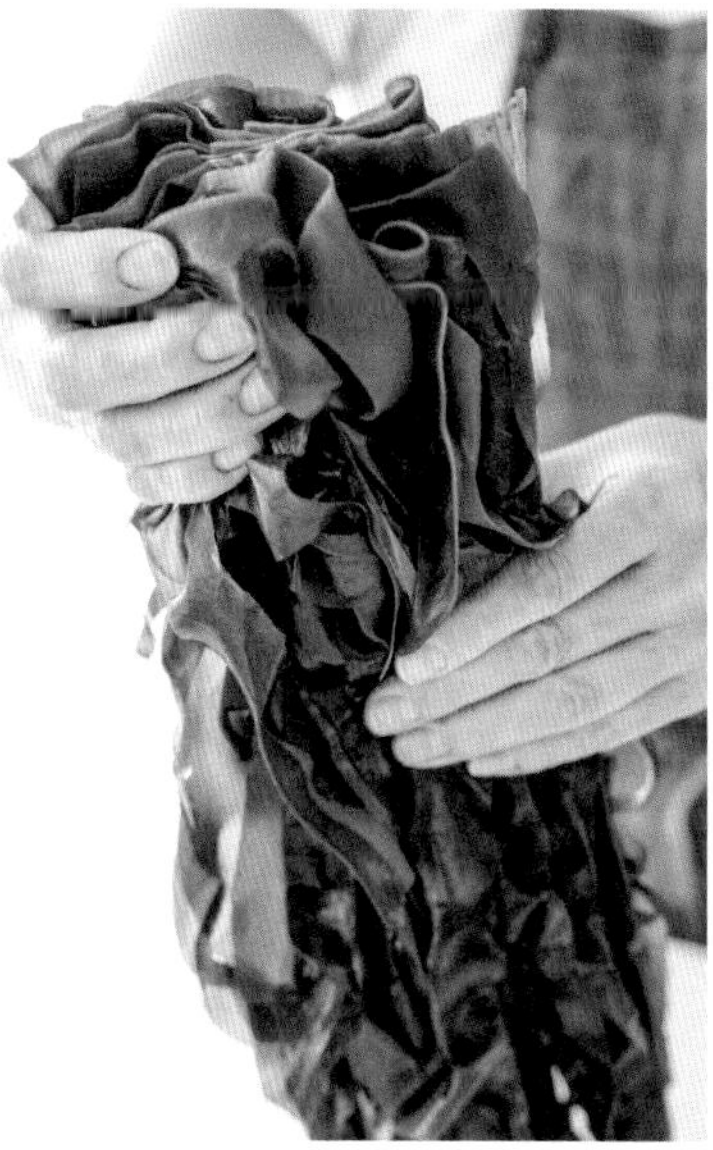

海藻は腸活のために毎日欠かさない食材のひとつ。わかめは、もどしてストックするようになって登場回数が増えました。特に三陸の塩蔵わかめは肉厚で、香りや歯ごたえが格別。チーズなど、洋風の食材とも合うんですよ。

健美ストック② もどしわかめ

ただもどしておくだけで俄然、使いやすくなるので、一度にどっさりもどして冷蔵庫に常備しています。

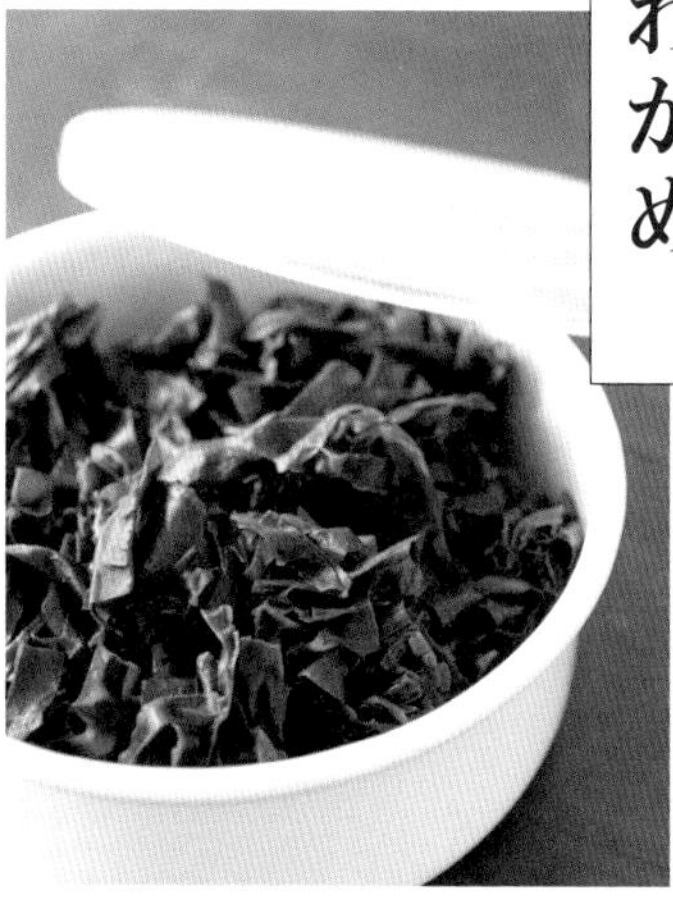

○**材料**（作りやすい分量）
塩蔵わかめ…100g

1 わかめは塩をしっかり洗い流し、たっぷりの水に5分浸す。水けをきつく絞り、2～3㎝長さに切って保存容器に入れる。
・保存の目安は冷蔵で4～5日。

50gで 2㎉ 食塩相当量0.2g

ちりめんじゃこのわかめスープ

とろっとろのわかめで、胃腸が疲れたときでも無理なく食べられます。

○**材料**（2人分）
もどしわかめ（↓P40参照）…150g
A［ちりめんじゃこ…20g
　おろしにんにく・魚醤…各小さじ1/2
　ごま油…大さじ1
水…3カップ
小ねぎ（小口切り）…3本

1 もどしわかめは1㎝幅に切る。
2 鍋に**1**とAを入れて混ぜ、中火にかけていりつける。香りが立ったら分量の水を加え、煮立ったらふたをして弱火で15～20分煮る。
3 器に盛り、小ねぎをのせる。

1人分　80㎉　食塩相当量1.3g

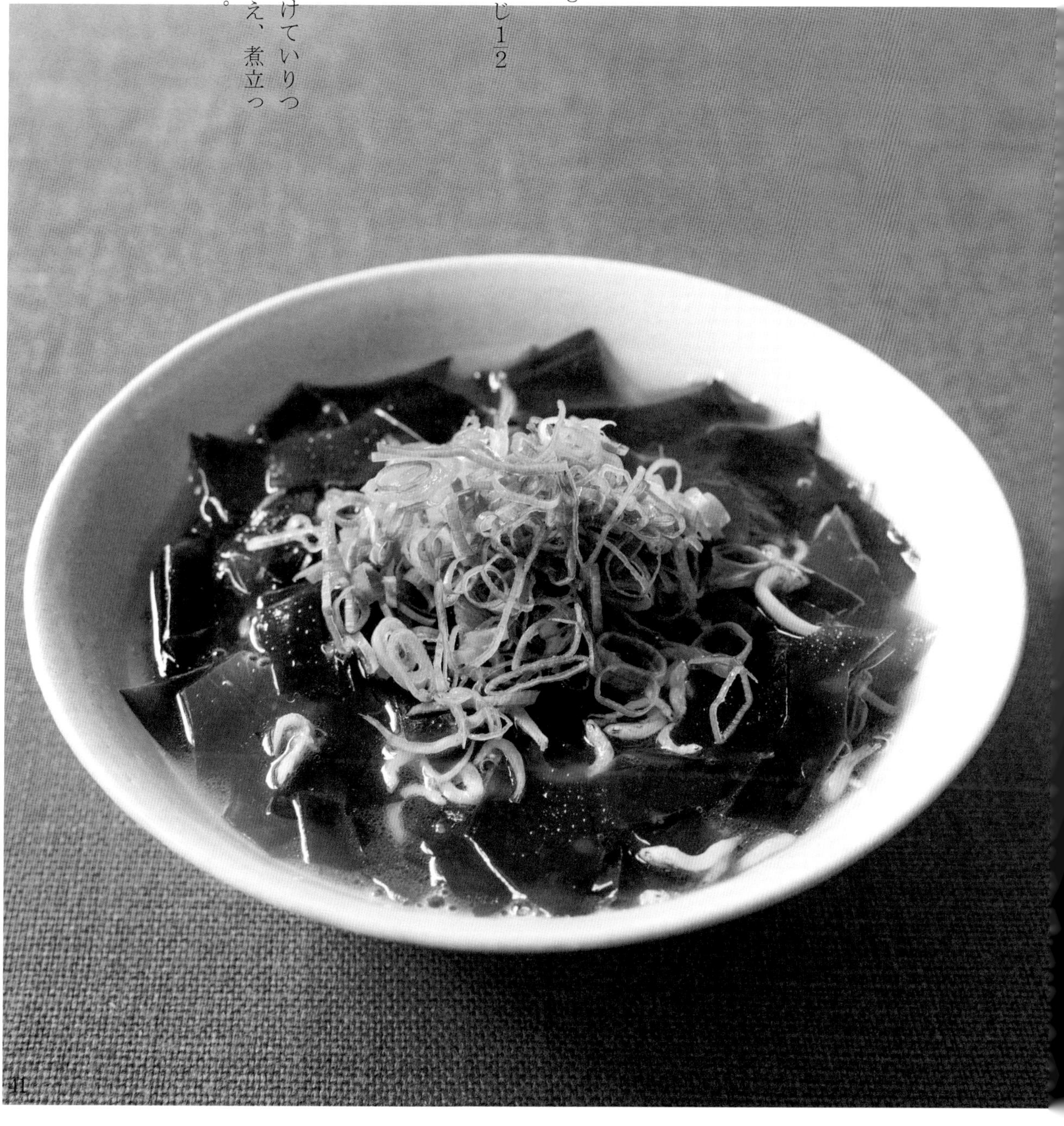

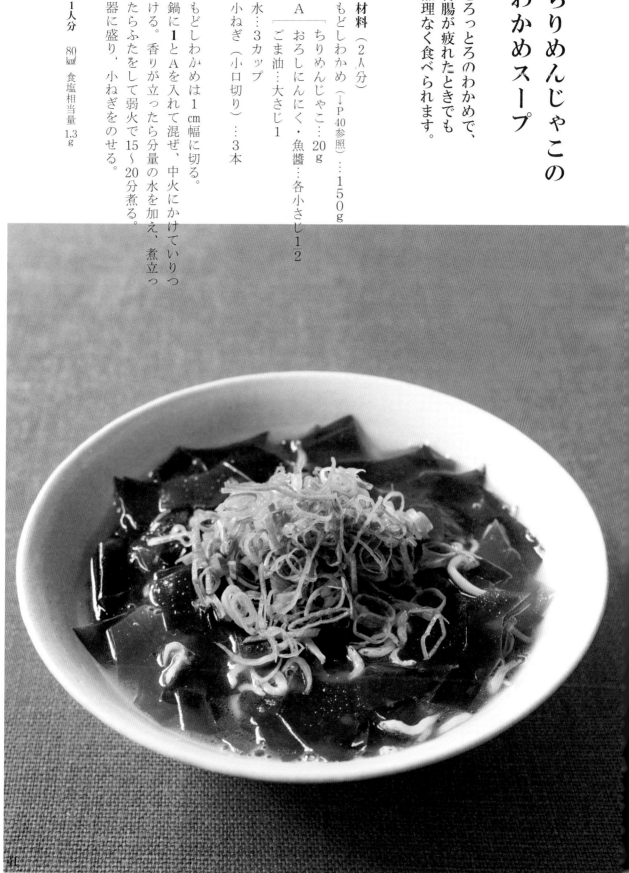

［わかめ］

わかめと小ねぎのチーズオムレツ

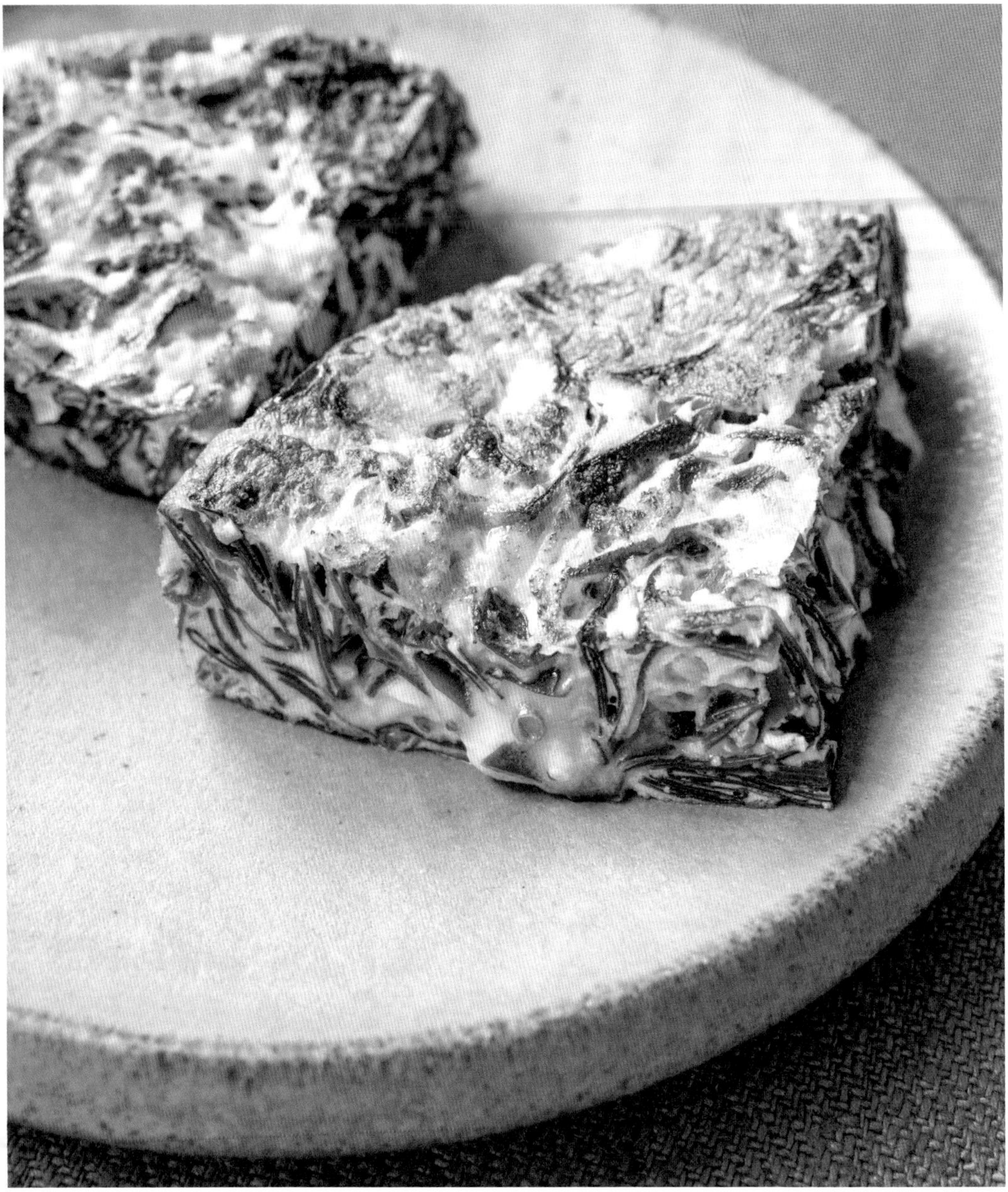

とろ〜りチーズとたっぷりわかめを卵がやさしく包み込みます。

○**材料**（2人分）
もどしわかめ（↓P40参照）…100g
A ┌卵…3個
　 │牛乳…大さじ3
　 └塩・こしょう…各少々
ピザ用チーズ…40g
小ねぎ（小口切り）…6本
バター…10g

1 ボウルにAを混ぜ合わせ、もどしわかめ、チーズ、小ねぎを加えて混ぜる。
2 直径20cm程度のフライパンを強めの中火で熱し、バターを溶かす。**1**を流し入れて大きく混ぜ、ほぼかたまったら裏返し、裏面もこんがりと焼く。
3 4等分に切って器に盛る。

1人分
249kcal　食塩相当量 1.2g

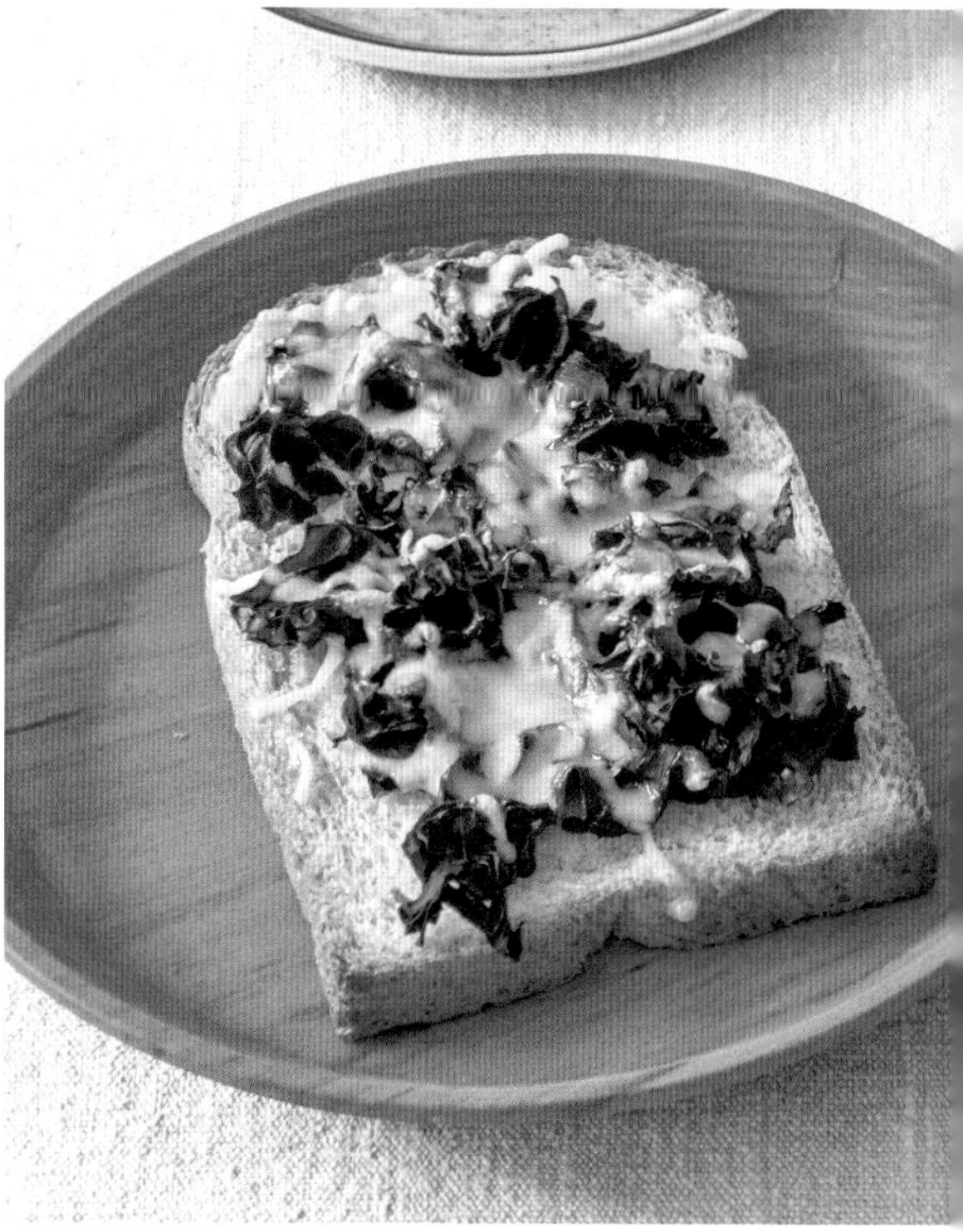

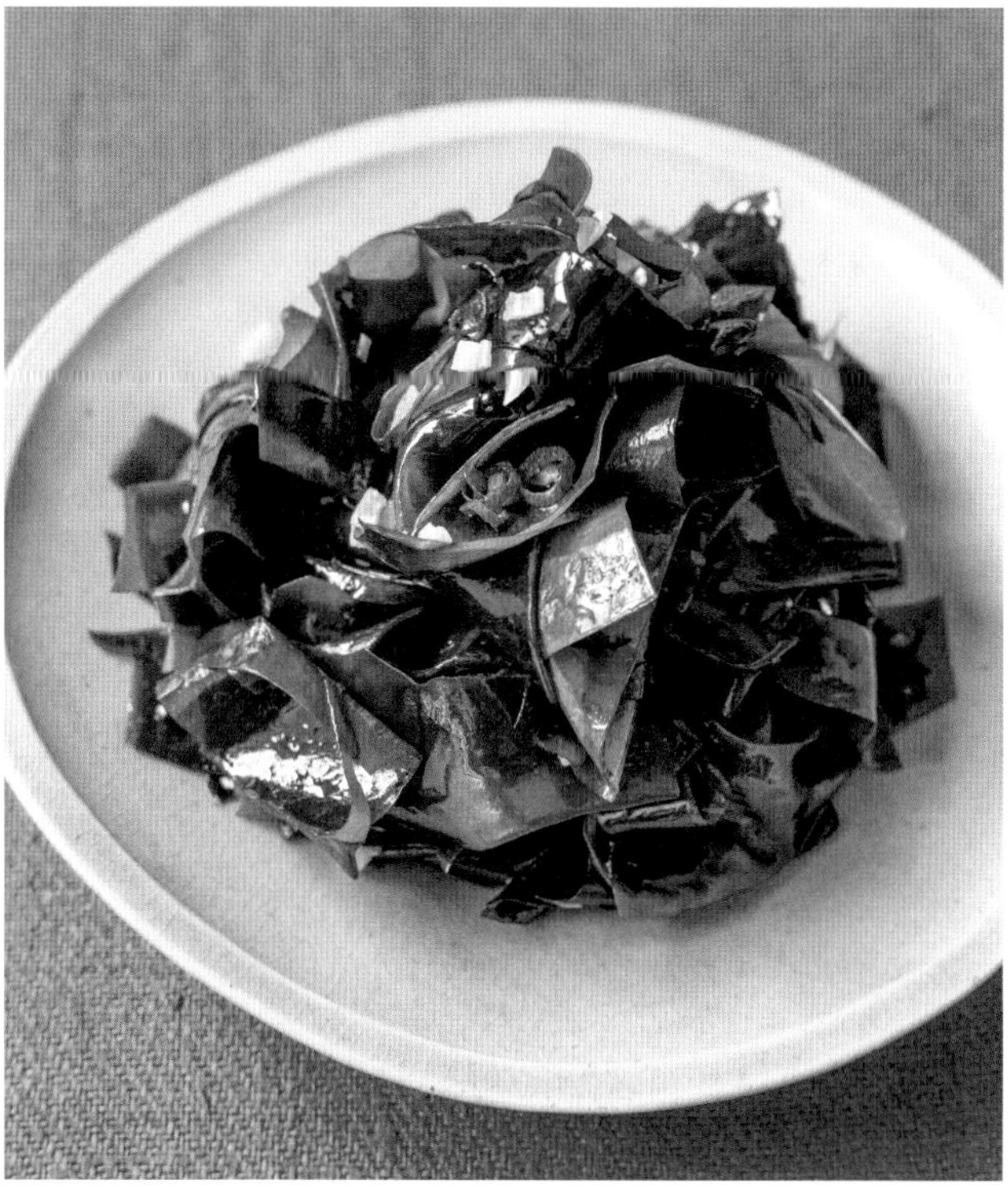

わかめのマヨチーズトースト

わかめの風味と歯ごたえが意外にもチーズトーストに合うんです。

○**材料**（2人分）

もどしわかめ（↓P40参照）…60g

胚芽入り食パン（8枚切り）…2枚

ピザ用チーズ…30g

マヨネーズ…小さじ1

1 食パンはそれぞれマヨネーズを塗り、わかめとチーズを等分にのせる。

2 オーブントースターで3〜4分、こんがりと焼く。

1人分
185kcal　食塩相当量1.0g

わかめのガーリック炒め

にんにくととうがらしでペペロンチーノ風。あとを引くおいしさです。

○**材料**（2人分）

もどしわかめ（↓P40参照）…150g

オリーブ油…大さじ1/2

にんにく（みじん切り）…2かけ

赤とうがらし（小口切り）…1本

塩…少々

1 フライパンに油とにんにくを入れて弱火にかけ、うすく色づいたらとうがらしを加えて炒める。

2 香りが立ったらもどしわかめを加えて中火で炒め、塩をふって混ぜる。

1人分
39kcal　食塩相当量0.4g

大豆

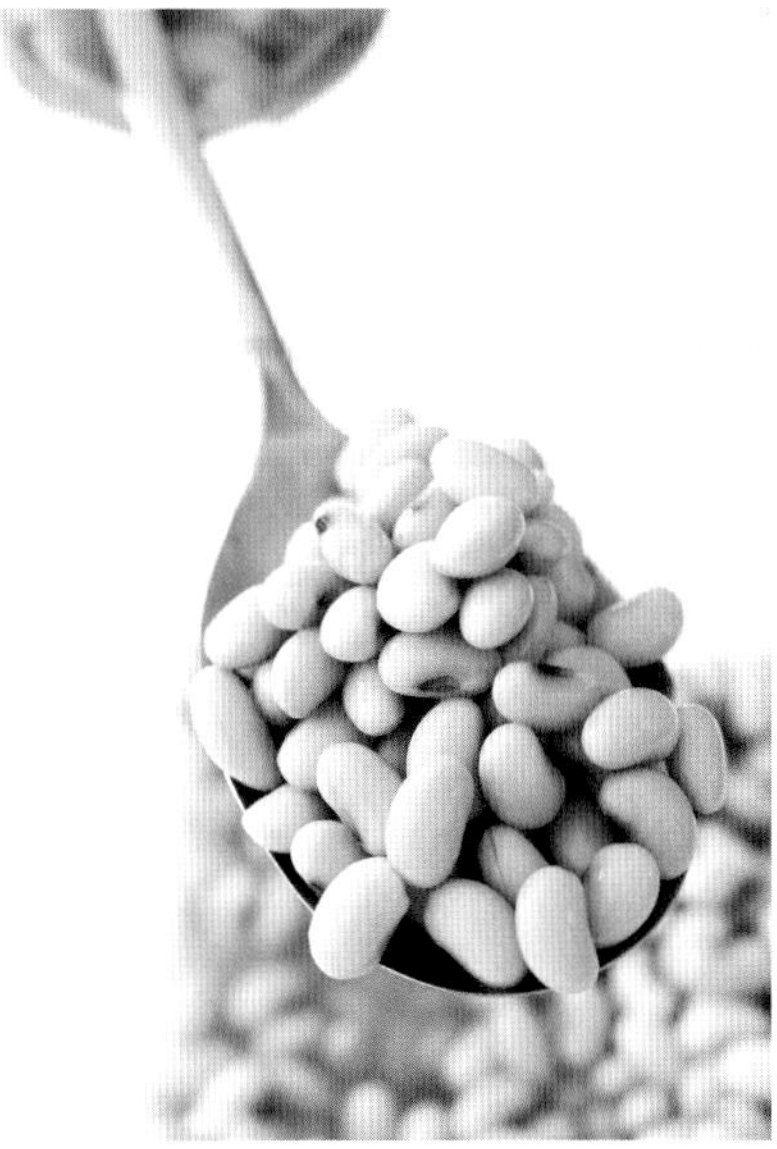

豆をもどしてゆでるのは、
時間こそかかるけれど単純な作業。
水煮大豆でもよいのですが、
やはり自分でゆでたほうが甘味も豊か。
私は、乾燥豆200gを、3〜4日に
1回のペースで蒸しゆでにしています。
冷凍もできるので、おすすめですよ。

健美ストック③ 蒸しゆで大豆

少量の水で蒸しゆでにすると、
うま味や甘味、
香りを逃しません。
ほっくりとした食感も、
魅力のひとつ。

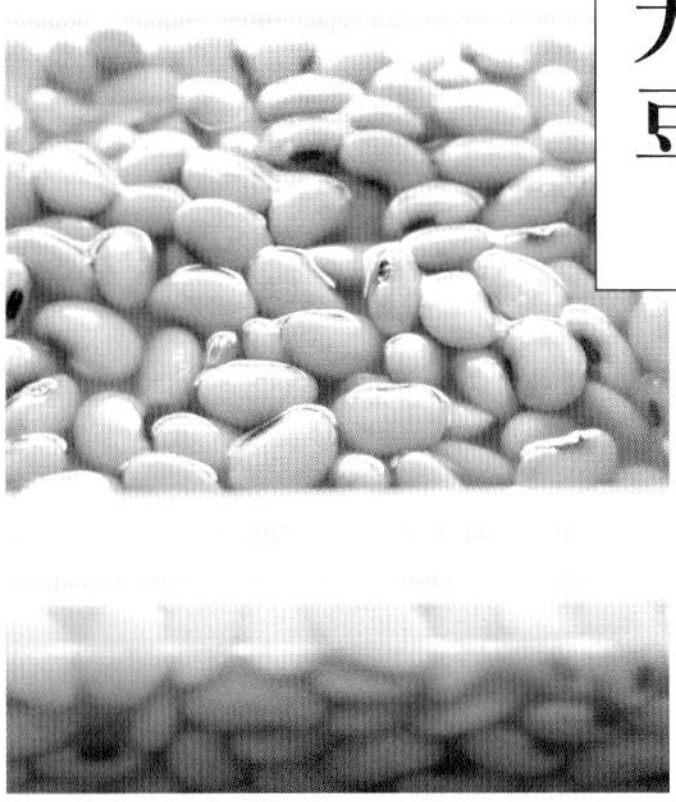

○**材料**（作りやすい分量：でき上がり約450g）
大豆…乾200g
水…1カップ
塩…少々

1 大豆は洗い、たっぷりの水で7〜8時間かけてもどす。
2 ざるにあげて鍋に入れ、分量の水と塩を加えて強火にかける。煮立ったらアクを除き、ふたをして弱火で30分蒸しゆでにする。
3 そのまま冷まし、ゆで汁ごと保存容器に入れる。
・保存の目安は冷蔵で2〜3日、冷凍で約1か月。

50gで 83kcal 食塩相当量 0g

大豆とイワシ、根菜の五目煮

根菜もたっぷりとれる、腸活にもってこいのおかず。
イワシは水煮缶でもOKです。

○**材料**（2人分×2回）
蒸しゆで大豆（↓P44参照）…150g
イワシ（三枚おろし）…2尾（120g）
にんじん…1/2本（75g）
れんこん…1/2節（75g）
干ししいたけ（もどして軸を除く）…4枚
昆布…5㎝角1枚
水…1と1/2カップ
梅干し（ちぎる）…1/2個（4g）
A
酒・みりん…各大さじ2
しょうゆ…大さじ1と1/2
砂糖…大さじ1

1 イワシはそれぞれ5等分に切る。
2 にんじんとれんこん、しいたけはゆで大豆の大きさに切る。昆布は5㎜角に切る。
3 鍋に分量の水と**2**、ゆで大豆を入れて強火にかけ、煮立ったら中火にして3分煮る。梅干しとAを加え、ふたをして5分煮る。
4 **1**を加え、落としぶたをして弱火で10分煮る。
・保存の目安は冷蔵で3～4日。

1人分　103㎉　食塩相当量1.3g

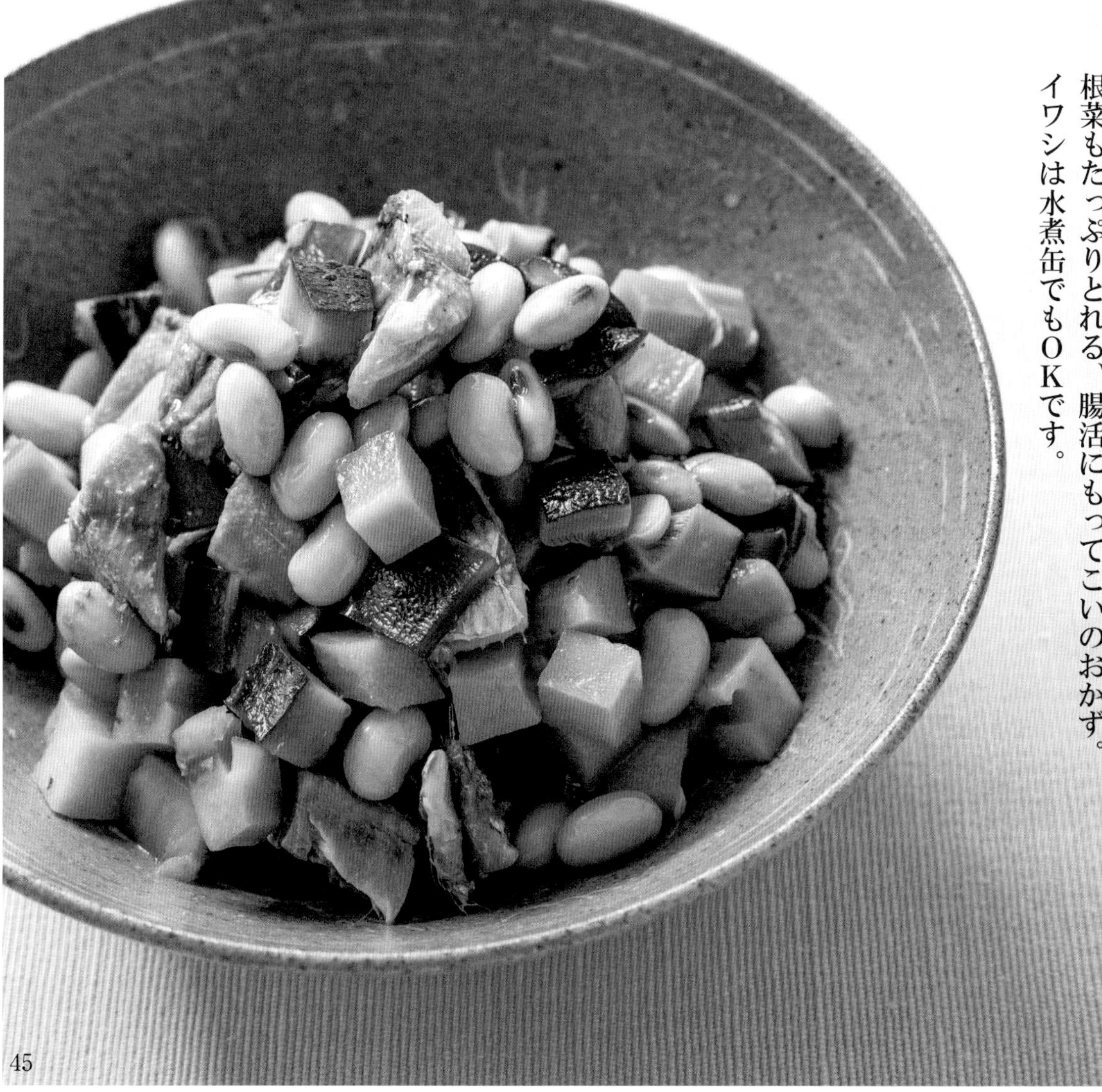

すりつぶし大豆の具だくさんみそ汁

大豆をミキサーですりつぶした、クリーミーな呉汁風のみそ汁です。

○**材料**（2人分）

A［蒸しゆで大豆（→P44参照）…100g
　 だし…1カップ

生きくらげ…50g（乾燥なら7g）

にんじん…1/3本（60g）

白菜…100g

だし…1カップ

みそ…大さじ1

小ねぎ（小口切り）…2本

1 ミキサーにAを入れ、なめらかになるまで攪拌する。

2 きくらげは食べやすく切る。にんじんと白菜は短冊に切る。

3 鍋にだしと**2**を入れて中火にかけ、煮立ったらふたをして5〜6分煮る。みそを溶き入れ、**1**を加えて沸騰直前に火を消す。

4 わんに注ぎ、小ねぎをのせる。

1人分　127kcal　食塩相当量1.3g

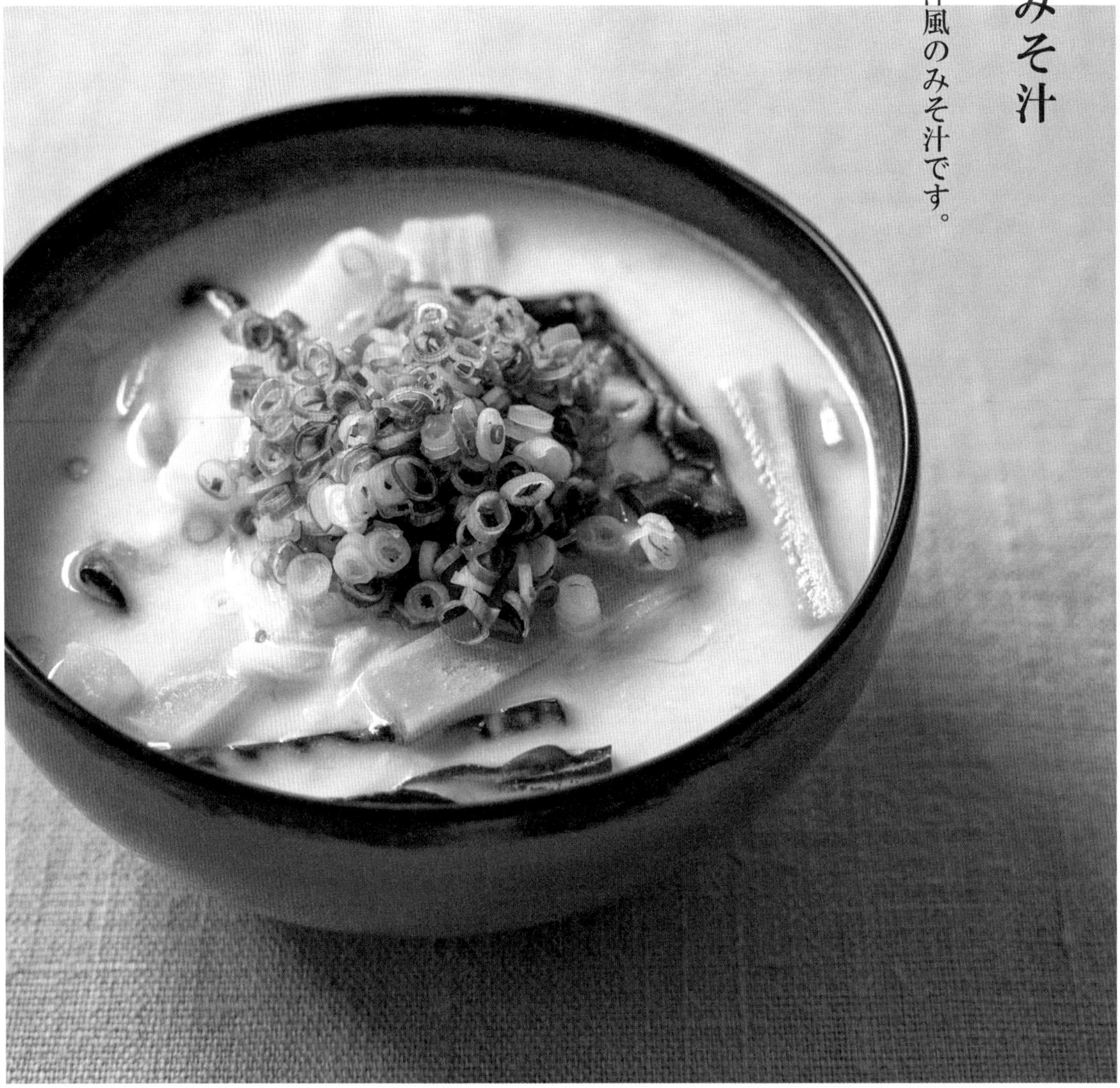

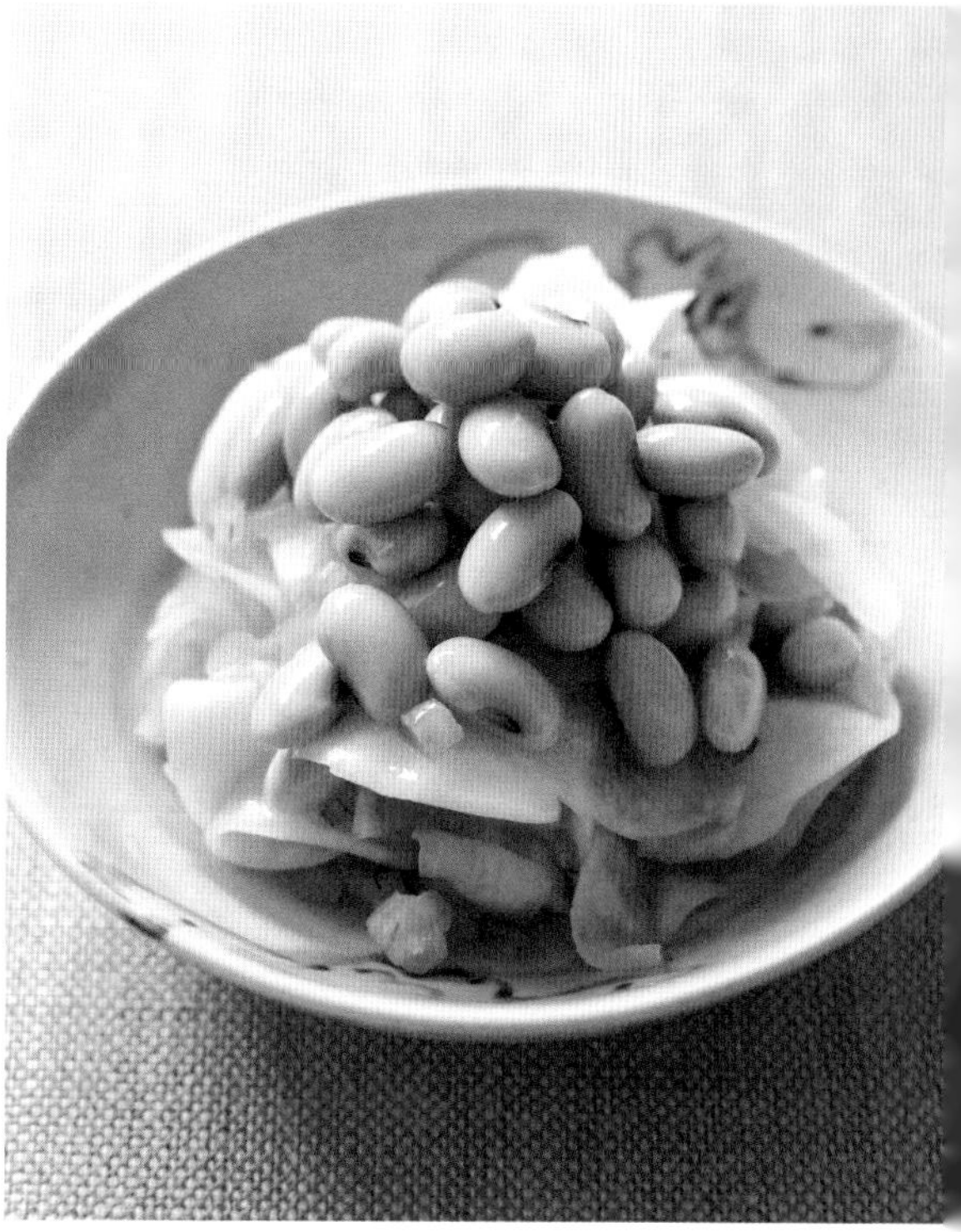

塩もみかぶ大豆

ストックがあると
豆のおかずが身近。
野菜と合わせてお通し風に。

○**材料**（2人分）
蒸しゆで大豆（↓P44参照）…100g
かぶ…2個（180g）
かぶの茎…20g
塩…小さじ1/3
レモン果汁…小さじ2

1 かぶは薄い半月切りに、茎は小口切りにする。塩をふり、しんなりしたら水けをしっかりと絞る。
2 器に**1**とゆで大豆を盛り、レモン汁をかける。

1人分
102kcal 食塩相当量0.6g

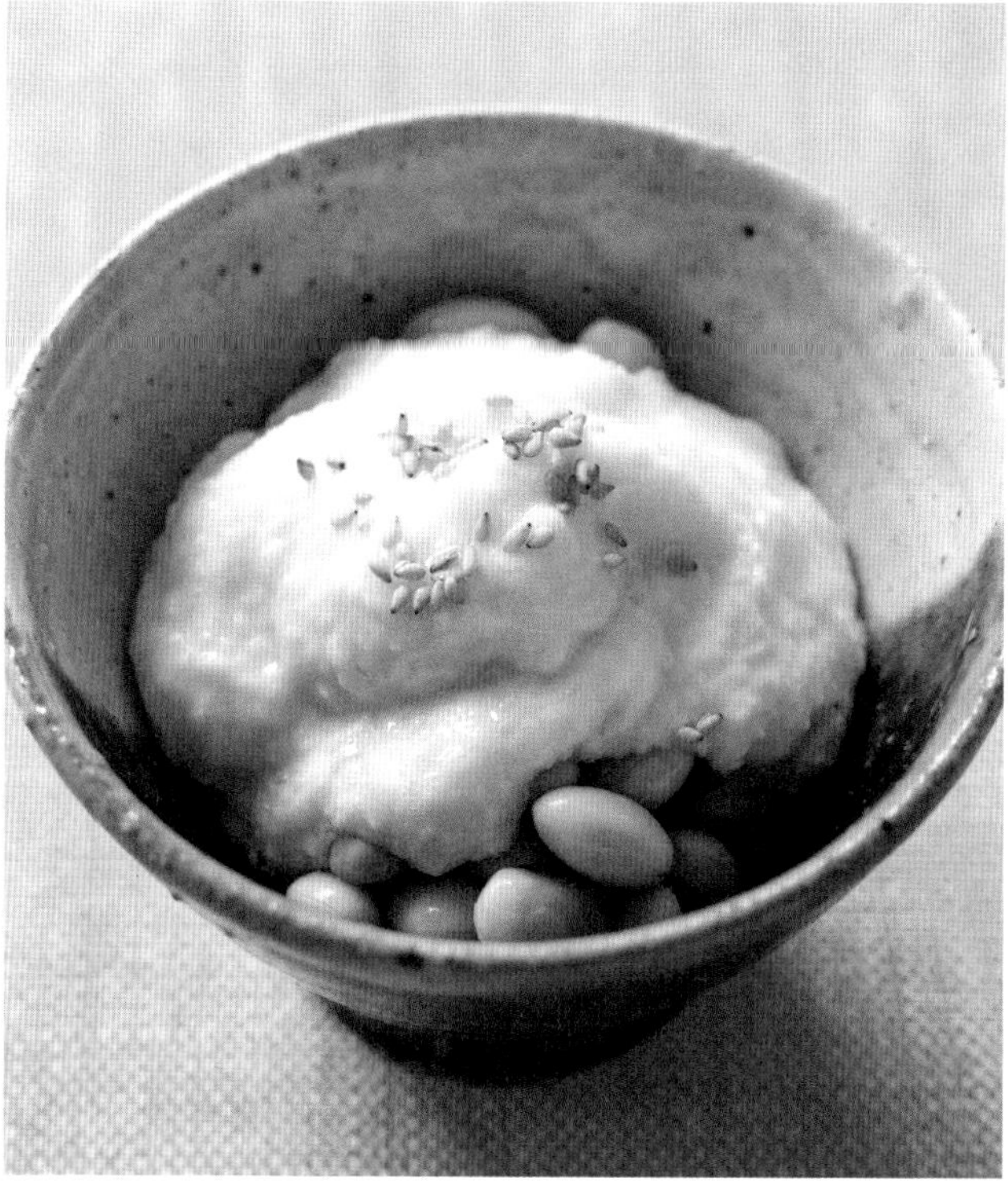

とろろ大豆

粘りとコクのある
大和いもと合わせて。
いも類も腸活の強力な味方です。

○**材料**（2人分）
蒸しゆで大豆（↓P44参照）…100g
大和いも…100g
めんつゆ（ストレート）…大さじ1
いり白ごま…少々

1 大和いもはすりおろす。
2 器にゆで大豆と**1**を盛り、めんつゆをかけてごまをふる。

1人分
148kcal 食塩相当量0.3g

［ごぼう］

健美ストック④ ゆで裂きごぼう

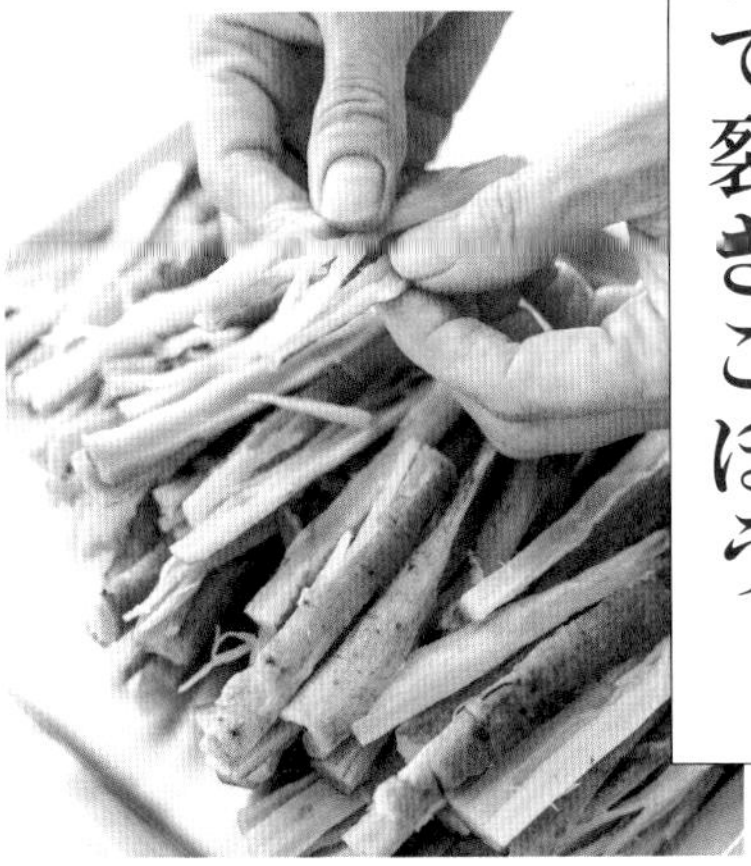

ほんのり塩味をつけてゆで、たたいて、ざっくり裂く。ささがきやせん切りのように手間がかからず、アレンジも自在です。水溶性食物繊維が豊富なごぼうは、美容と健康に必須。

○**材料**（作りやすい分量：でき上がり約350g）
ごぼう…2〜3本（400g）
塩…小さじ1/3

1 ごぼうはよく洗い、10cm長さに切る。
2 フライパンに入れ、ひたひたの水と塩を加えて強火にかける。煮立ったら中火にし、水けがなくなるまでゆでる。
3 あら熱がとれたらめん棒などでたたき、手で食べやすく裂く。

・保存の目安は冷蔵で4〜5日。

30gで 15kcal 食塩相当量0.1g

ごぼうの磯辺揚げ

さっくり香ばしく揚げて。あおさの風味に、つい箸が進みます。

○**材料**（2人分）
ゆで裂きごぼう（上記）…70g
A ［あおさ…乾3g
　 天ぷら粉・水…各大さじ4
揚げ油…適量

1 ゆで裂きごぼうは長ければ半分に切る。あおさはさっと水にくぐらせて水けを絞る。
2 ボウルにAを入れて混ぜ、ごぼうを加えてからめる。
3 揚げ油を180℃に熱し、**2**を適量ずつ入れ、カリッとするまで揚げる。

1人分 140kcal 食塩相当量0.4g

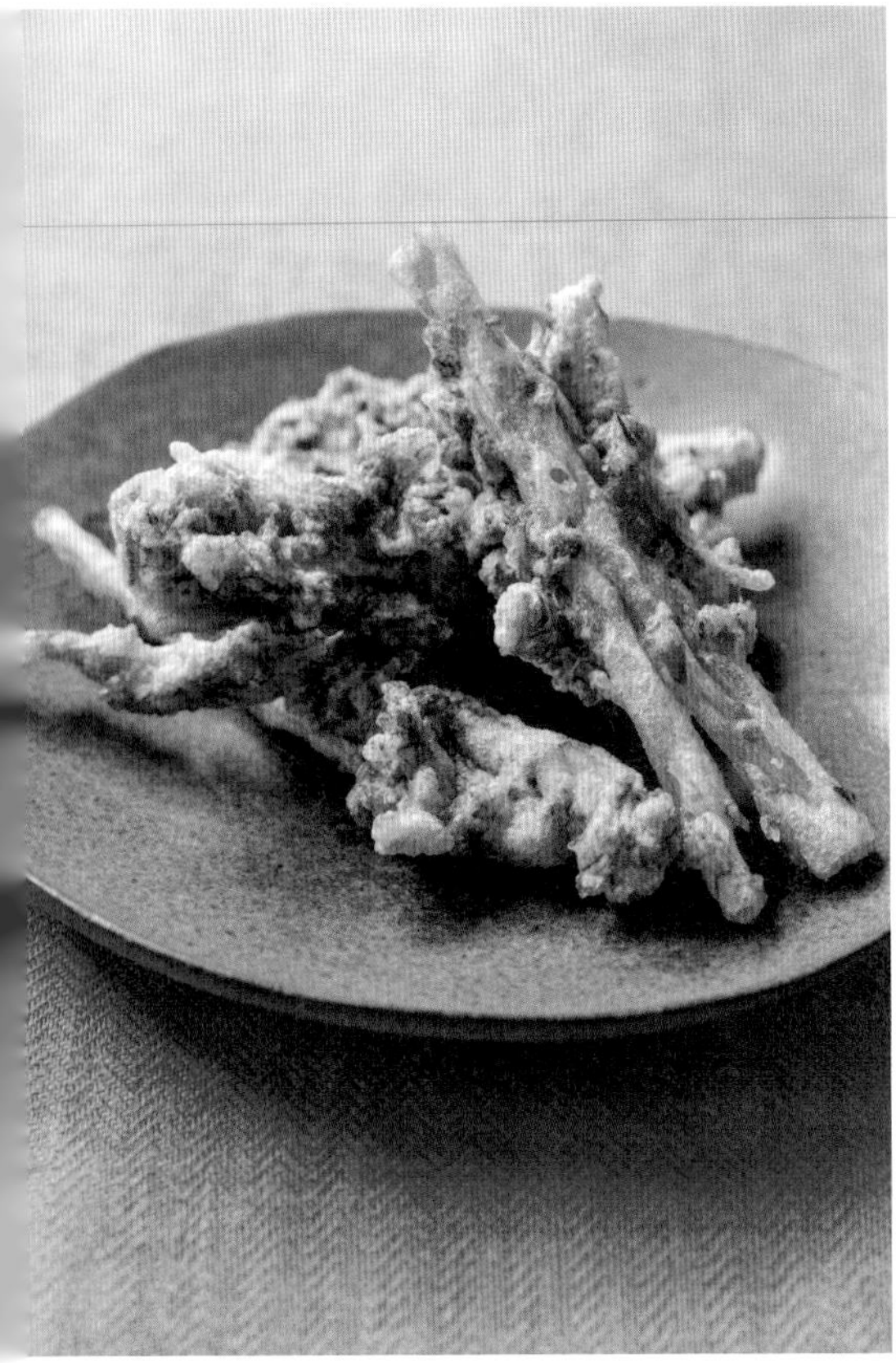

ごぼうのバルサミコ炒め

バルサミコの甘くフルーティーな味わいがごぼうとよく合います。

○**材料**（2人分）

ゆで裂きごぼう（→P48参照）…90g

A
- オリーブ油…大さじ1/2
- にんにく（みじん切り）…1かけ
- 赤とうがらし（半分に切る）…1本

B
- バルサミコ酢…大さじ2
- はちみつ…小さじ1

1 フライパンにAを入れて弱火で熱し、少し色づいたらとうがらしを加えて炒める。

2 ゆで裂きごぼうを加えて中火にし、油がまわるまで炒め、Bを加えてからめる。

1人分
82kcal 食塩相当量0.2g

ごぼうと葉野菜のナムル

パンチのあるにんにく風味がぴったり！サラダ感覚のナムルです。

○**材料**（2人分）

ゆで裂きごぼう（→P48参照）…90g

サニーレタス…2枚（100g）

A
- ごま油…小さじ2
- おろしにんにく…小さじ1/3
- 塩…小さじ1/4

1 ゆで裂きごぼうは長さを2〜3等分に切る。レタスはひと口大にちぎる。

2 ボウルにAを混ぜ合わせ、**1**を加えてあえる。

1人分
67kcal 食塩相当量0.8g

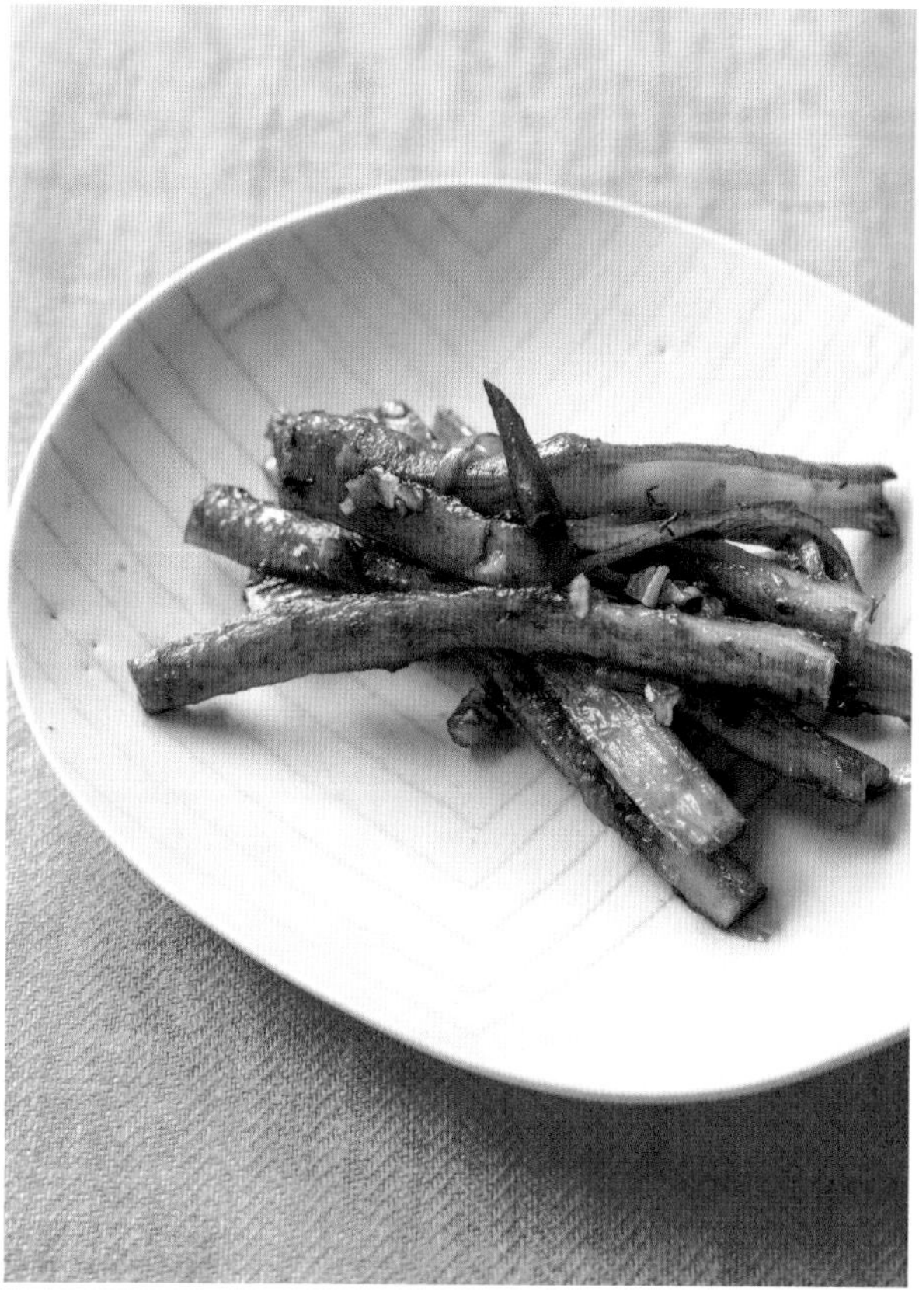

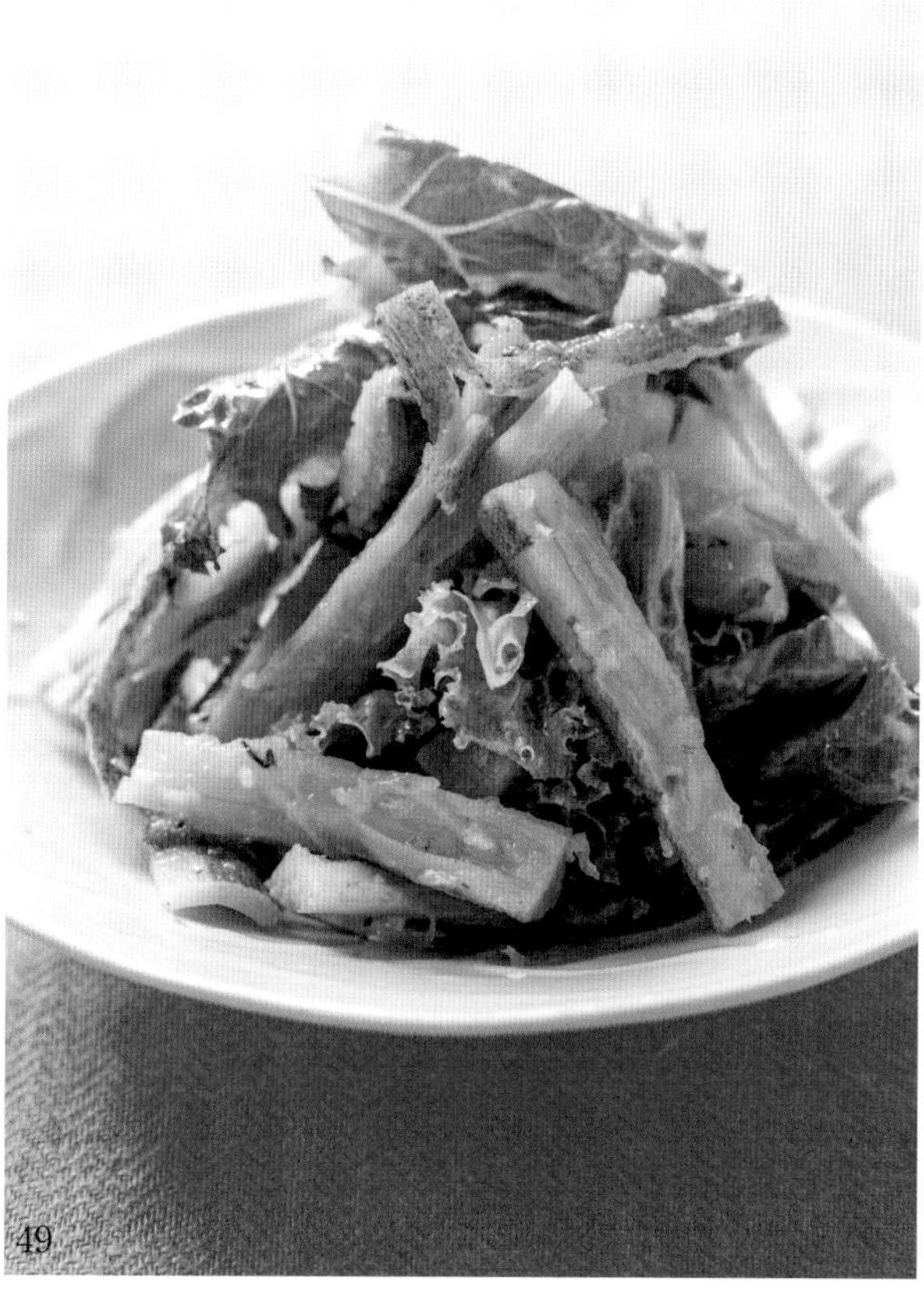

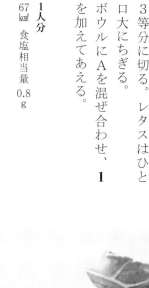

［玉ねぎ］

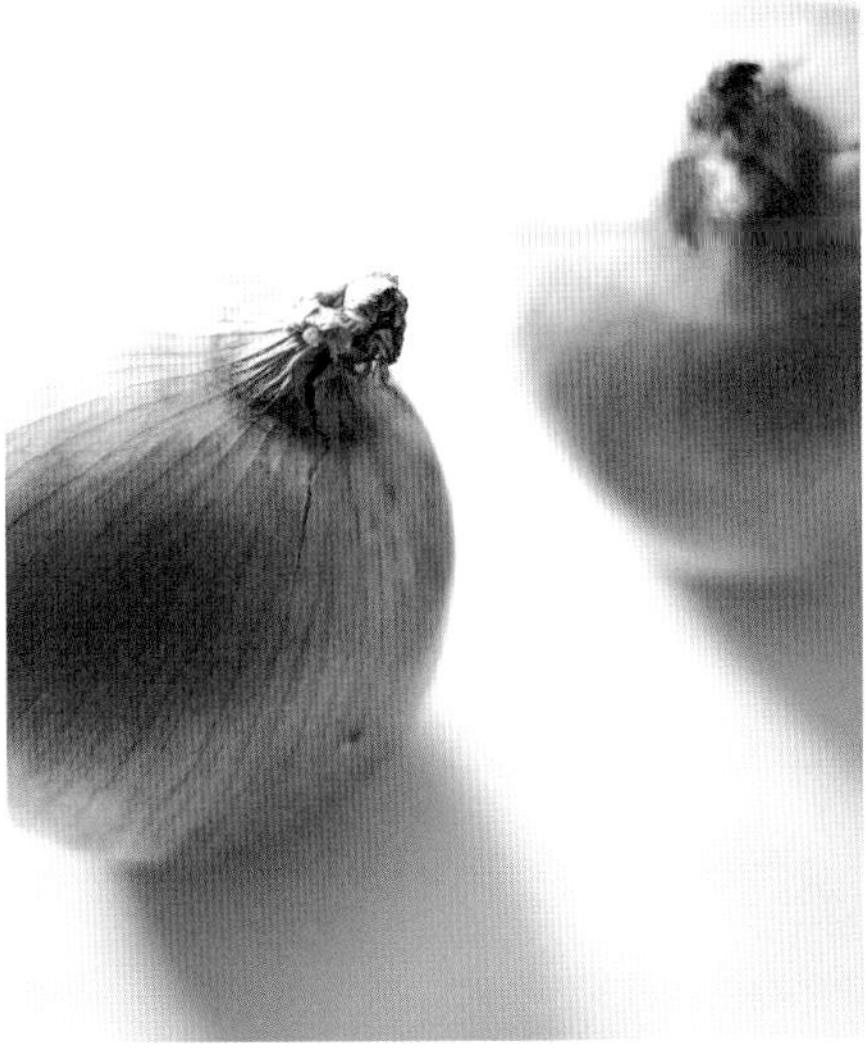

玉ねぎも、水溶性食物繊維が豊富。
通年手に入りやすく、
保存がきくところも
腸活にはうれしいポイントです。
「とろとろ玉ねぎ」は
じっくり煮込むのに時間がかかりますが、
それだけの価値がある納得の味！

健美ストック⑤ とろとろ玉ねぎ

凝縮した玉ねぎの
甘味とこくで、
料理の味がランクアップ。
スープやシチュー、
サラダやマリネなど、
いつものおかずに幅広く使えます。

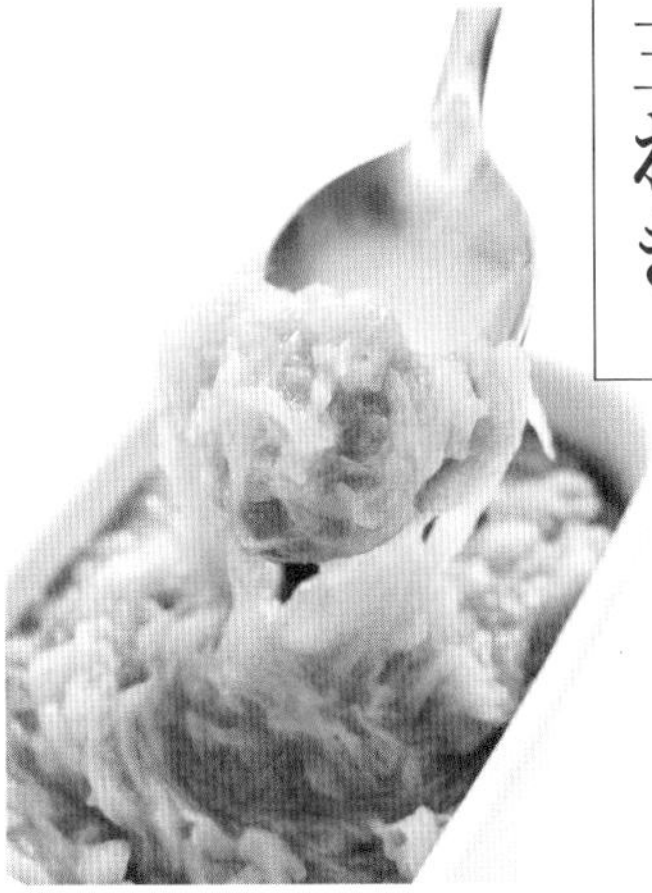

○**材料**（作りやすい分量：でき上がり約500g）
玉ねぎ…6個（1.2kg）
塩…小さじ1/5

1 玉ねぎは薄切りにする。鍋に入れて塩と水大さじ2を加え、ふたをして強火にかける。煮立ったら中火にし、ときどき混ぜながら1時間蒸し煮にする。
2 しんなりして水けが出てきたら、ふたをとって中火にし、約1/3量になるまで煮つめる。
・保存の目安は冷蔵で4～5日、冷凍で約1か月。

60gで 48kcal 食塩相当量0.1g

とろとろ玉ねぎときのこのマリネ

玉ねぎの深い甘味で
砂糖いらず。中華風の
味つけともよく合います。

○**材料**（2人分）
とろとろ玉ねぎ（↓P50参照）
…160g
しめじ…1パック（100g）
生きくらげ…100g
A
酢…大さじ1
しょうゆ…小さじ2
ごま油…大さじ1/2
粒マスタード…小さじ1

1 しめじは石づきを除いてほぐす。きくらげはひと口大に切る。

2 耐熱ボウルに**1**を入れ、ラップをかけずに電子レンジで3分加熱する。Aと、とろとろ玉ねぎを加えてあえる。

1人分 126kcal 食塩相当量1.2g

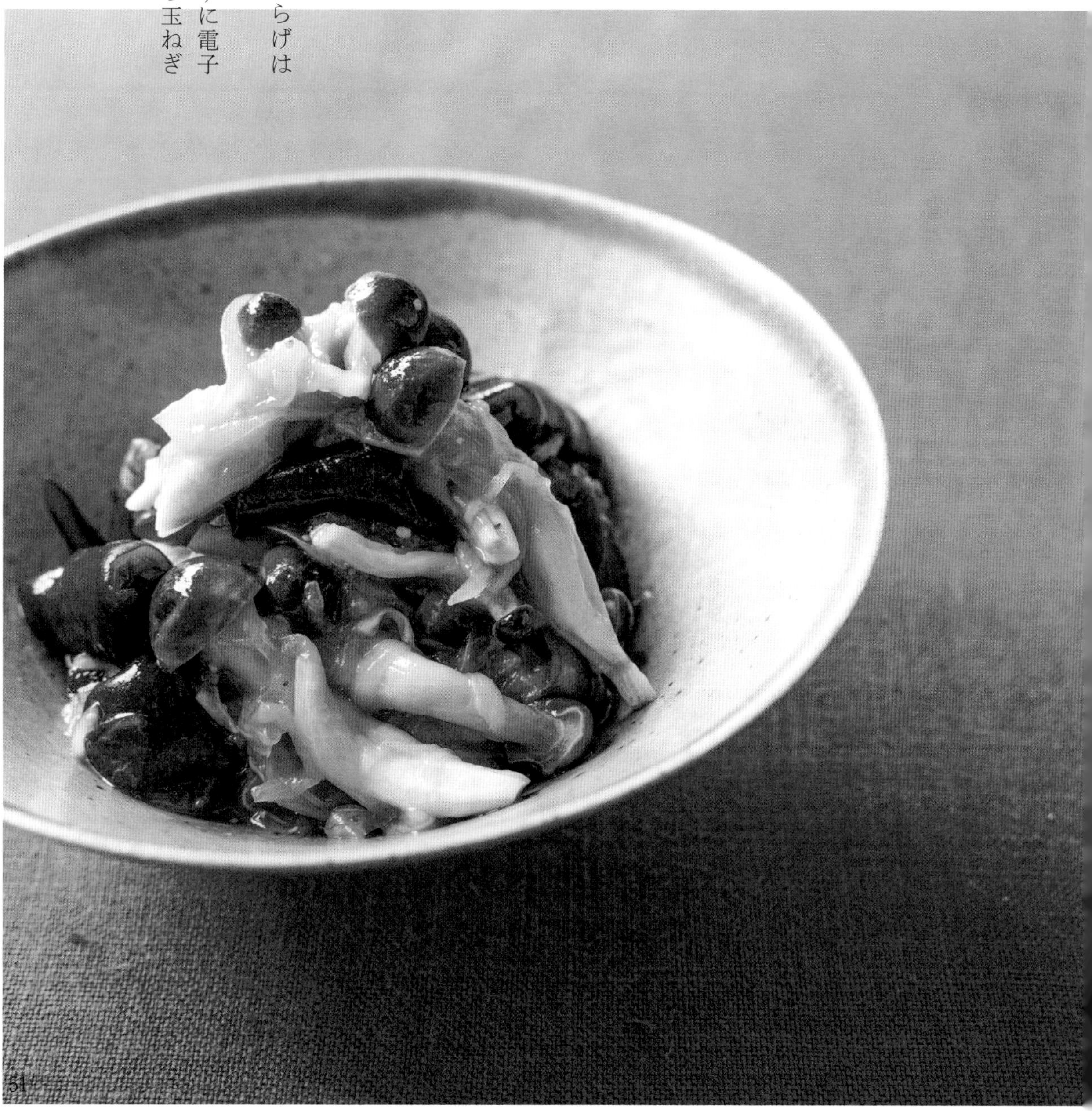

とろとろ玉ねぎとブロッコリーのスープ

体にすーっとなじんでいくようなやさしい味。玉ねぎ1個分がぺろりと食べられます。

○**材料**（2人分）

とろとろ玉ねぎ（→P50参照）…160g
ブロッコリー…1/2個（120g）
ベーコン…2枚
水…1と1/2カップ
サラダ油…小さじ1
塩・あらびき黒こしょう…各少々

1 ブロッコリーは小房に分ける。ベーコンは細切りにする。
2 鍋に油を中火で熱し、ベーコンを炒める。香りが立ったら分量の水、とろとろ玉ねぎ、ブロッコリーを加える。
3 煮立ったら弱火で5～6分煮て、塩で味をととのえる。器に盛り、こしょうをふる。

1人分 147kcal 食塩相当量0.8g

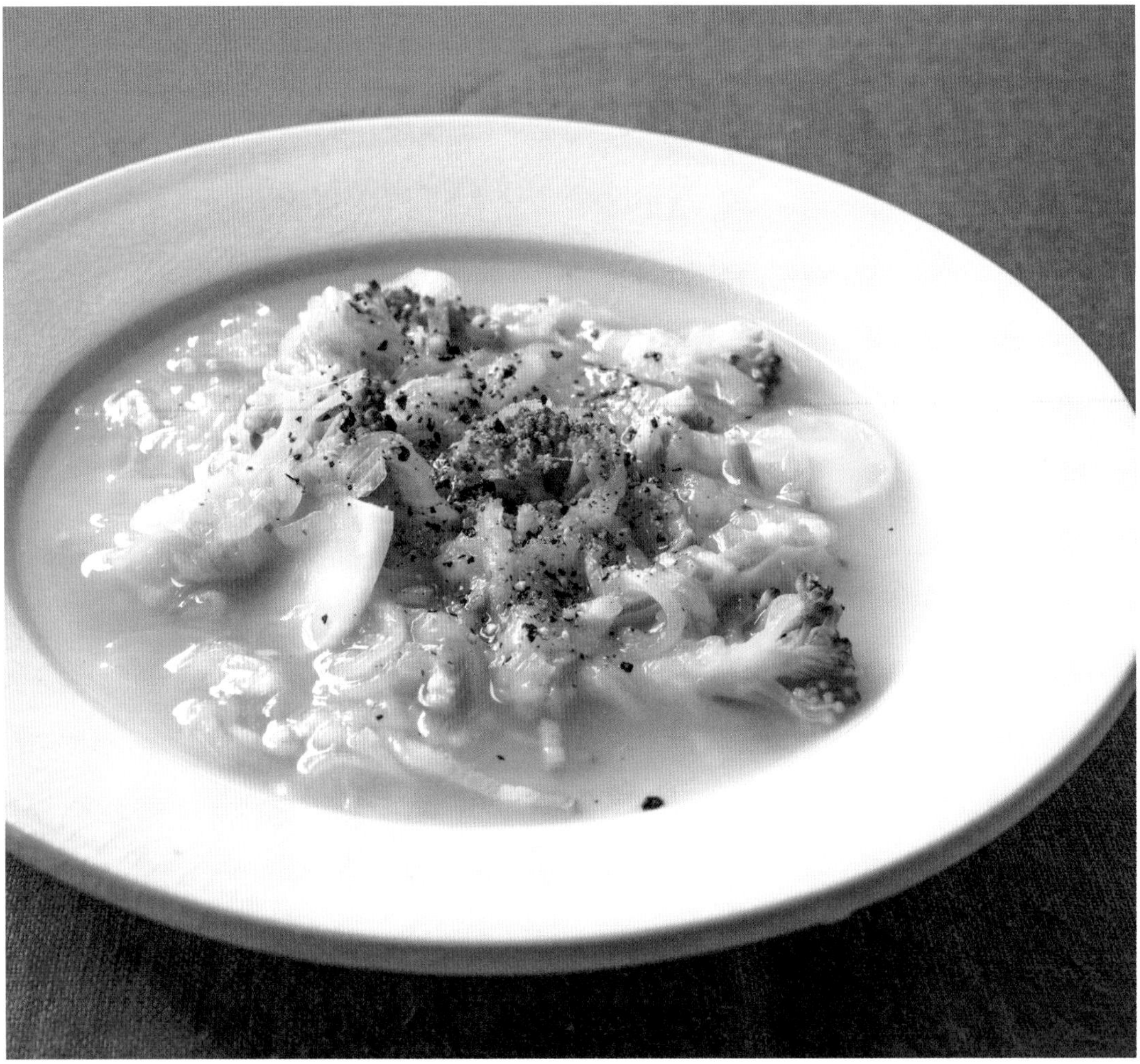

とろとろ玉ねぎのポテトサラダ

玉ねぎ、いも、ヨーグルト入りの
これぞ絶品腸活ポテサラ！

○材料（2人分）
とろとろ玉ねぎ（→P50参照）…160g
じゃがいも…1個（130g）
プレーンヨーグルト…200g
A［白ワインビネガー…小さじ2
　おろしにんにく…少々
　塩…小さじ1/5
あらびき白こしょう…少々

1 ヨーグルトはキッチンペーパーを敷いたざるにのせ、かさが1/3になるまで15分ほど水きりする。じゃがいもは皮をむいて8等分に切り、さっと洗う。
2 耐熱ボウルにじゃがいもを入れてラップをかけ、電子レンジで3分加熱する。そのまま2分蒸らし、水けをふいてつぶす。混ぜ合わせたA、ヨーグルト、とろとろ玉ねぎを加えてあえる。
3 器に盛り、こしょうをふる。

1人分 163kcal 食塩相当量0.8g

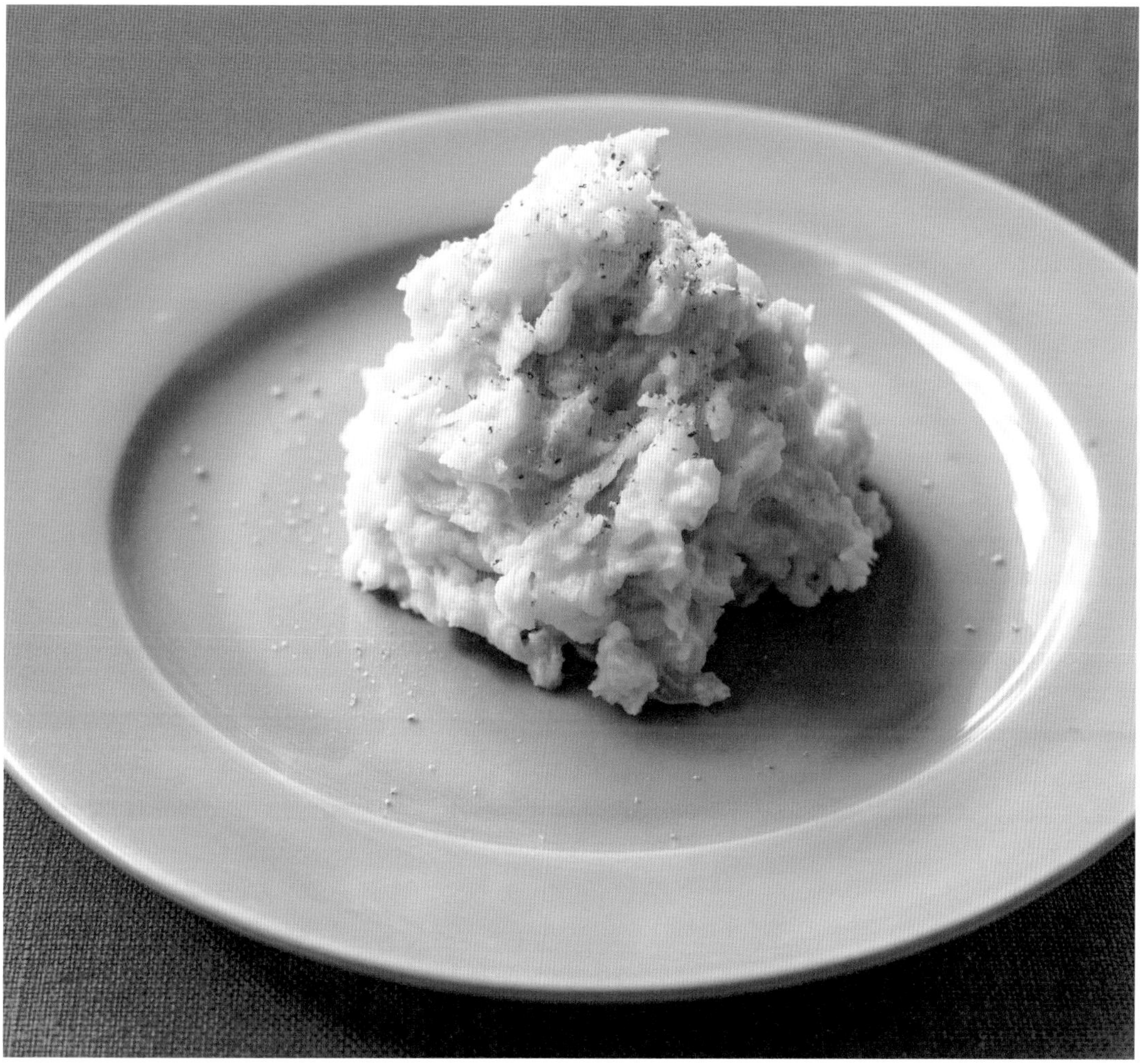

〔全粒穀類〕

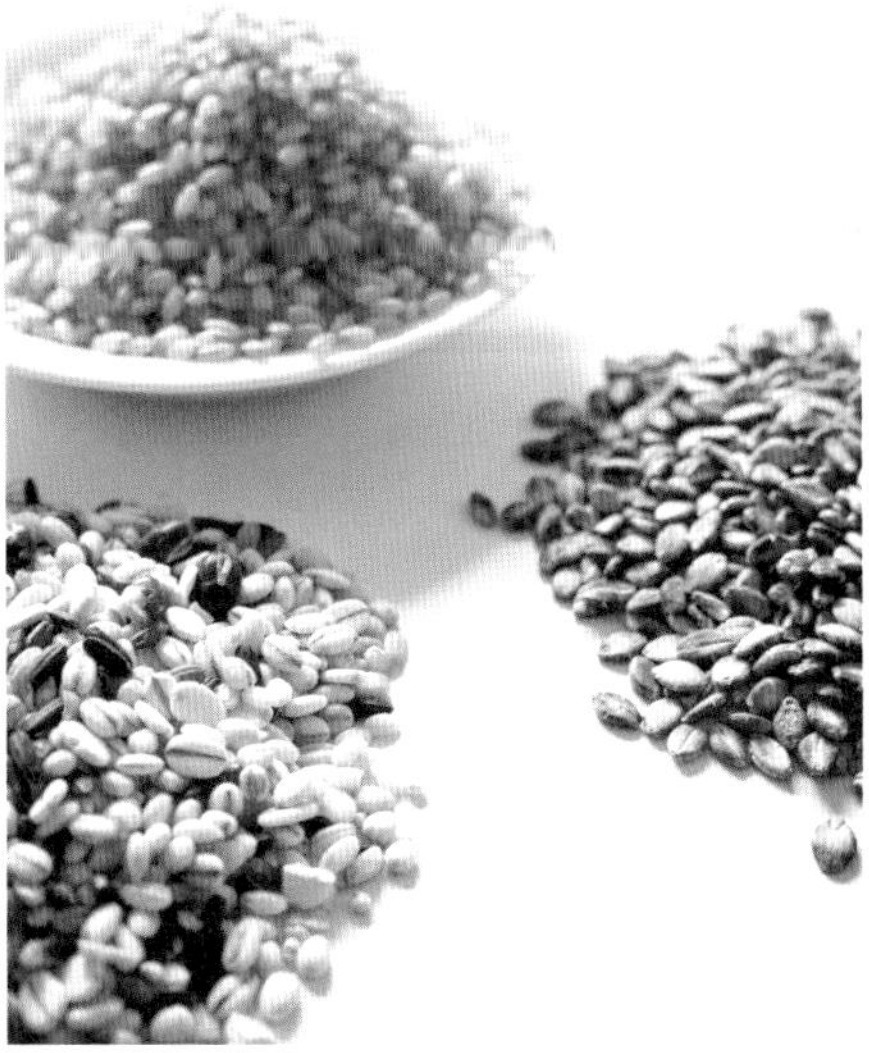

精製度の低い穀類は、
水溶性食物繊維が豊富。
ごはんを炊くときに、雑穀やもち麦、
玄米などをプラスしてみましょう。
栄養価はもとより、
白米にはない香りや味わいなど
奥深い魅力を感じられます。

雑穀と野菜のおかゆ

雑穀の甘味に、ごぼうやしいたけの滋味が加わった、深い味わい。穀類を油で炒めてから炊くと、仕上がりが水っぽくなりません。

○材料（2人分）
雑穀ミックス・もち米
…各1/4カップ
にんじん…1/3本（60g）
ごぼう…1/3本（60g）
生しいたけ…3枚
さやいんげん…6本
ごま油…小さじ2
しょうが（みじん切り）…1かけ
水…3カップ
塩…小さじ1/3
卵黄…2個
すり白ごま…少々

1 雑穀ともち米は合わせて洗い、30分浸水させる。ざるにあげ、水けをきる。
2 にんじん、ごぼう、しいたけは1㎝角に、いんげんは1㎝幅に切る。
3 鍋に油を中火で熱し、しょうがを炒める。香りが立ったら**1**を加え、鍋底に米が張りつくくらいまで炒める。にんじん、ごぼう、しいたけを加えて炒め、分量の水を注ぐ。
4 煮立ったらふたをし、ときどき混ぜながら弱火で30分煮る。
5 いんげんと塩を加え、1～2分煮る。器に盛り、卵黄をのせてごまをふる。

1人分 309kcal 食塩相当量0.9g

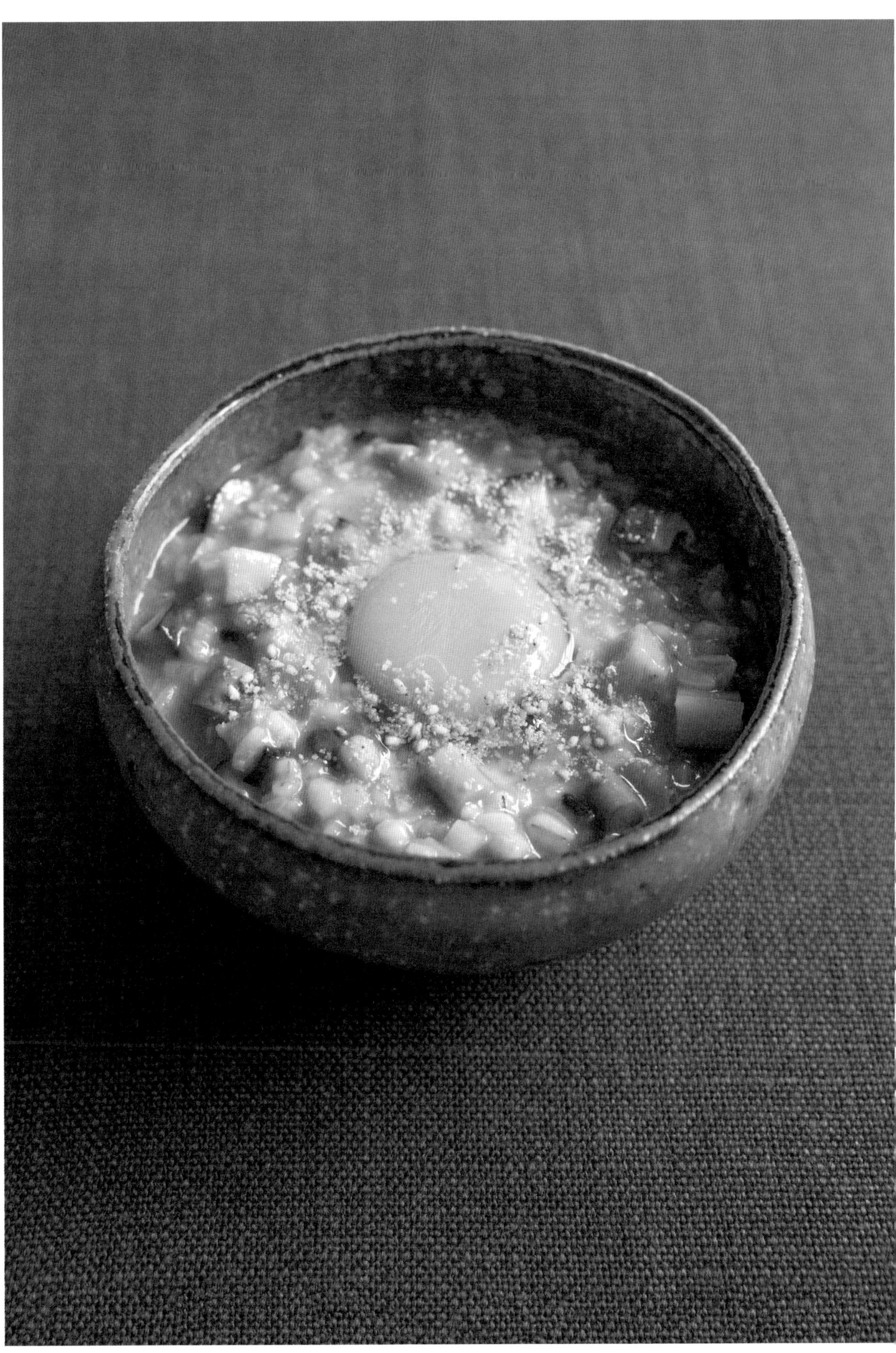

［全粒穀類］

玄米と納豆、ひき肉のピリ辛チャーハン

青菜に豚肉に納豆にきのこ。具だくさんで、栄養バランスが整うひと皿です。

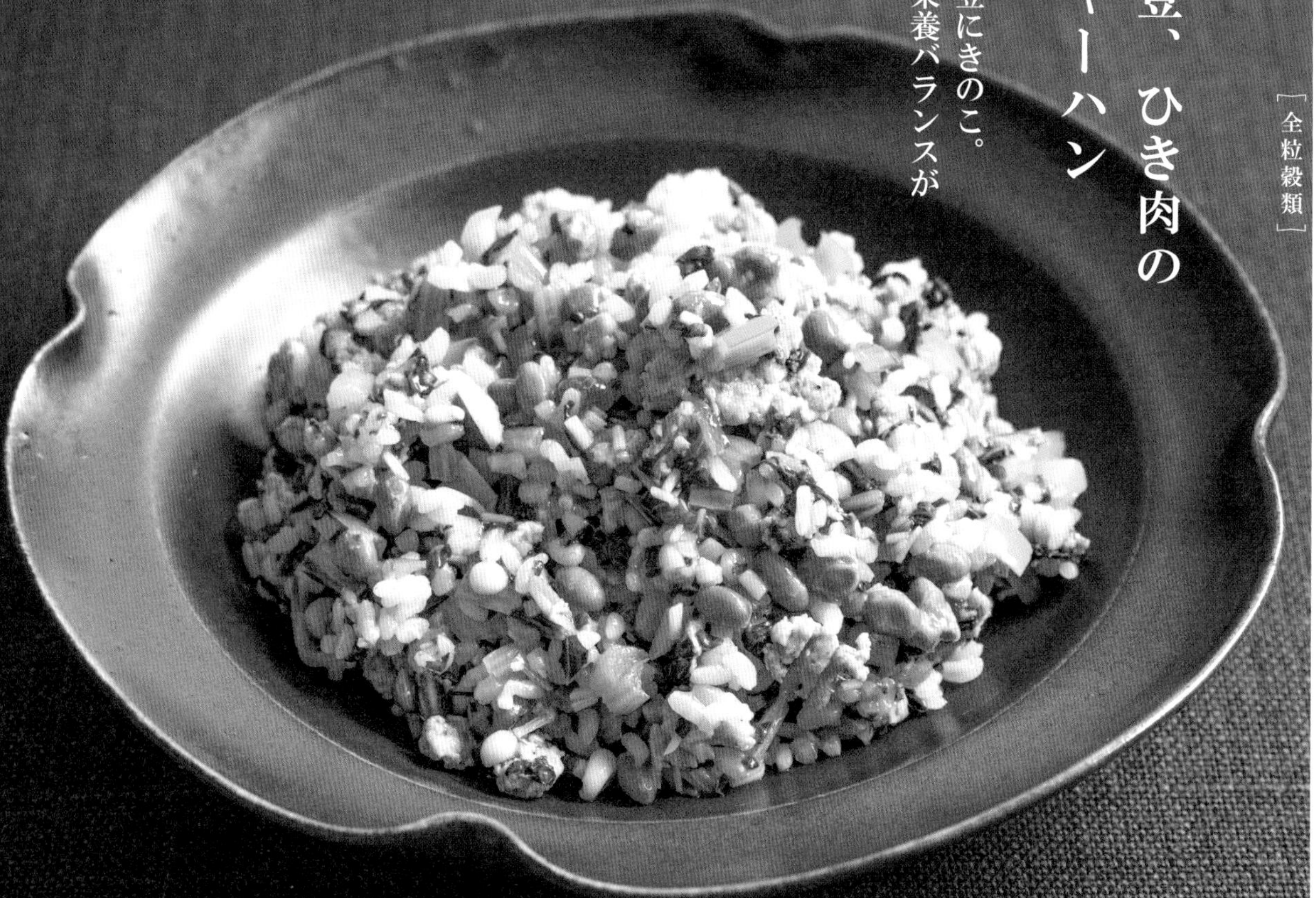

○材料（2人分）

- 玄米ごはん…300g
- 小松菜…150g
- えのきたけ…1袋（100g）
- 豚ひき肉…100g
- 酒…大さじ1
- 納豆…80g
- しょうゆ…大さじ1
- はちみつ…小さじ1
- A
  - しょうが（みじん切り）…1かけ
  - にんにく（みじん切り）…1かけ
  - ねぎ（みじん切り）…1/3本
  - 豆板醤…小さじ1/2
- サラダ油…大さじ1 1/2

1 小松菜は2cm長さに切る。えのきは石づきを除いて2cm長さに切る。ひき肉は酒を加えて混ぜる。納豆はしょうゆとはちみつを混ぜる。

2 フライパンに油を中火で熱し、Aを炒める。香りが立ったらひき肉を加えて炒め、火が通ったらえのき、小松菜、玄米ごはんを加えて炒める。パラリとしたら納豆を加えて手早く炒め合わせる。

1人分 492kcal 食塩相当量1.7g

もち麦とカリフラワーの白いミネストローネ

もち麦のプチプチ食感が楽しい!
アサリのだしがきいた、白いスープです。

○**材料**(2人分)
もち麦…40g
玉ねぎ…1/4個(50g)
マッシュルーム…1パック(100g)
カリフラワー…1/2個(130g)
キャベツ…2枚(160g)
水…2カップ
アサリ水煮缶…1缶(130g)
オリーブ油…小さじ2
塩・こしょう…各少々

1 もち麦は洗って熱湯で15分ゆでて、ざるにあげる。
2 玉ねぎはあらみじんに切る。マッシュルームは4つ割りに、カリフラワーは小さめの小房に分け、キャベツは2cm角に切る。
3 鍋に油を中火で熱し、**2**を炒める。油がまわったら分量の水と**1**、アサリを缶汁ごと加える。煮立ったら弱火で15~20分煮て、塩、こしょうで味をととのえる。

1人分 220kcal 食塩相当量0.8g

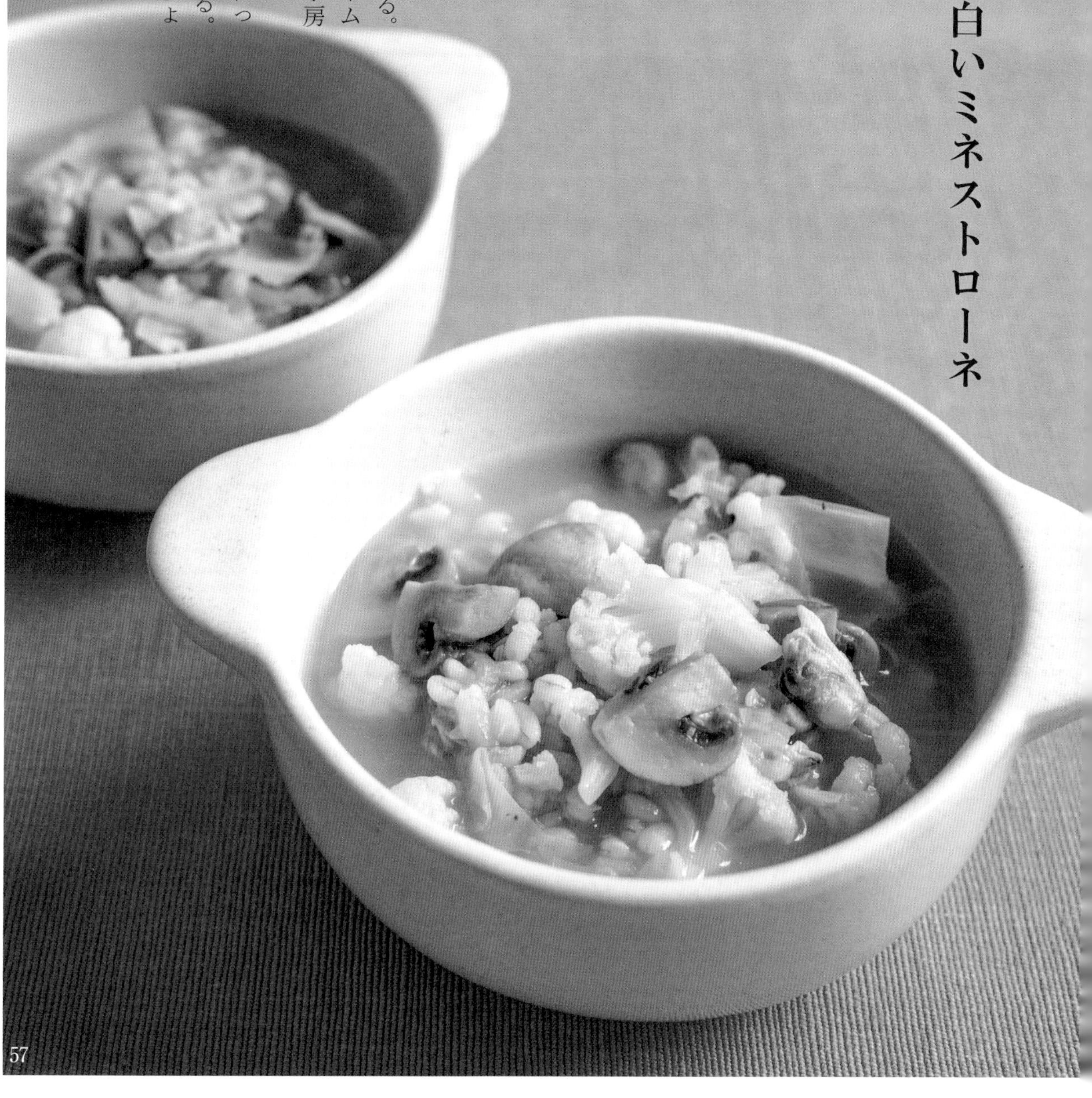

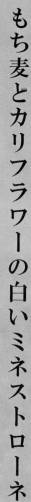

［納豆］

健美ストック⑥ 納豆ドレッシング

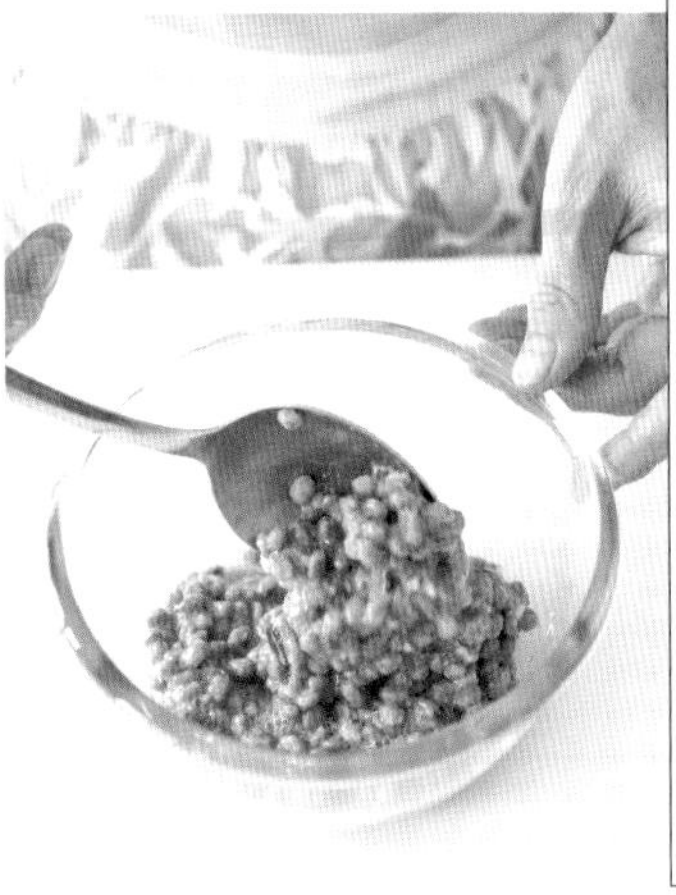

旅先でも欠かさず食べるほど、納豆が大好き。
納豆に豊富なビタミンKは、骨の健康に必須とか。
ドレッシングにしておくといつでも楽しめて、それはもう便利なんです。

和風

しょうゆベースにごま油が香る

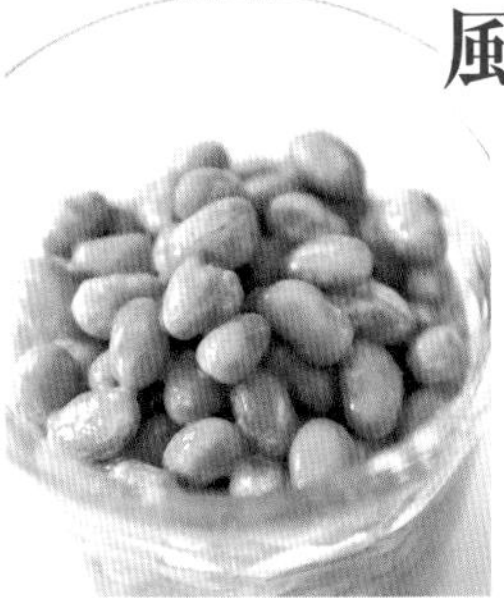

○材料（作りやすい分量）

納豆…3パック（120g）
酢…大さじ3
ごま油…大さじ1
しょうゆ…小さじ2
砂糖・豆板醤
…各小さじ1/2

¼量 91kcal
食塩相当量0.6g

洋風

ビネガーとマスタードでキリッと

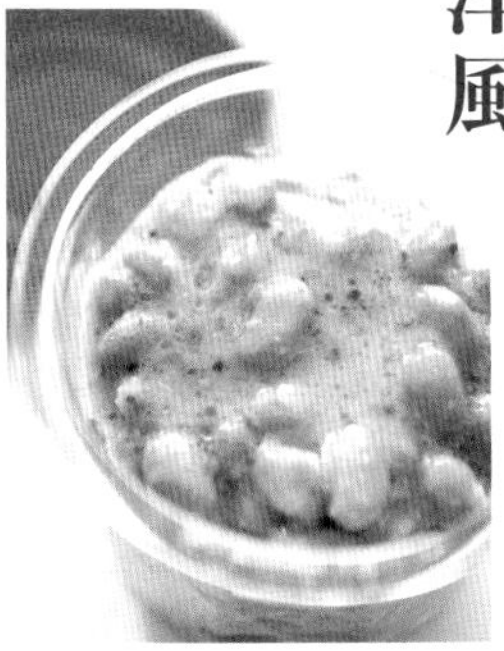

○材料（作りやすい分量）

納豆…3パック（120g）
白ワインビネガー・
オリーブ油…各大さじ2
玉ねぎのすりおろし
…大さじ1
粒マスタード…小さじ2
塩…小さじ1/3
こしょう…少々

¼量 120kcal
食塩相当量0.5g

エスニック

ナンプラーとレモンをきかせて

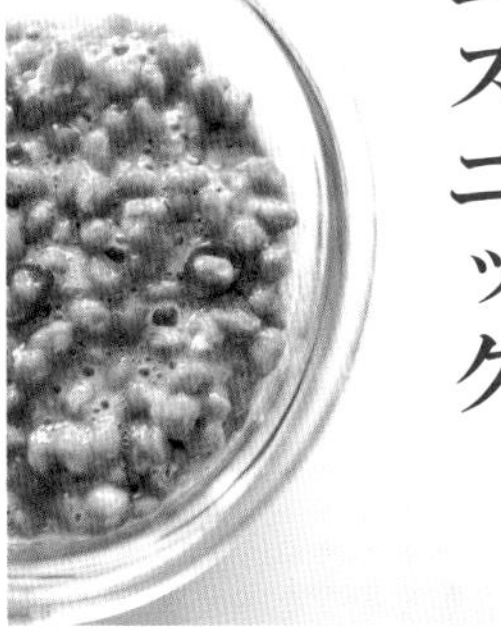

○材料（作りやすい分量）

納豆…3パック（120g）
レモン果汁…大さじ2
砂糖…大さじ1
ナンプラー…大さじ1/2
にんにく（みじん切り）
…1かけ
赤とうがらし（小口切り）
…1本

¼量 72kcal
食塩相当量0.5g

○作り方（3種共通）　それぞれ、すべての材料を混ぜ合わせ、保存容器に入れる。
・保存の目安は冷蔵で約1週間。

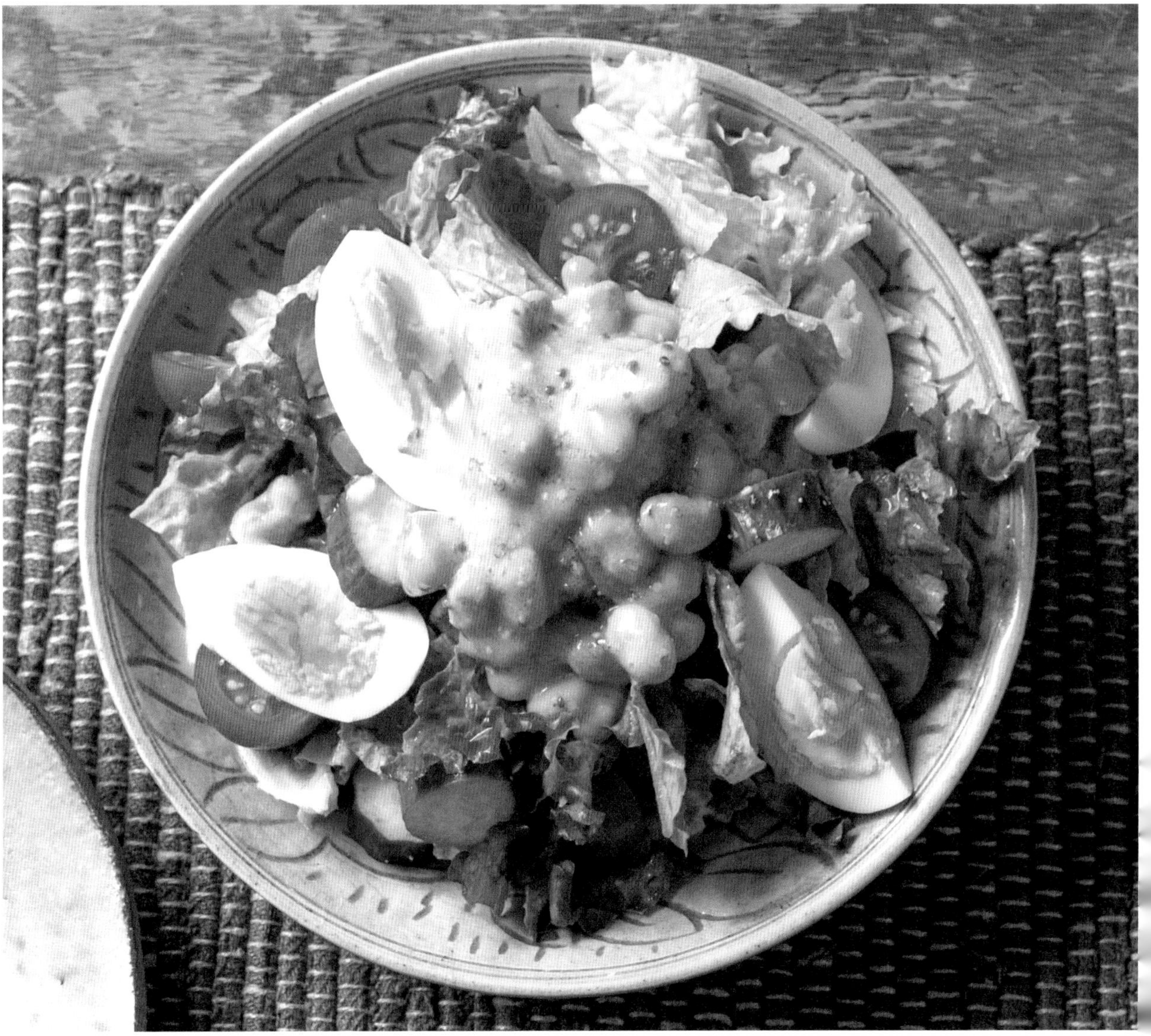

納豆ドレッシングのサラダ

〝朝の納豆〟は、私のルーティーン。こんなふうに、洋風のサラダにもとり入れています。

○**材料**（2人分）
納豆ドレッシング（洋風→P58参照）…1/2量
ゆで卵…2個
サニーレタス…3枚（120g）
きゅうり…1本（100g）
ミニトマト…6個

1 サニーレタスはひと口大にちぎる。きゅうりは1㎝厚さの輪切りに、ミニトマトはへたを除いて半分に、ゆで卵は4等分に切る。
2 器に**1**を盛り合わせ、納豆ドレッシングをかける。

1人分　227㎉　食塩相当量0.8g

チキンライス エスニック納豆ドレッシングがけ

チキンライスの鶏肉は、
むねとももを合わせると
うま味が重なって
深い味わいになります。

○**材料**（2人分）

納豆ドレッシング（エスニック→P58参照）…1/2量
鶏むね肉・鶏もも肉…各1/2枚（各130g）
塩・こしょう…各少々
米…1合
水…180㎖
しょうが（薄切り）…1かけ
あらびき黒こしょう…少々
春菊…100g
ミニトマト…6個

1 米は洗って炊飯器の内釜に入れ、分量の水に30分ほど浸す。鶏肉は塩、こしょうをすり込む。

2 米の上にしょうがと鶏肉をのせ、普通に炊く。炊き上がったら鶏肉をとり出し、2㎝厚さに切る。ごはんにこしょうをふって混ぜる。

3 春菊は食べやすい長さに切る。ミニトマトはへたを除く。

4 器にごはんと鶏肉を盛って納豆ドレッシングをかけ、**3**を添える。

1人分 425㎉ 食塩相当量0.9g

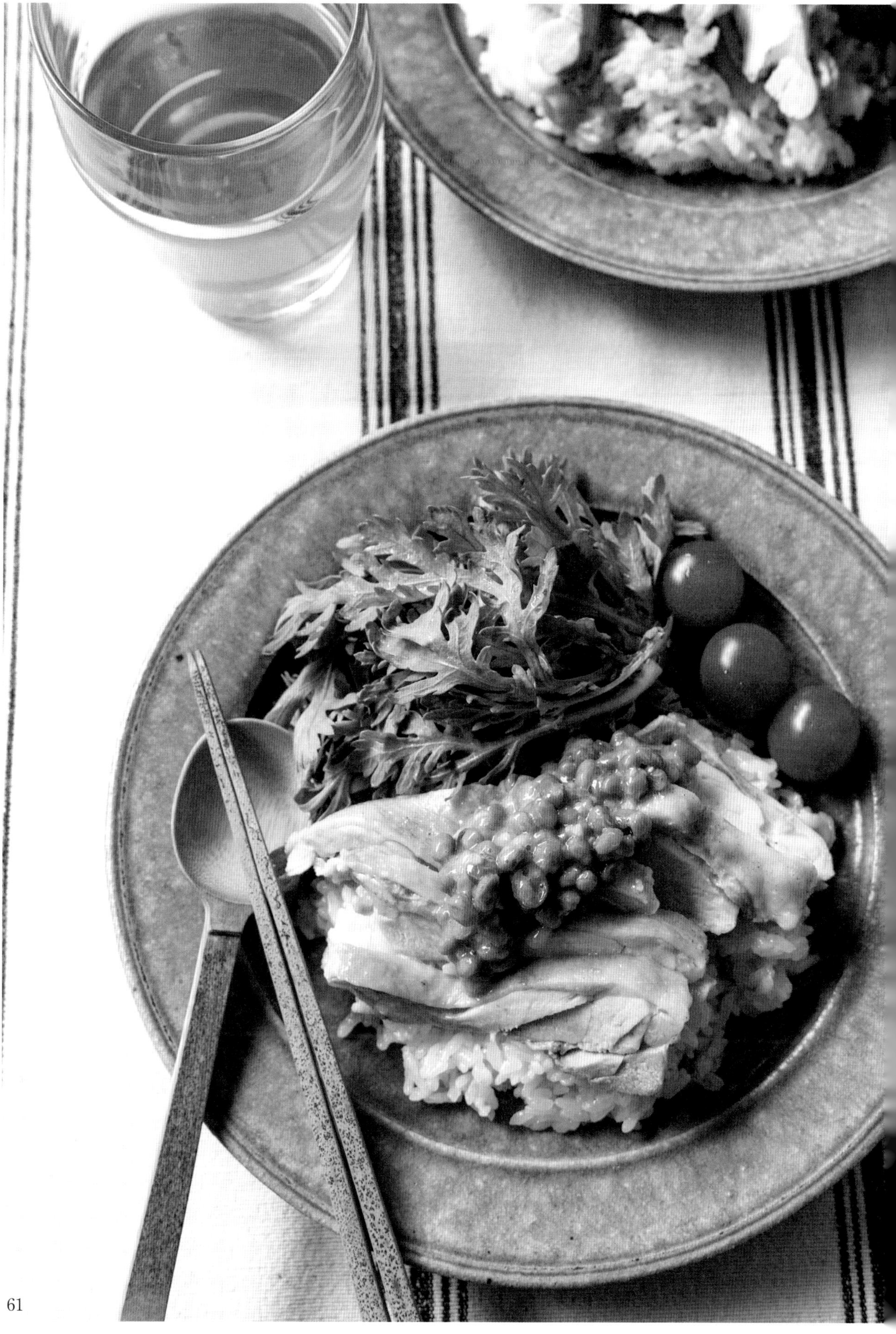

［キャベツ］

健美ストック⑦ ザワークラウト

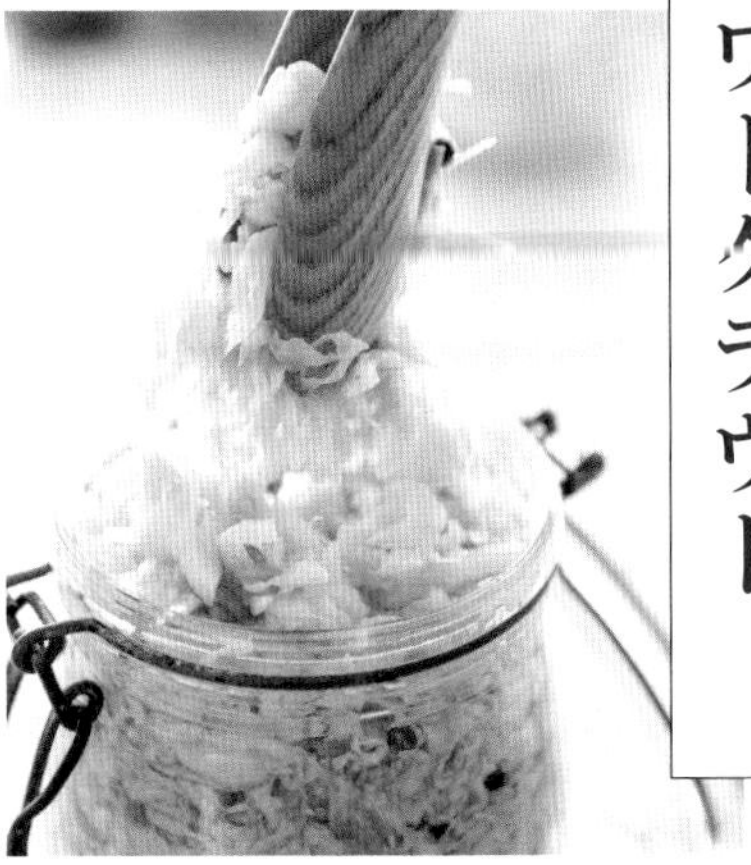

日をおくごとに味がなじみ、
酸味がやわらぎます。
オリーブ油をたらしたり、
納豆やゆで大豆と混ぜたり。
豚肉や鶏肉のほか
りんごなどの
フルーツとも好相性です。

○**材料**（作りやすい分量）
キャベツ…1個（約1kg）
塩…大さじ1と1/3
粒黒こしょう…小さじ2

1 キャベツに塩を混ぜる

キャベツは芯を除いてせん切りにし、大きなボウルに入れる。塩を加えてよく混ぜ、こしょうも加えて混ぜる。

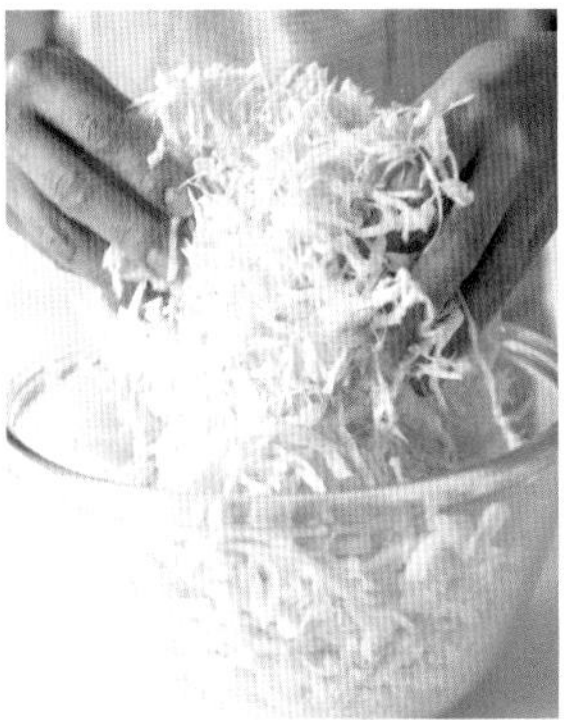

2 重石をする

2.5kgの重石をのせ、ほこりよけにふきんをかけて、室温に1〜2日おく（水分がキャベツの上まで上がり、泡が少し出て、ほのかにすっぱい香りが立つくらいまで）。

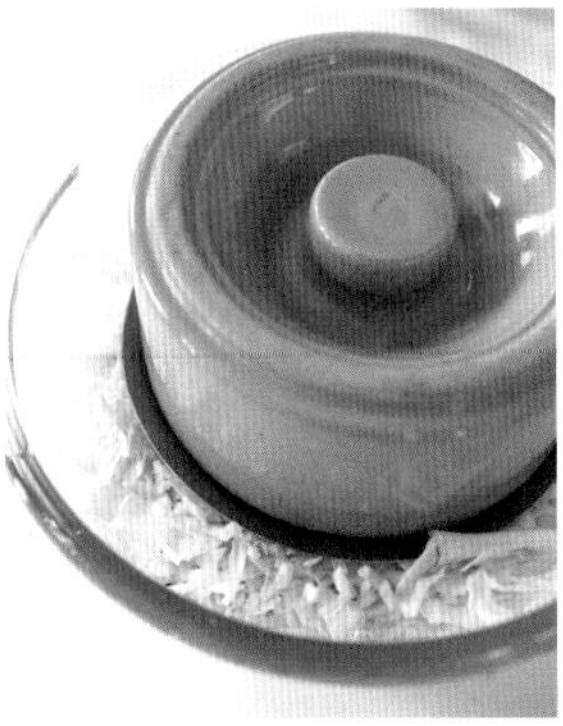

3 冷蔵保存する

清潔な密閉容器に移し、水分がキャベツの上にくるようにキャベツを押し入れる。冷蔵庫で保存する。

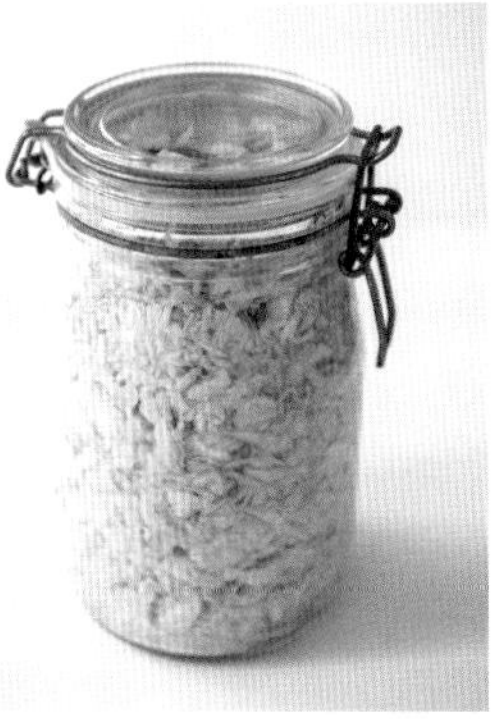

・保存の目安は冷蔵で2〜3か月。

100gで 23kcal 食塩相当量1.9g

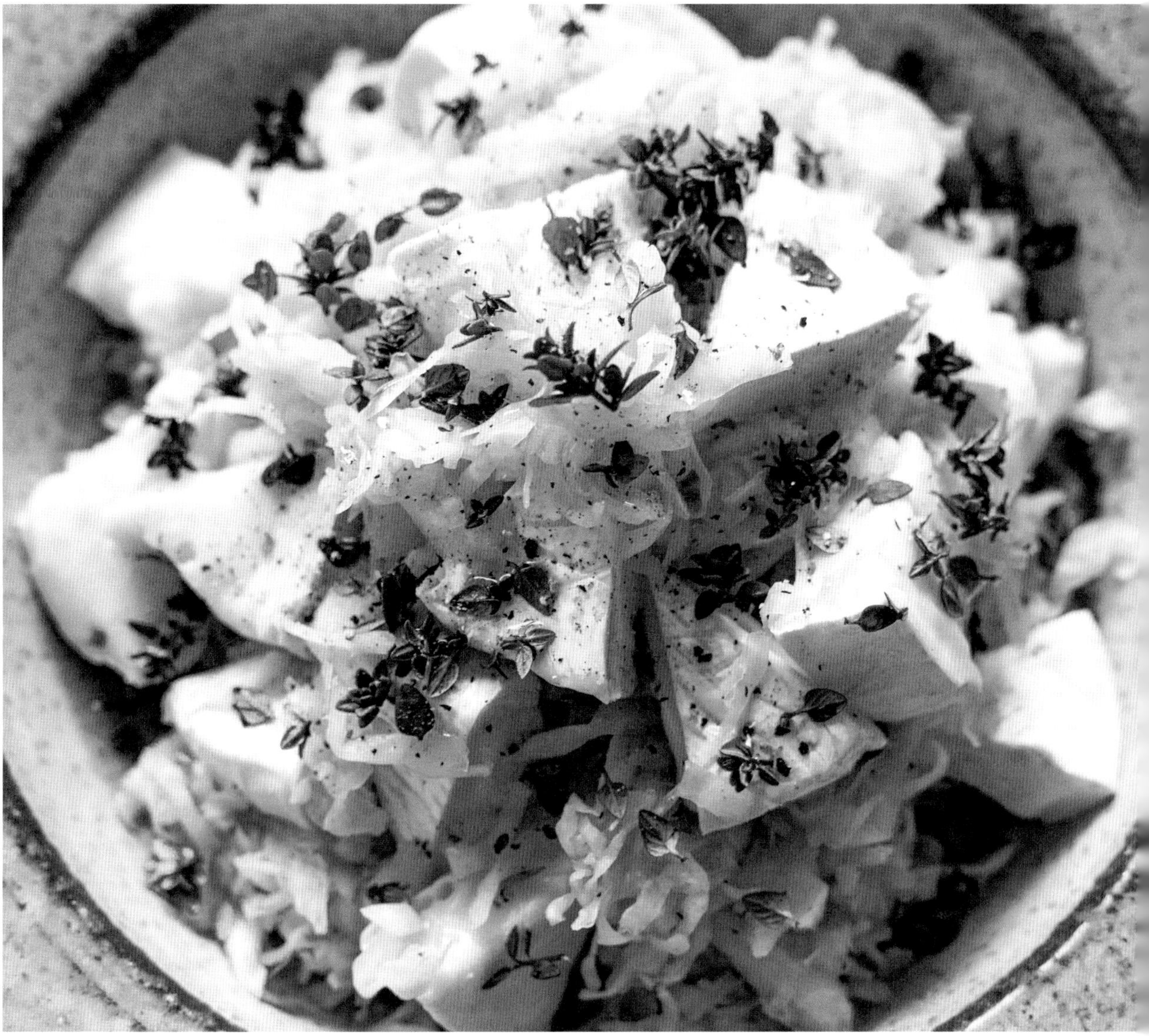

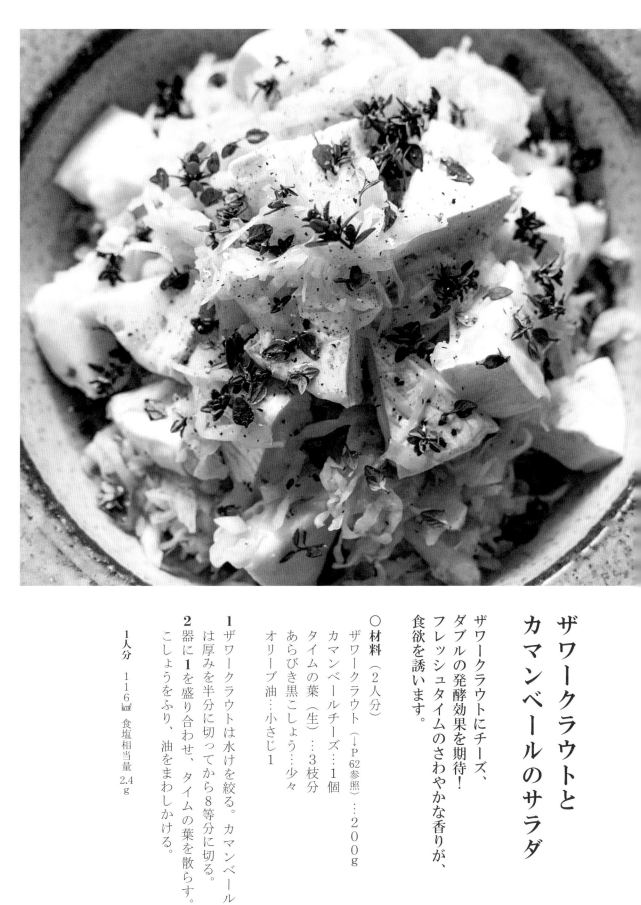

ザワークラウトとカマンベールのサラダ

ザワークラウトにチーズ、
ダブルの発酵効果を期待！
フレッシュタイムのさわやかな香りが、
食欲を誘います。

○**材料**（2人分）
ザワークラウト（→P62参照）…200g
カマンベールチーズ…1個
タイムの葉（生）…3枝分
あらびき黒こしょう…少々
オリーブ油…小さじ1

1 ザワークラウトは水けを絞る。カマンベールは厚みを半分に切ってから8等分に切る。
2 器に**1**を盛り合わせ、タイムの葉を散らす。こしょうをふり、油をまわしかける。

1人分 116kcal 食塩相当量2.4g

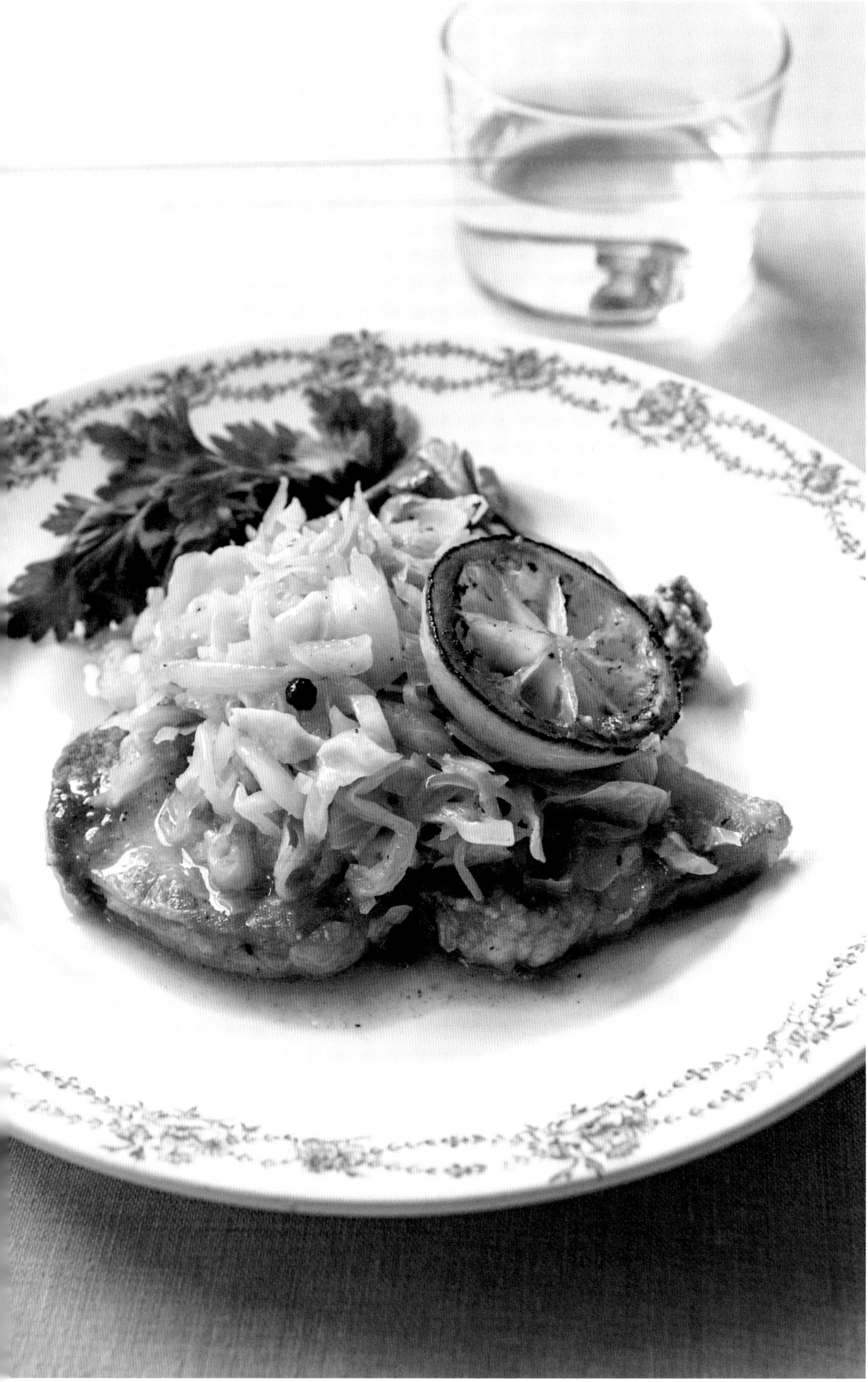

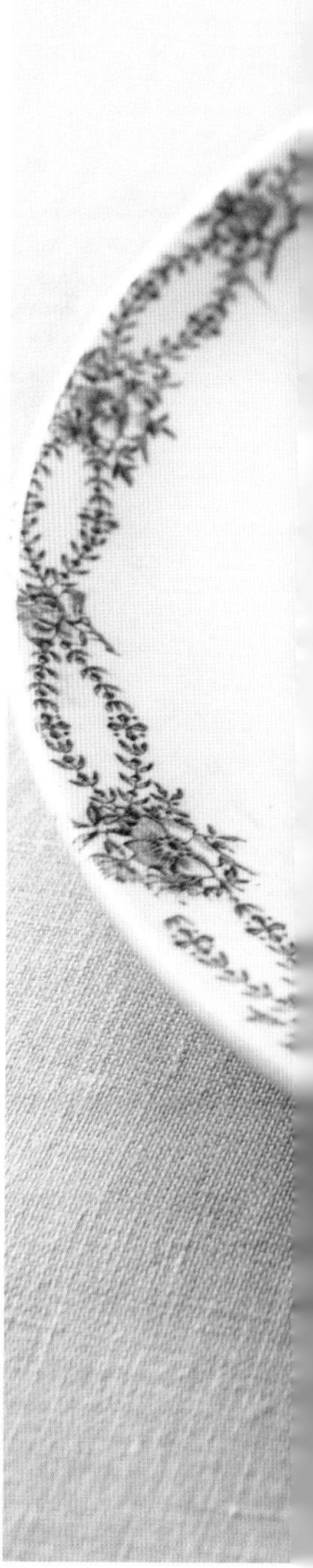

豚肉とレモンのザワークラウト煮

ザワークラウトの乳酸菌が
豚肉の筋繊維をほぐし、
やわらかくジューシーな
仕上がりにしてくれます。

○材料（2人分）

ザワークラウト（→P62参照）…200g
豚ロースソテー用肉…2枚（200g）
塩・こしょう…各少々
小麦粉…少々
玉ねぎ（薄切り）…1/2個（100g）
A［ザワークラウトの漬け汁（→P62参照）大さじ2＋水…合わせて1/2カップ
レモン（国産）…1/2個
オリーブ油…小さじ1
バター…10g
イタリアンパセリ・粒マスタード…各適量

1 豚肉は塩、こしょうをふり、小麦粉を薄くまぶす。レモンは横半分に切る。
2 フライパンに油を強火で熱し、**1**を並べ入れ、両面を1分ずつ焼いてとり出す。
3 同じフライパンにバターを溶かし、玉ねぎをしんなりするまで炒める。**2**を戻し入れ、ザワークラウトとAを加えてふたをする。煮立ったら弱火にし、15分煮る。
4 器に盛り、イタリアンパセリと粒マスタードを添える。

1人分 365kcal 食塩相当量 2.4g

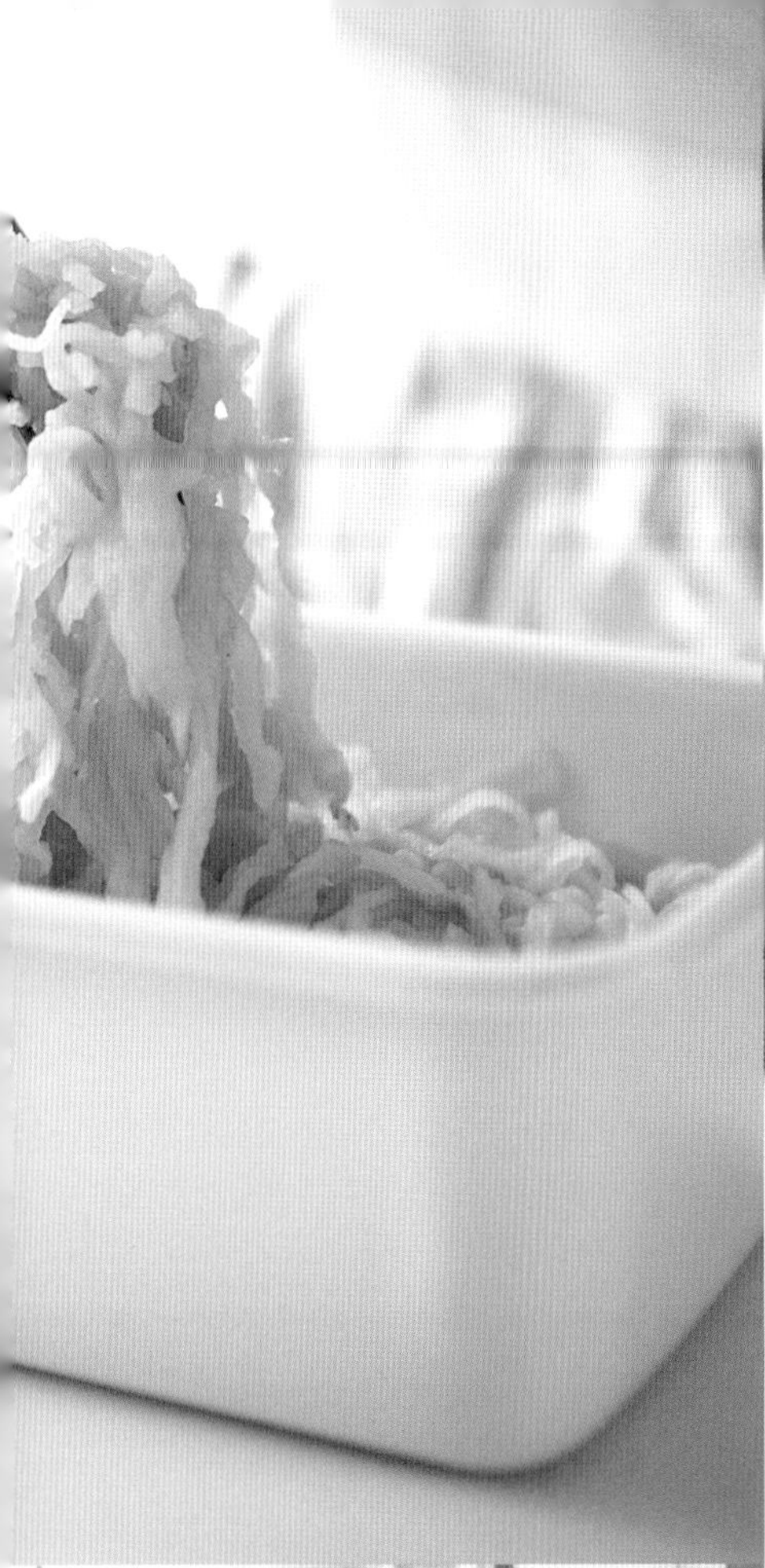
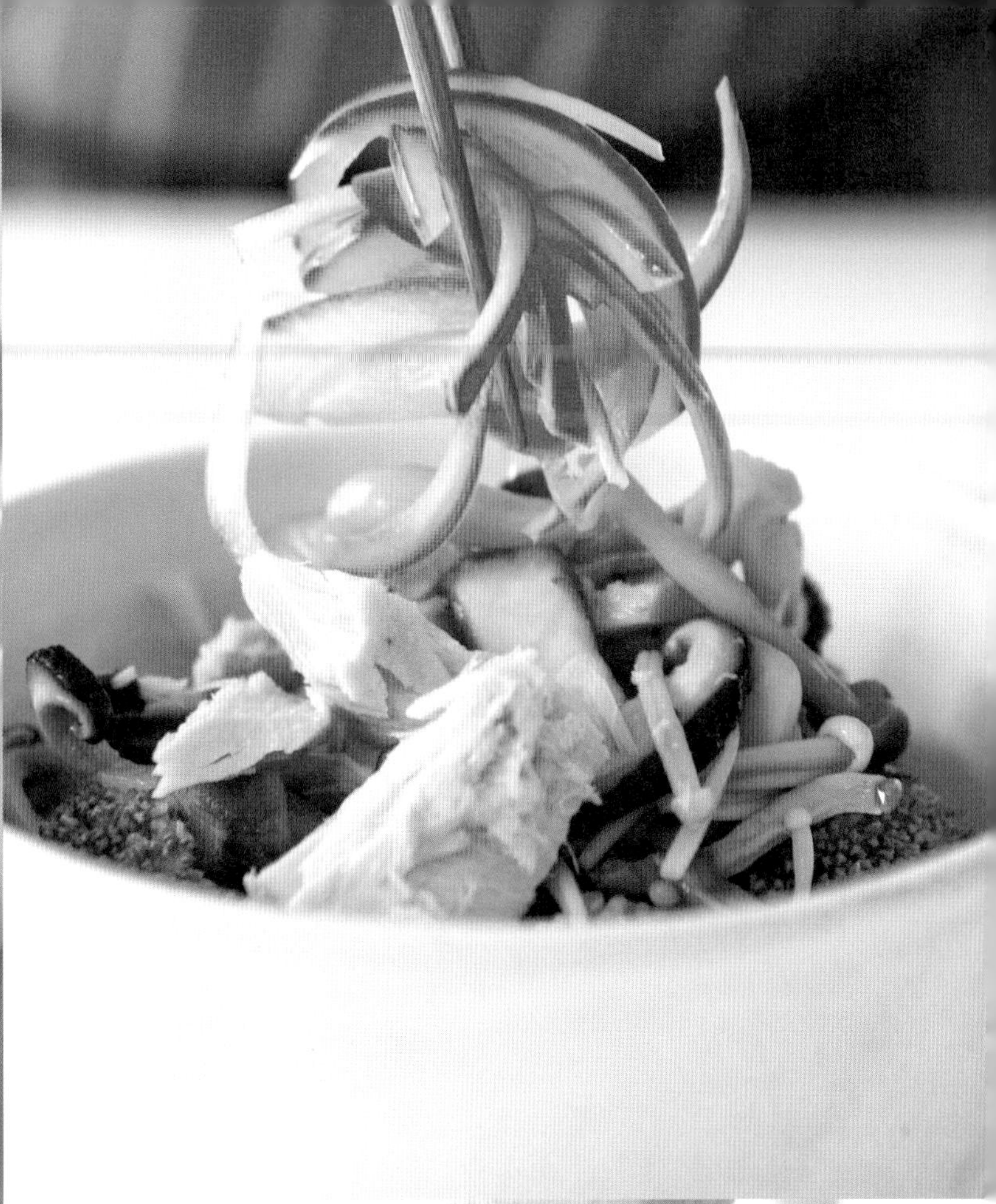
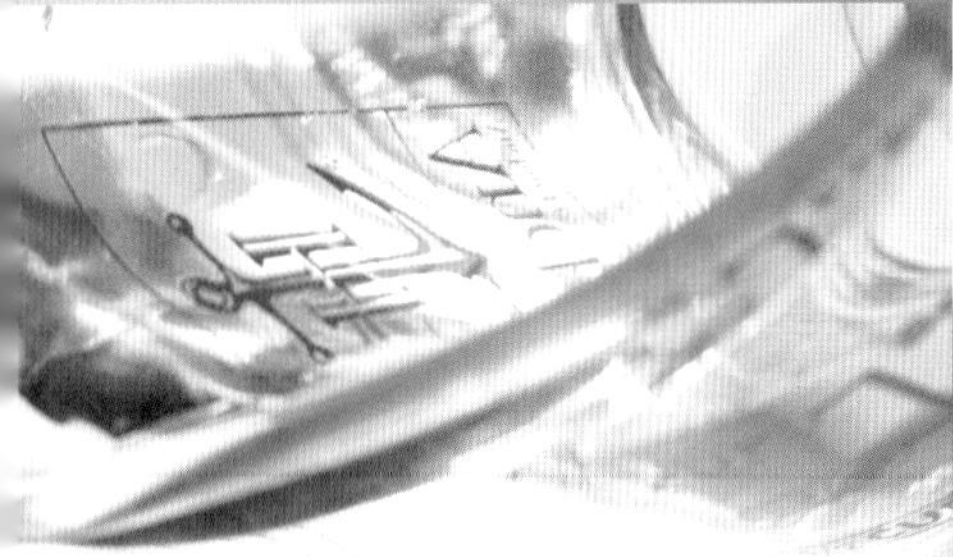
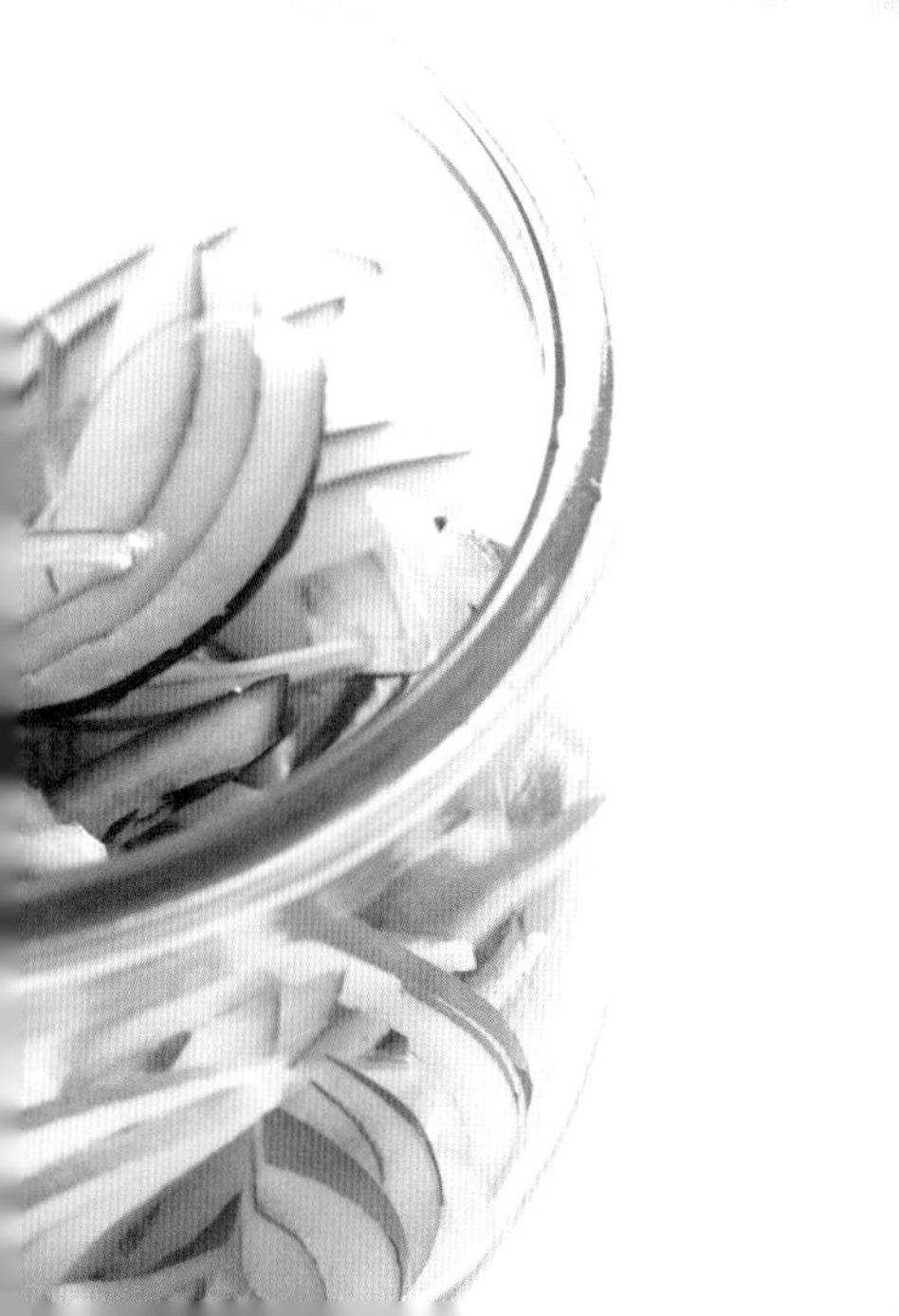
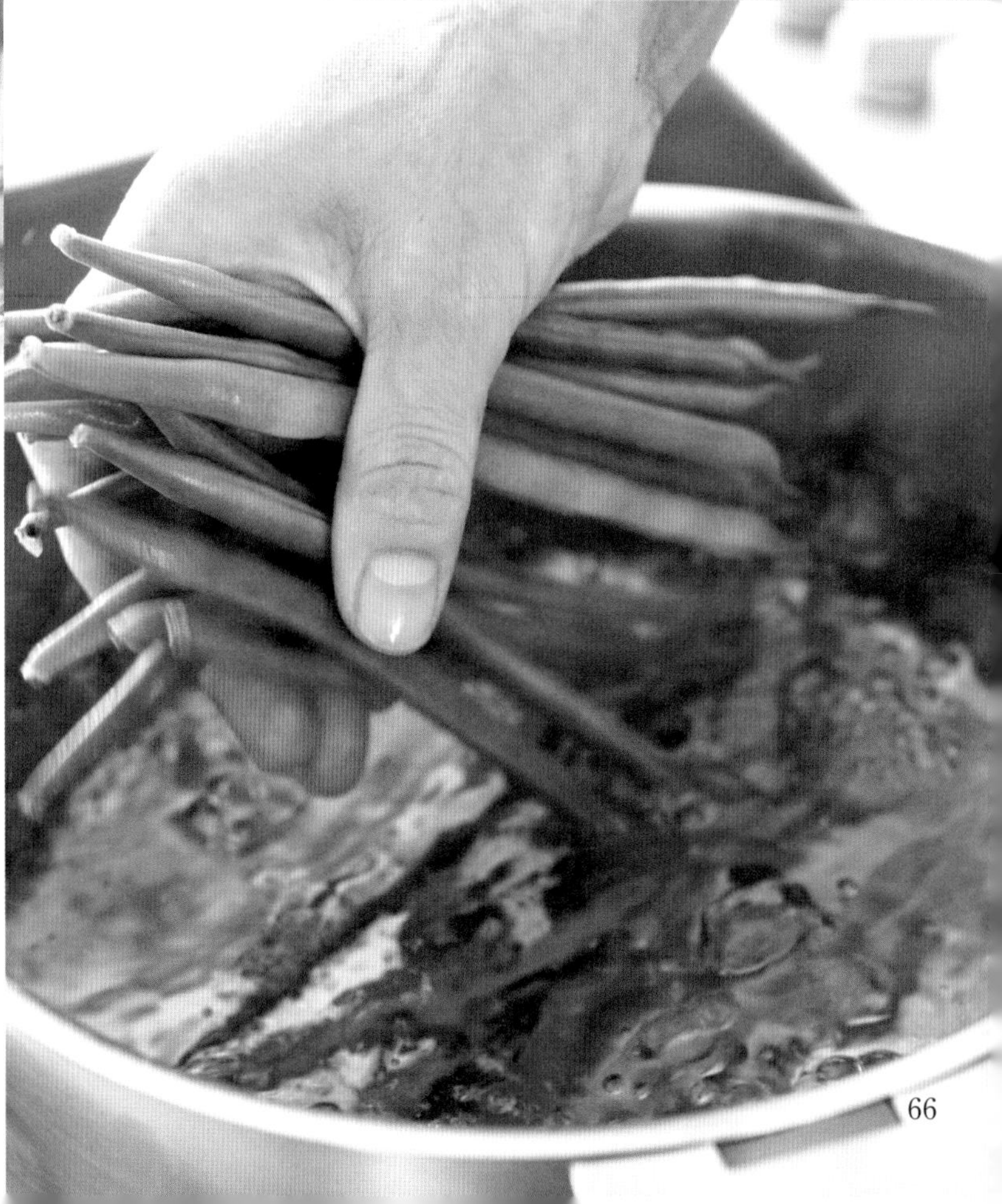

疲れた日に私を助けてくれるのは
常備菜よりも、こんなストックたち。

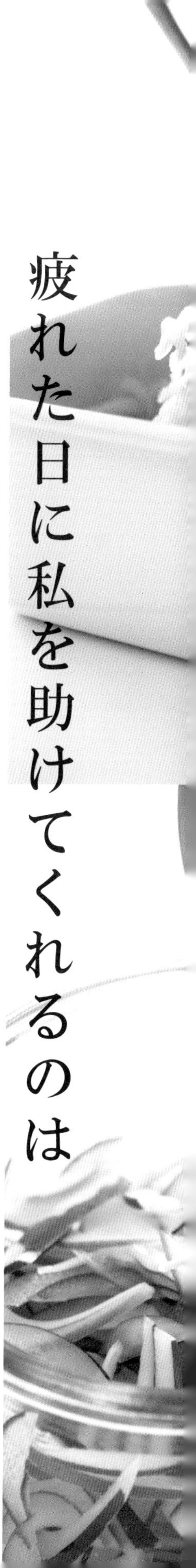

4

〝健美ストック〟でラク献立

健康のための食事でたいせつなのは、手軽に続けられること。
特に、意識しないととりにくい野菜やきのこ、海藻、豆などは
もどしておく、ゆでておくなど、すぐに食べられる状態にしておくと、
毎日の献立作りが格段にラクになります。
これが藤井流〝健美ストック〟。常備菜ほど作り込みすぎず、
あまり調味をしていないので、アレンジも自在です。
食物繊維や鉄、そして骨の健康に欠かせないカルシウムも豊富。
無理なく栄養バランスが整っているのは、
このストックたちのおかげかもしれません。

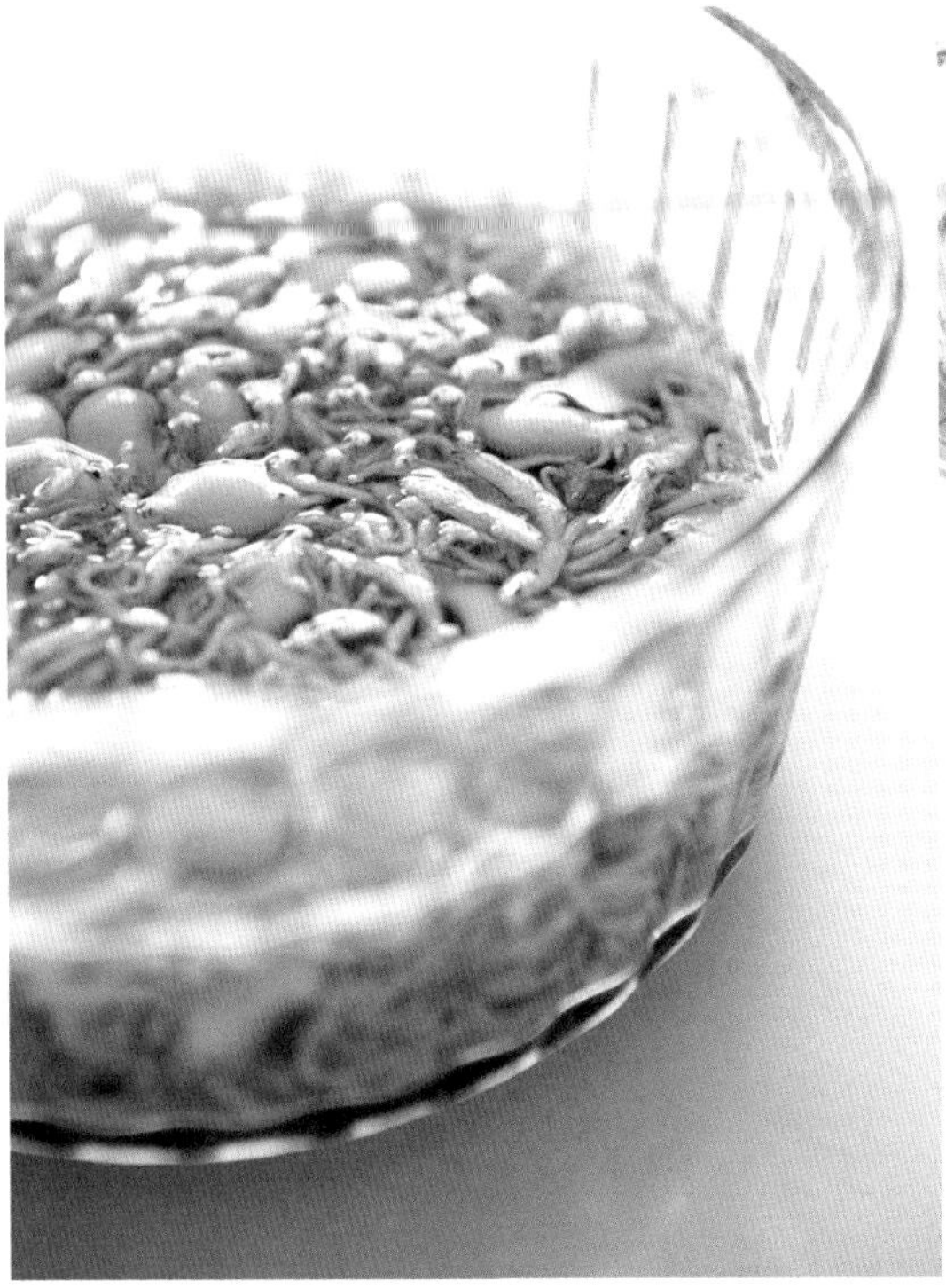

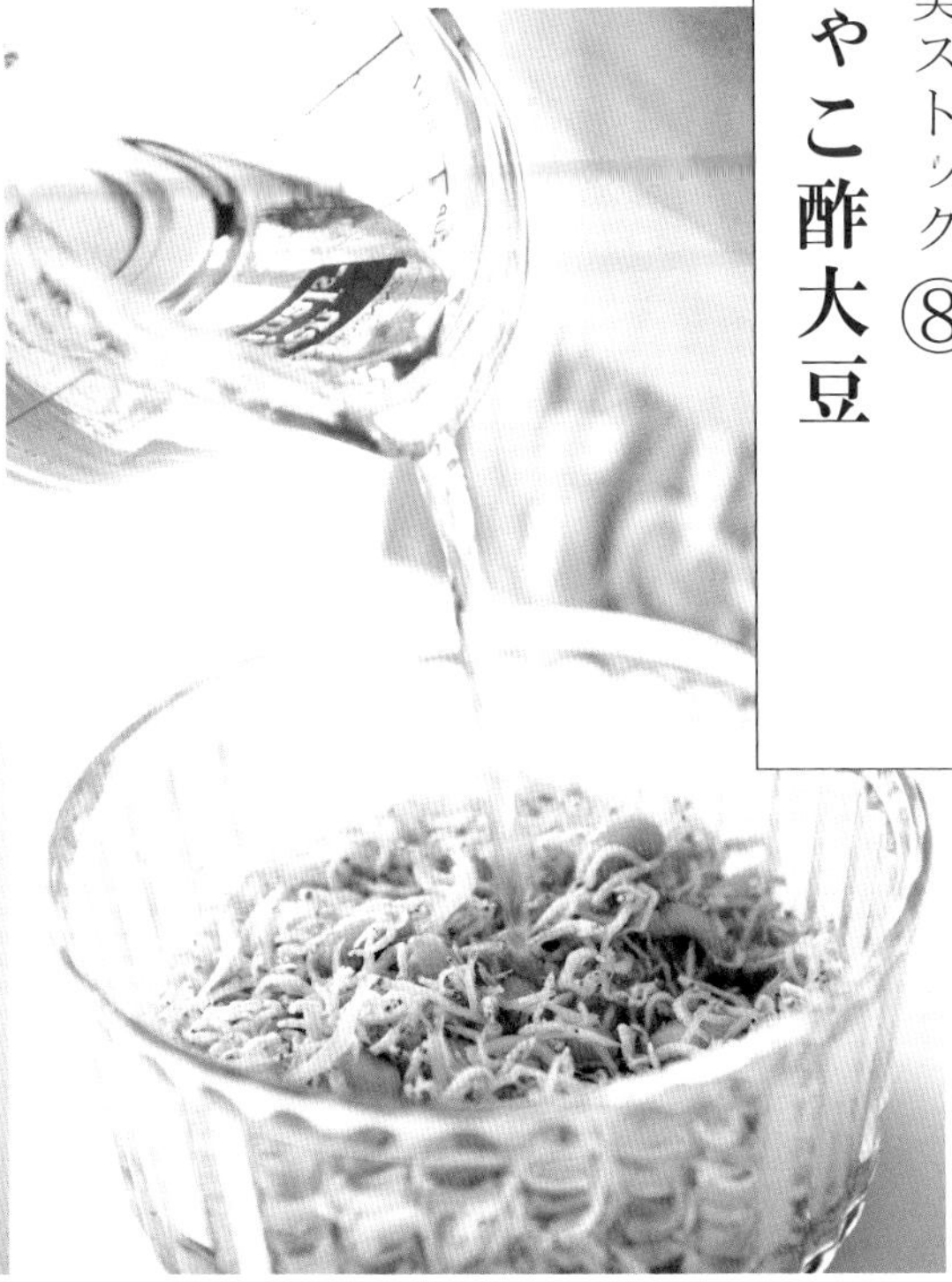

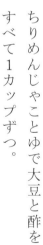

健美ストック⑧
じゃこ酢大豆

ちりめんじゃことゆで大豆と酢を
すべて1カップずつ。
じゃこがやわらかくなって食べやすく、
いいだしが出るんです。
サラダのトッピングに、ごはんに混ぜて、
ゆで野菜やわかめとあえて……と、
ふだんの食事で少しずつ
カルシウムやビタミンDを補給できます。

○材料と作り方
（作りやすい分量：でき上がり約390g）
ちりめんじゃこ・ゆで大豆・酢各1カップを混ぜ合わせる。
・ゆで大豆は市販品でも、蒸しゆで大豆（↓P44参照）でもよい。
・保存の目安は冷蔵で約1週間。

30gで 13kcal 食塩相当量0.1g

健美ストック⑨

切り干し大根の酒煮

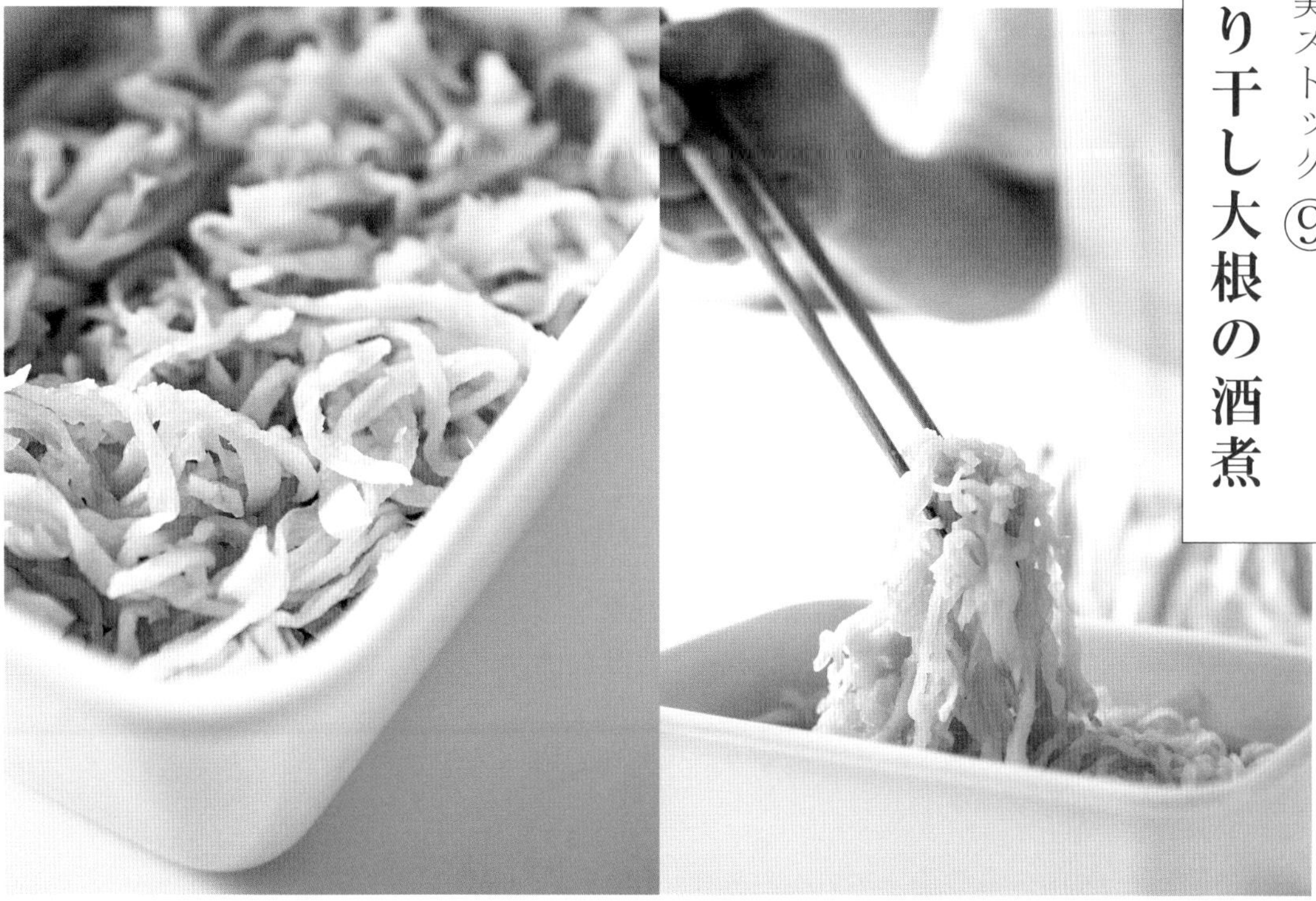

切り干し大根は、もどして加熱せず歯ごたえを楽しむのもよいけれど酒と塩でうす味に煮ておくと、あえ物やみそ汁などにアレンジしやすく便利。娘たちが小さかったころは、これをソースで炒めて焼きそば風にしたり、ケチャップで炒めてナポリタン風にしたものです。

○**材料**（作りやすい分量：でき上がり約290g）

切り干し大根…乾60g

A
- 酒…大さじ4
- 塩…小さじ1/3
- 水…1/2カップ

1 切り干し大根は洗ってほぐし、ひたひたの水に15分ほど浸してから絞り、食べやすく切る。

2 鍋にAと**1**を入れて強火にかける。煮立ったら中火にし、汁けがほとんどなくなるまで煮る。

・保存の目安は冷蔵で3～4日。

50gで 40kcal 食塩相当量0.3g

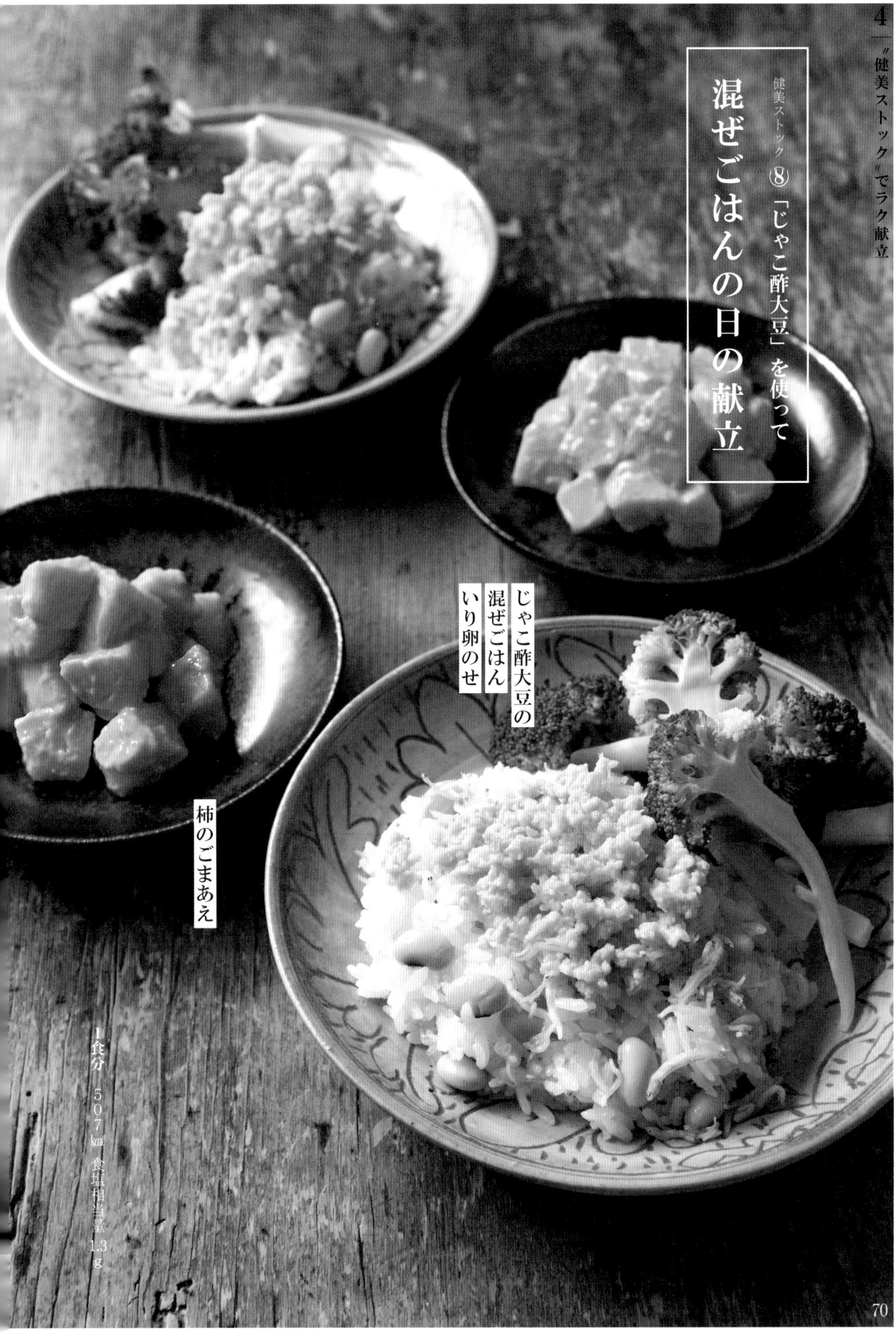

健美ストック⑧「じゃこ酢大豆」を使って

混ぜごはんの日の献立

じゃこ酢大豆の混ぜごはん いり卵のせ

柿のごまあえ

1食分 507kcal 食塩相当量1.3g

さっと作れる混ぜごはんは、
忙しい日のランチにもぴったりです。
季節の恵みのフルーツを、ごまあえにして。

じゃこ酢大豆の混ぜごはんいり卵のせ

○材料（2人分）
卵…2個
A［砂糖・酒…各小さじ1
　塩…少々
ゆで野菜（ブロッコリー→P81参照）…150g
B［じゃこ酢大豆のじゃこと大豆（→P68参照）…50g
　じゃこ酢大豆の漬け汁（→P68参照）…大さじ2
温かいごはん…茶わん2杯分（300g）

1 フライパンに卵を割り入れ、Aを加えて混ぜ、中火にかけて菜箸で混ぜながらいり卵を作る。
2 ごはんにBを混ぜ、器に盛る。**1**をのせ、ブロッコリーを添える。

1人分　381kcal　食塩相当量0.8g

柿のごまあえ

○材料（2人分）
柿…1個（200g）
A［酢…小さじ1
　塩…少々
B［練り白ごま…大さじ1
　しょうゆ・砂糖…各小さじ1/2
　塩…少々

1 柿は皮をむいて種を除き、1.5cm角に切ってAをまぶす。
2 ボウルにBを合わせ、**1**を加えてあえる。

1人分　126kcal　食塩相当量0.5g

煮魚の日の献立

健美ストック⑨「切り干し大根の酒煮」を使って

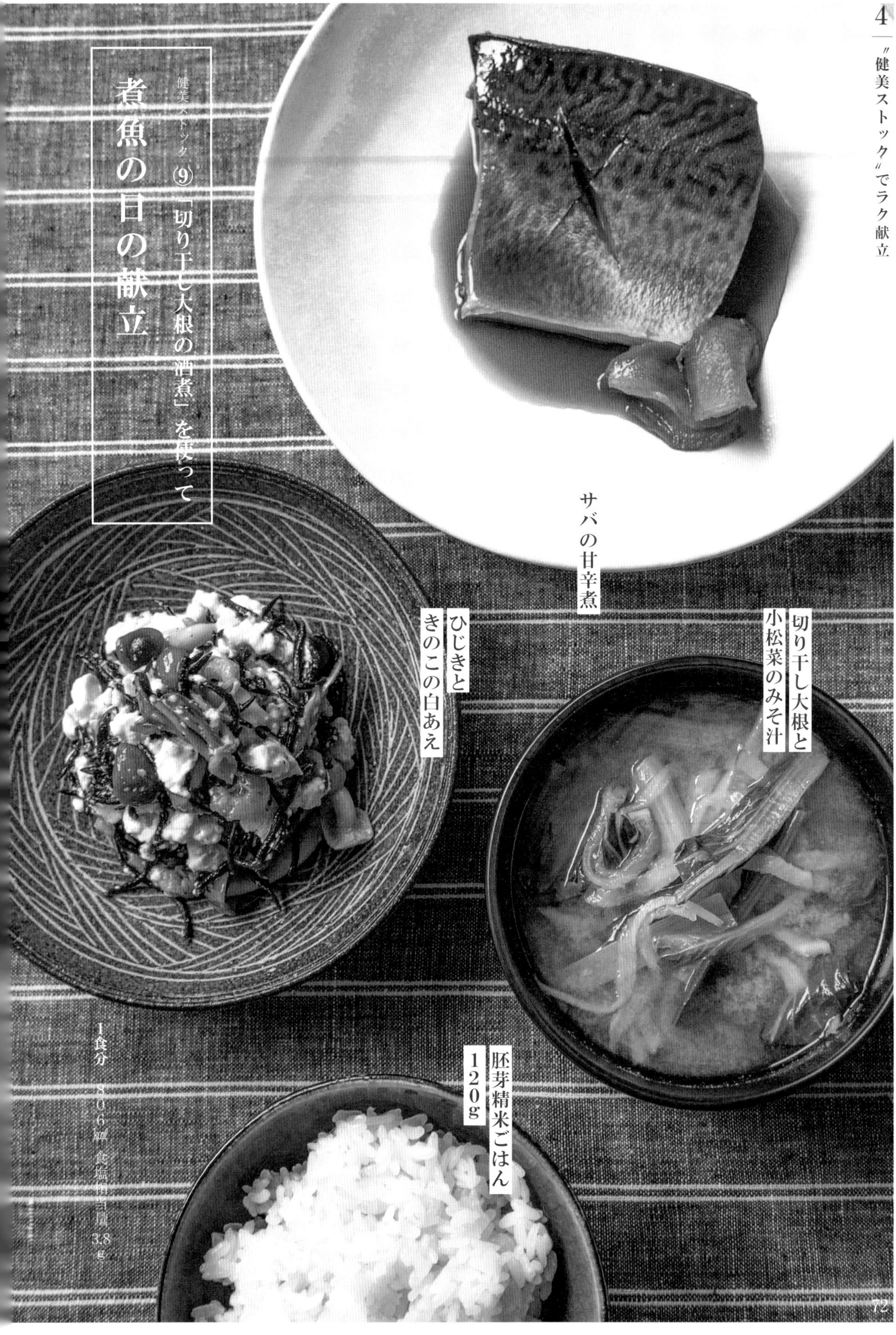

サバの甘辛煮

切り干し大根と小松菜のみそ汁

ひじきときのこの白あえ

胚芽精米ごはん120g

1食分 806kcal 食塩相当量3.8g

青背の魚は、シンプルに
煮たり焼いたりするのが好み。
ストックをいくつか組み合わせれば、
副菜2品もあっという間です。

サバの甘辛煮

○**材料**（2人分）
サバ…2切れ（440g）
A
しょうゆ・砂糖・酒・みりん…各大さじ2
しょうが（薄切り）…1かけ
水…1/2カップ

1 サバは皮目に十字に切り目を入れる。
2 小さなフライパンにAを煮立て、**1**を入れて紙ぶたをし、強めの中火で7〜8分煮る。

1人分　497kcal　食塩相当量1.7g
栄養価は煮汁40%摂取として算出。

ひじきときのこの白あえ

○**材料**（2人分）
もめん豆腐…100g
A
塩…小さじ1/5
ごま油…小さじ1
ひじきの酒煮（↓P74参照）…50g
蒸しきのこ（↓P75参照）…100g

1 豆腐はキッチンペーパーに包んで水きりする。ボウルにくずし入れ、Aを加えてよく混ぜる。
2 ひじきときのこを加えてあえる。

1人分　76kcal　食塩相当量0.7g

切り干し大根と小松菜のみそ汁

○**材料**（2人分）
切り干し大根の酒煮（↓P69参照）…50g
ゆで野菜（小松菜↓P81参照）…100g
だし…1と1/2カップ
みそ…大さじ1

1 鍋にだしと切り干し大根、小松菜を入れて煮立てる。
2 みそを溶き入れ、再び煮立つ直前に火を消す。

1人分　41kcal　食塩相当量1.4g

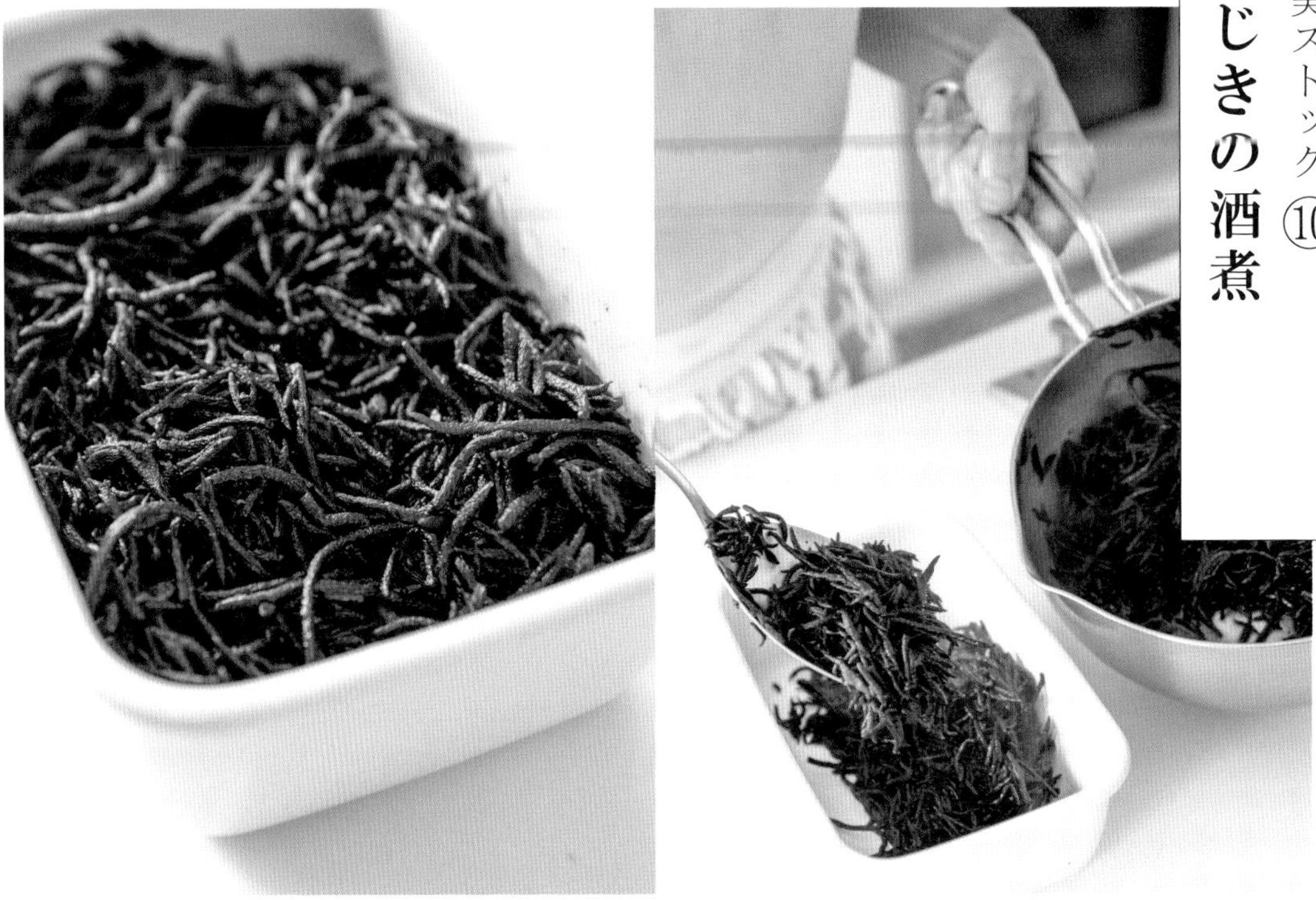

健美ストック⑩

ひじきの酒煮

ひじきも切り干し大根と同様、酒と塩で煮てうす味にととのえておけば、サラダやごはんに混ぜたり、炒め物にしたり、卵焼きやハンバーグに加えたりとアレンジが自在です。

○**材料**（作りやすい分量：でき上がり約300g）

芽ひじき…乾30g

A［酒…大さじ4
塩…小さじ1/3
水…1/2カップ

1 ひじきはたっぷりの水に15分ほど浸し、さっと洗って水けをきる。

2 鍋にAと**1**を入れて強火にかける。煮立ったら中火にし、汁けがほとんどなくなるまで煮る。

・保存の目安は冷蔵で3〜4日。

50gで 19kcal 食塩相当量0.4g

健美ストック⑪
蒸しきのこ

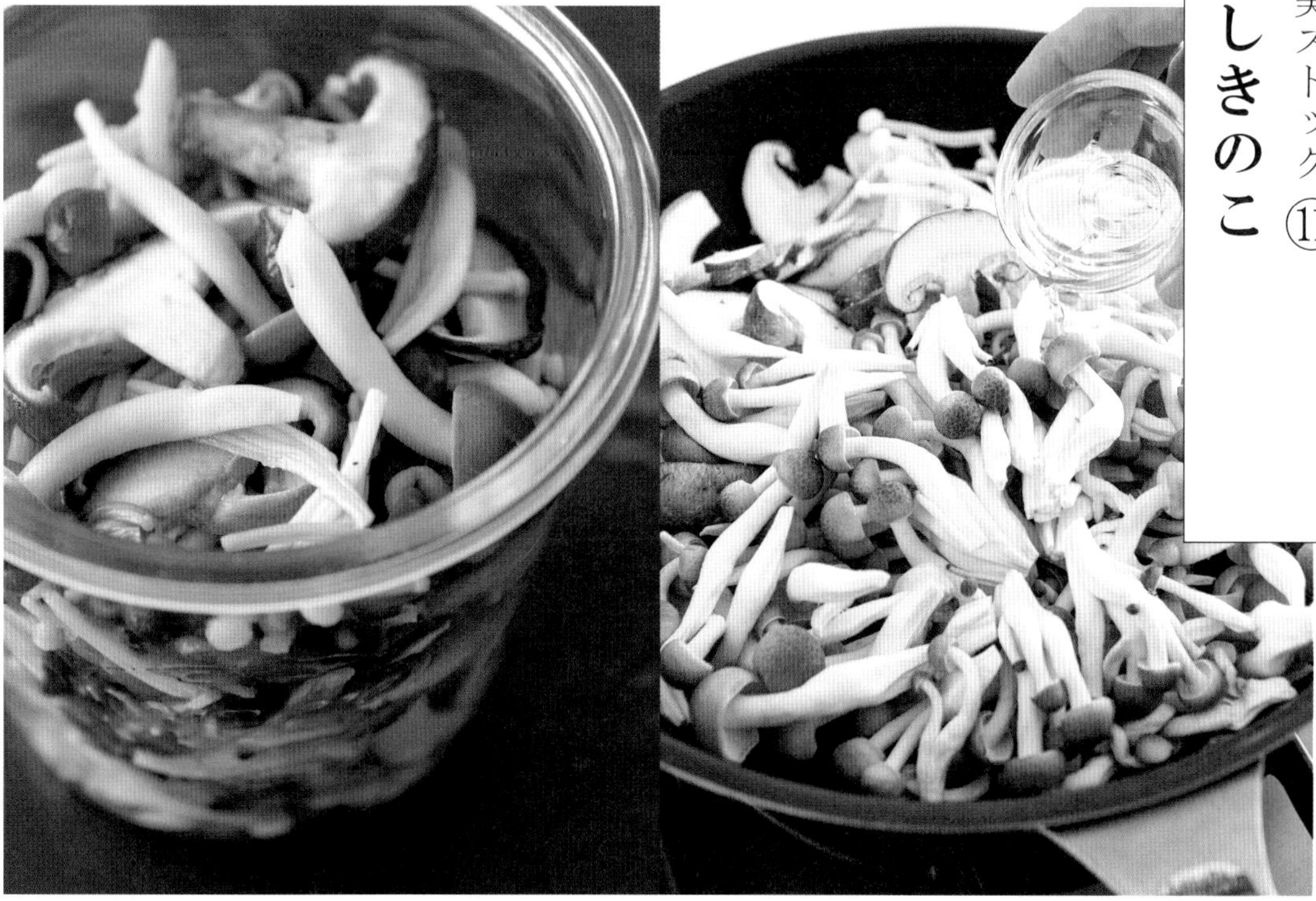

加熱するとかさが減って食べやすく、スープに、卵焼きに、炊き込みごはんにとたっぷり使えます。
複数のきのこを使うと、香りもうま味もいっそうアップ。

○材料（作りやすい分量）
しめじ…2パック（200g）
えのきたけ・生しいたけ…各1パック（各100g）
A 酒…大さじ1
　塩…少々

1 きのこはそれぞれ石づきを除く。しめじはほぐし、えのきは長さを半分に切ってほぐす。しいたけは薄切りにする。
2 フライパンに**1**を入れ、Aをふる。強めの中火にかけてふたをし、蒸気が上がってきたらふたをとり、水分がほぼなくなるまで混ぜながら加熱する。
・保存の目安は冷蔵で3～4日、冷凍で約1か月。

50gで 19kcal 食塩相当量0.1g

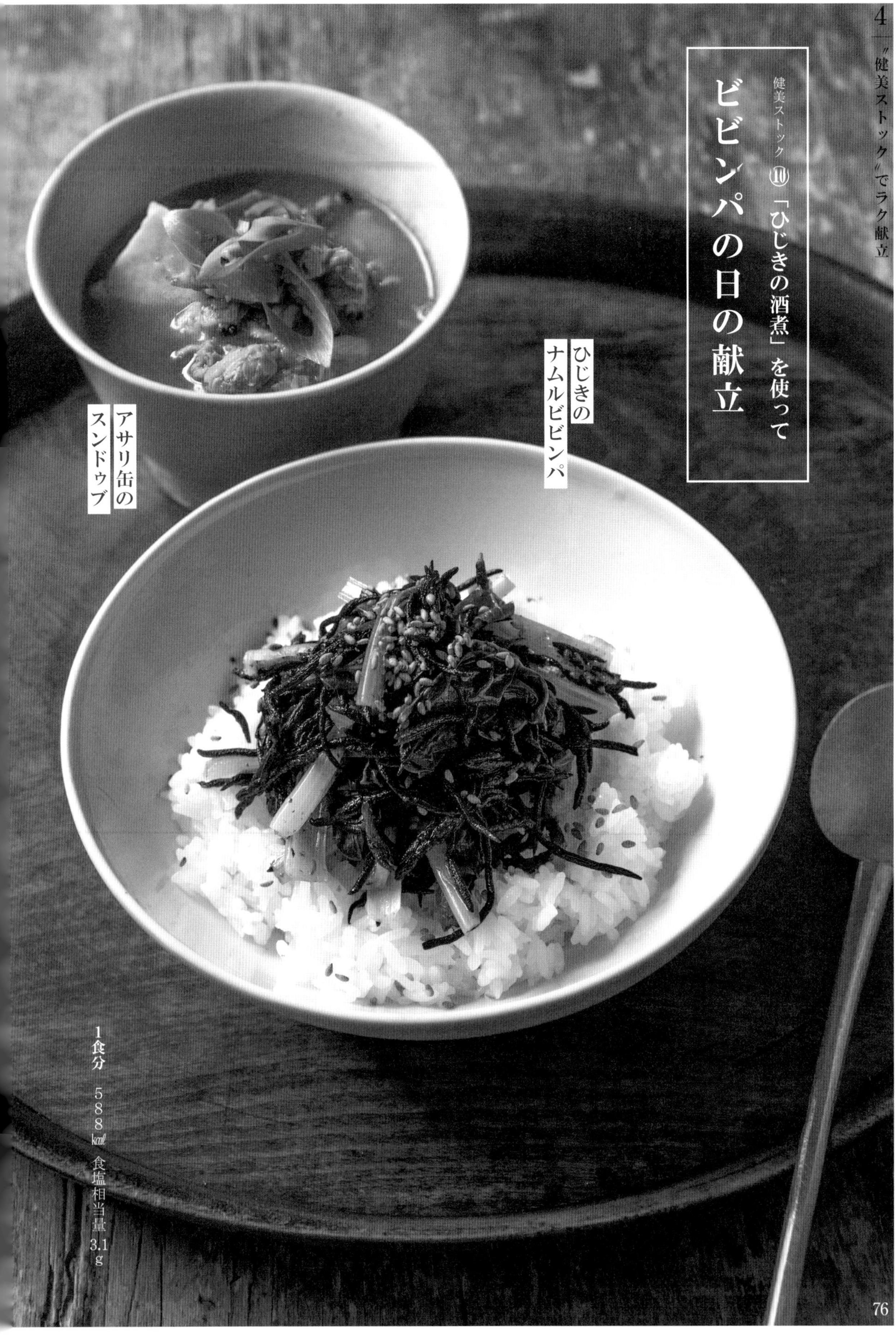

健美ストック⑩「ひじきの酒煮」を使って ビビンパの日の献立

ひじきのナムルビビンパ

アサリ缶のスンドゥブ

1食分 588kcal 食塩相当量3.1g

韓国風の献立も、ストックがあれば簡単。
缶詰のアサリでスンドゥブが
こんなにおいしくできるなんて！
まだまだ発見の毎日です。

ひじきのナムルビビンパ

○**材料**（2人分）

ひじきの酒煮（→P74参照）…100g
ゆで野菜（小松菜→P81参照）…100g
A
　おろしにんにく…1/2かけ分
　塩…小さじ1/3
　ごま油…小さじ2
温かいごはん…茶わん2杯分（300g）
いり金ごま（または白ごま）…小さじ2

1 ボウルにAを混ぜ合わせ、ひじき、小松菜を加えてあえる。
2 器にごはんを盛って**1**をのせ、ごまをふる。

1人分　310kcal　食塩相当量1.2g

アサリ缶のスンドゥブ

○**材料**（2人分）

豚こま切れ肉…100g
サラダ油…小さじ1
A
　おろしにんにく…1かけ分
　韓国粉とうがらし…大さじ1
アサリ水煮缶…1缶（180g）
しょうゆ…小さじ2
絹ごし豆腐…200g
葉ねぎ…2本（50g）

1 豚肉は細切りにする。葉ねぎは斜め5mm幅に切り、飾り用に適宜とりおく。
2 鍋に油を熱し、豚肉を弱火で炒める。色が変わったらAを加えていりつける。アサリ缶の缶汁に水を合わせて2カップにして加え、2～3分煮る。
3 しょうゆをまわし入れ、豆腐をスプーンですくって加え、3～4分煮る。アサリの身と葉ねぎを加え、火を消す。器に盛り、飾り用の葉ねぎをのせる。

1人分　278kcal　食塩相当量1.8g

健美ストック⑪「蒸しきのこ」を使って

煮物の日の献立

豆腐にきのこあんがよくからみ、
滋味豊かに。
かきたまスープは
「ゆで鶏」のゆで汁を活用しています。
海藻やきのこを
自然にとる習慣ができたのも、
ストックのおかげです。

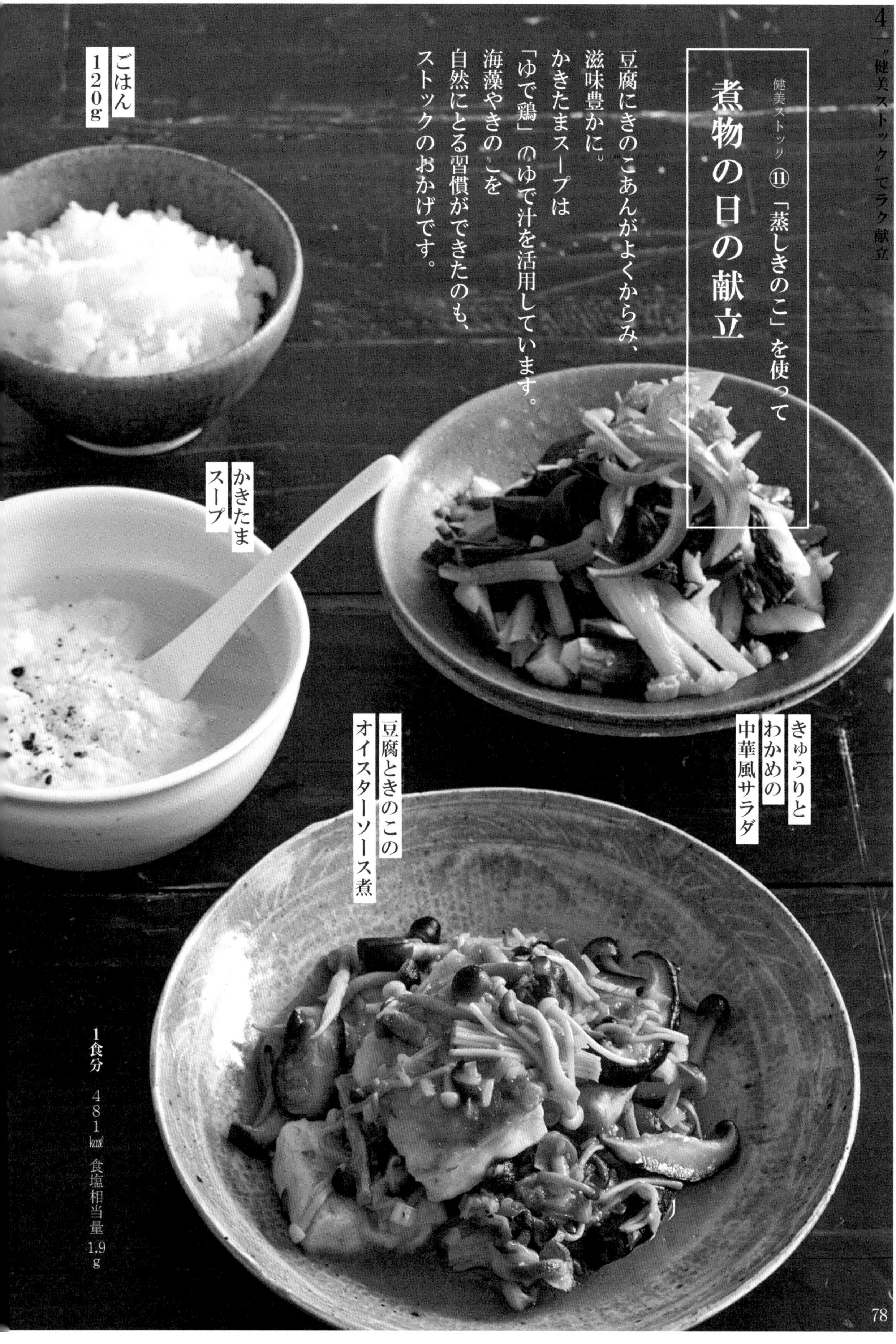
きゅうりとわかめの中華風サラダ
豆腐ときのこのオイスターソース煮
かきたまスープ
ごはん 120g

1食分 481kcal 食塩相当量1.9g

豆腐ときのこのオイスターソース煮

○**材料**（2人分）
もめん豆腐…1丁（300g）
小麦粉…少々
蒸しきのこ（→P75参照）…200g
サラダ油…小さじ2
A［にんにく（みじん切り）…1かけ
しょうが（みじん切り）…1かけ
ねぎ（みじん切り）…1/3本］
豆板醤…小さじ1/3
B［オイスターソース・酒…各大さじ1/2
しょうゆ…小さじ1
砂糖…小さじ1/2　水…1/2カップ］

1 豆腐はキッチンペーパーに包んで水きりし、短辺を半分に切ってから1.5㎝幅に切り、小麦粉を薄くまぶす。
2 フライパンに油小さじ1を熱し、**1**の両面をこんがりと焼いてとり出す。
3 油小さじ1を足して熱し、Aを香りよく炒める。豆板醤を加えて炒め、混ぜ合わせたBを加えて煮立てる。**2**を戻し入れ、きのこを加えて2〜3分煮る。

1人分　213㎉　食塩相当量1.3g

きゅうりとわかめの中華風サラダ

○**材料**（2人分）
きゅうり…1本（100g）
もどしわかめ（→P40参照）…100g
ゆで野菜（小松菜→P81参照）…100g
酢玉ねぎ（→P100参照）…20g
干しエビ…大さじ1/2
ぬるま湯…大さじ2
A［酢玉ねぎの漬け汁（→P100参照）…小さじ2
ごま油…小さじ1/2
塩…少々］

1 きゅうりはたたいて一口大に割る。干しエビは分量のぬるま湯でもどし、とり出して刻み、もどし汁につける。
2 器にきゅうり、わかめ、小松菜、酢玉ねぎを盛り合わせる。干しエビをもどし汁ごとかけ、Aを混ぜ合わせてかける。よく混ぜて食べる。

1人分　32㎉　食塩相当量0.4g

かきたまスープ

○**材料**（2人分）
ゆで鶏のゆで汁（→P80参照）…1と1/2カップ
卵…1個
あらびき黒こしょう…少々

1 鍋にゆで鶏のゆで汁を煮立て、卵を割りほぐして細くまわし入れ、ふんわりと浮いたら火を消す。
2 器に盛り、こしょうをふる。

1人分　50㎉　食塩相当量0.3g

健美ストック⑫
ゆで鶏

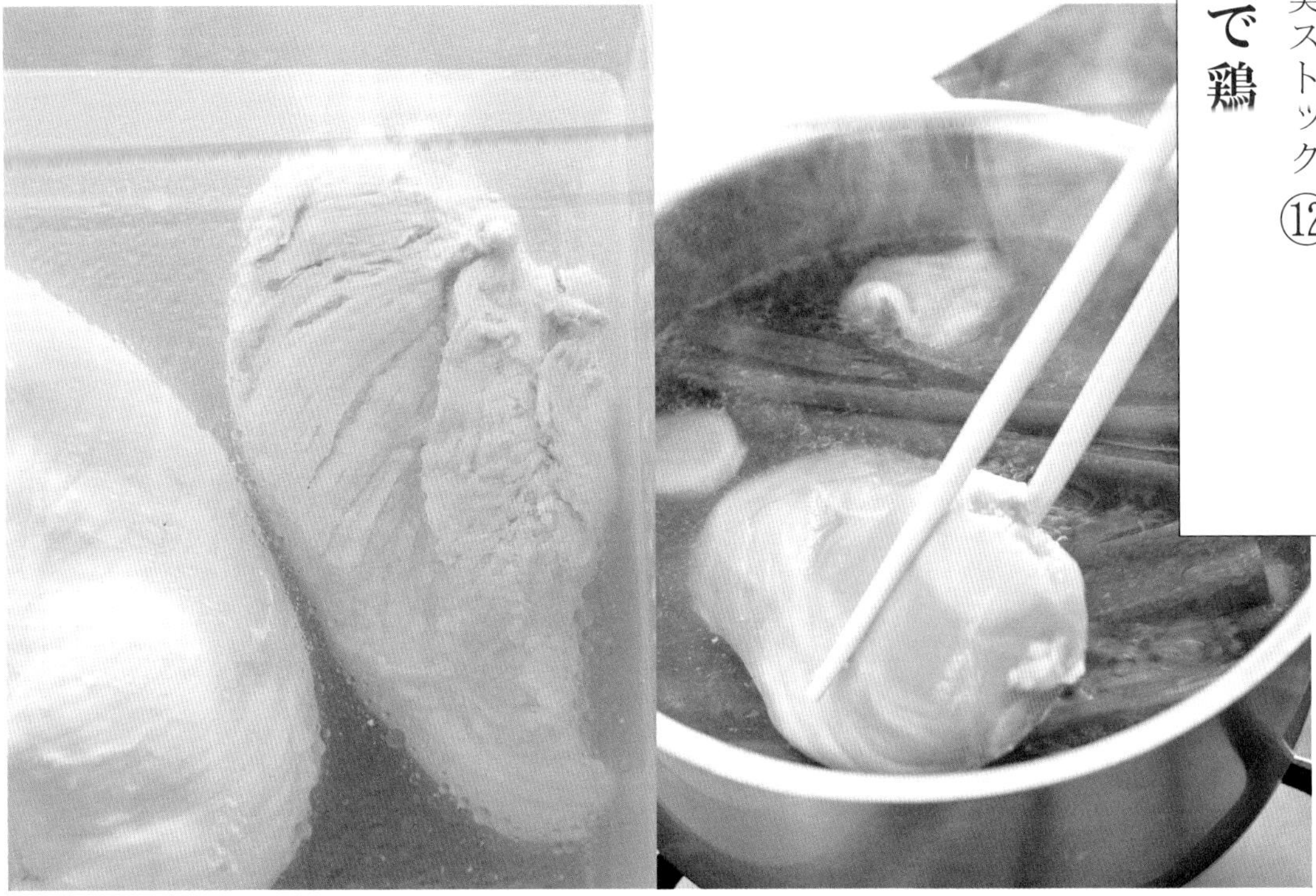

脂肪の少ない鶏むね肉を使って。
ごく弱火でゆでることで、
しっとりと仕上がります。
こくのあるスープも
フル活用（↓P79参照）。

○**材料**（作りやすい分量）
鶏むね肉（皮をはがす）…2枚（320g）

A
- 水…5カップ
- 酒…大さじ2
- 塩…小さじ1
- ねぎの青い部分…1本分
- しょうが（薄切り）…1かけ
- にんにく（半分に切る）…1かけ

1 鍋にAと鶏の皮を入れて火にかける。煮立ったら鶏肉を入れてごく弱火にし、30分ゆでる。
2 火を消してそのままさまし、ねぎとしょうが、にんにく、鶏の皮を除く。ゆで汁ごと保存容器に入れる。
・保存の目安は冷蔵で3～4日、冷凍で約1か月。

100gで 141kcal 食塩相当量2.2g

健美ストック⑬
ゆで野菜

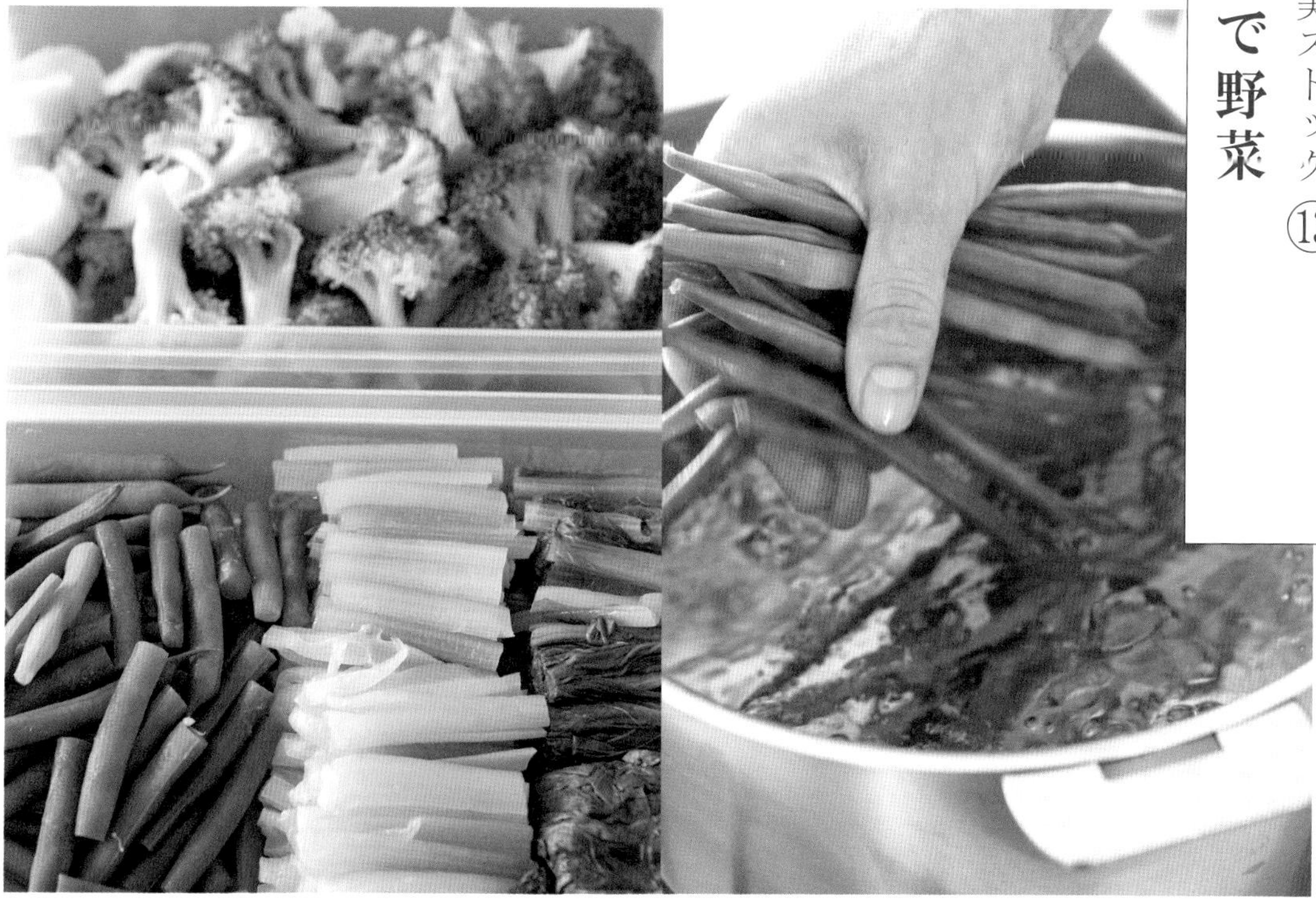

緑の野菜は
まとめてゆでておくとラク。
認知症予防に役立つとされる
葉酸もしっかりとれます。
あと1品ほしいときや、
おべんとうの彩りにも
重宝しますよ。

○**材料と作り方**（作りやすい分量）
さやいんげん150g、小松菜1束（250g）、ブロッコリー1個（150g、小房に分ける）は、それぞれ塩少々を加えた熱湯で好みの加減にゆでる。ざるにあげて水けをきり、冷めたらいんげんと小松菜は食べやすく切る。
・保存の目安は冷蔵で3〜4日。

さやいんげん50gで　12kcal　食塩相当量　0g
小松菜50gで　8kcal　食塩相当量　0g
ブロッコリー50gで　17kcal　食塩相当量　0g

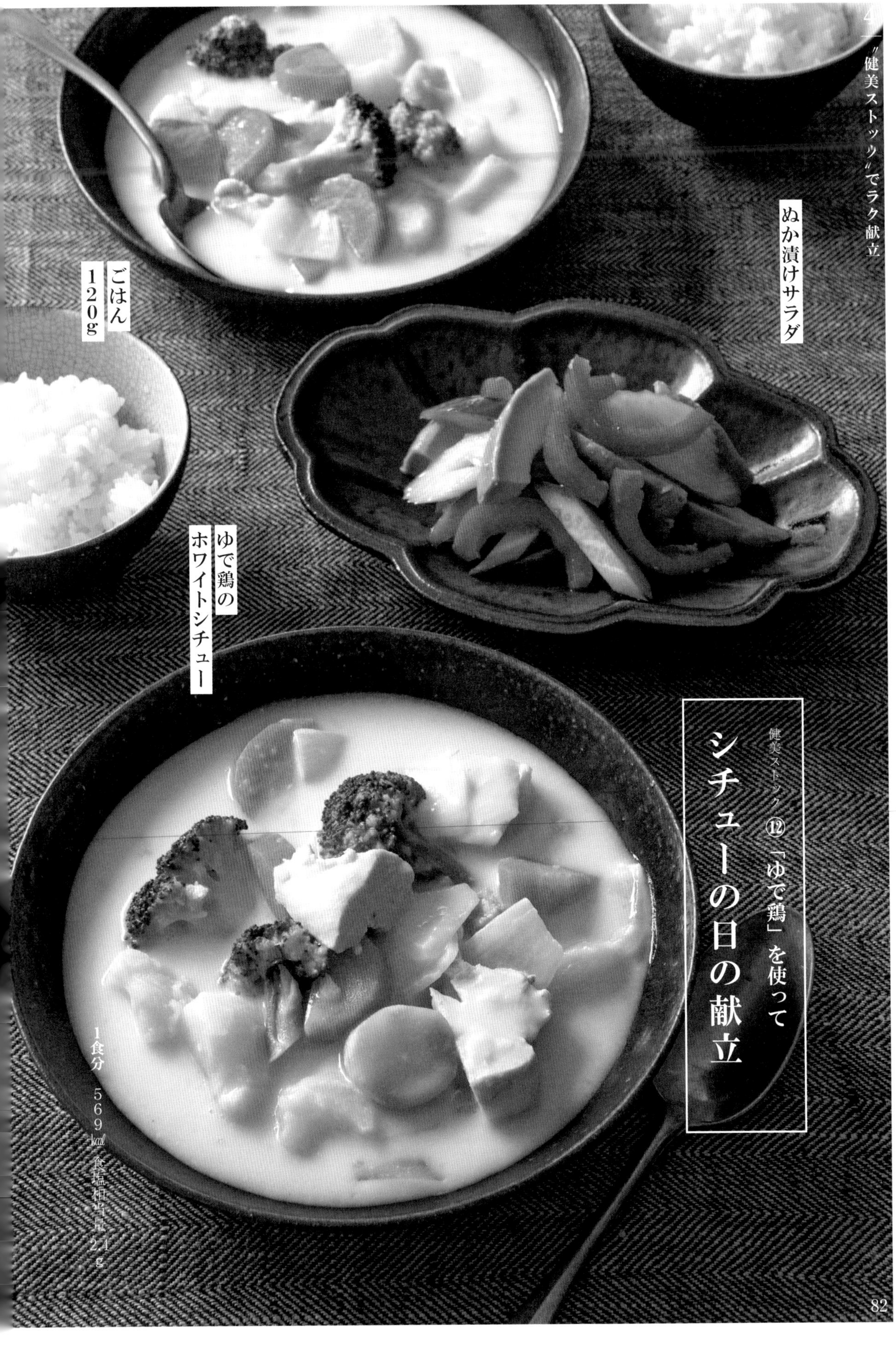

健美ストック⑫「ゆで鶏」を使って
シチューの日の献立

ぬか漬けサラダ

ごはん 120g

ゆで鶏のホワイトシチュー

1食分 569kcal 食塩相当量2.1g

ゆで鶏のストックがあれば、シチューのほかに棒々鶏やあえ物も時短でできます。洋野菜のぬか漬けは、浅漬けにしてサラダ仕立てに。

ゆで鶏のホワイトシチュー

○材料（2人分）

ゆで鶏（→P80参照）…1枚（120g）
ゆで鶏のゆで汁（→P80参照）…1と1/2カップ
玉ねぎ…1/2個（100g）
にんじん…1/2本（90g）
じゃがいも…1個（135g）
ゆで野菜（ブロッコリー→P81参照）…100g
A ┌牛乳…1カップ
　 └かたくり粉…大さじ1
塩・こしょう…各少々

1 ゆで鶏はひと口大に切る。玉ねぎは2cm角に、にんじんは1cm厚さの半月切りにする。じゃがいもは2cm厚さのいちょう切りにしてさっと洗う。

2 鍋にゆで鶏のゆで汁と**1**の野菜を入れて煮立てる。アクを除き、ふたをして野菜がやわらかくなるまで中火で10〜15分煮る。

3 ゆで鶏とブロッコリーを加え、再び煮立ったら混ぜ合わせたAを加える。混ぜながら煮立て、塩、こしょうで味をととのえる。

1人分 248kcal 食塩相当量1.6g

ぬか漬けサラダ

○材料（2人分）

パプリカのぬか漬け…1個（120g）
アボカドのぬか漬け…1/2個（70g）
きゅうりのぬか漬け…1本（100g）
セロリのぬか漬け…1/2本（70g）
A ┌オリーブ油…小さじ2
　 │レモン果汁…小さじ1
　 └こしょう…少々

1 ぬか漬けはそれぞれ食べやすく切り、Aを加えてあえる。

1人分 134kcal 食塩相当量0.8g

野菜はそれぞれ浅漬け（漬け時間3〜4時間）に。アボカドは種と皮を除いて漬ける。

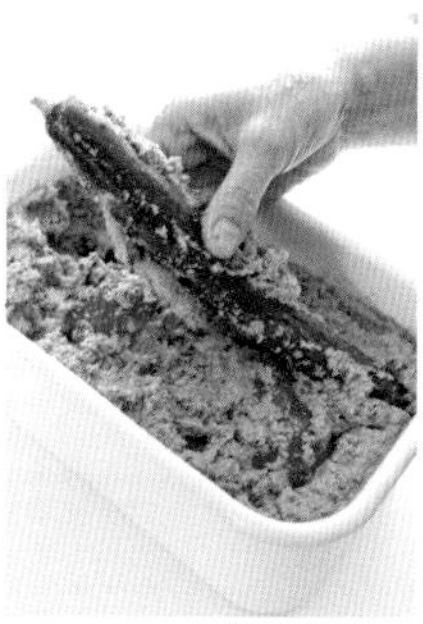

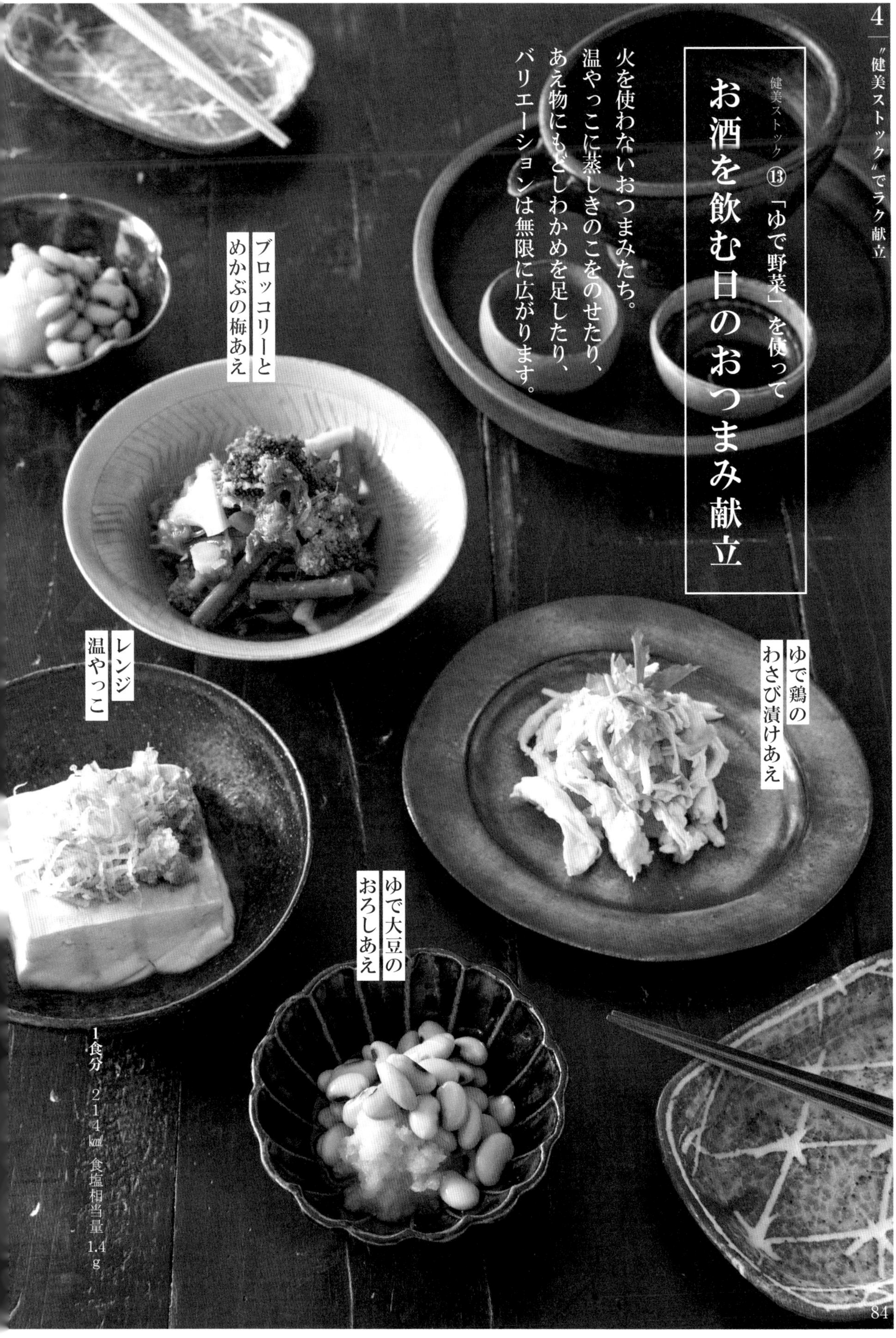

健美ストック⑬「ゆで野菜」を使って

お酒を飲む日のおつまみ献立

火を使わないおつまみたち。温やっこに蒸しきのこをのせたり、あえ物にもどしわかめを足したり、バリエーションは無限に広がります。

ブロッコリーとめかぶの梅あえ

ゆで鶏のわさび漬けあえ

レンジ温やっこ

ゆで大豆のおろしあえ

1食分　214kcal　食塩相当量1.4g

ゆで鶏のわさび漬けあえ

○材料（2人分）
ゆで鶏（↓P80参照）…50g
三つ葉…4本
わさび漬け（市販品）…小さじ2
しょうゆ…少々

1 ゆで鶏は手で裂く。三つ葉は飾り用に葉を適宜とりおき、残りは小口切りにする。
2 ボウルにわさび漬けとしょうゆを混ぜ合わせ、ゆで鶏と三つ葉を加えてあえる。器に盛り、三つ葉の葉をあしらう。

1人分 41kcal 食塩相当量 0.7g

ブロッコリーとめかぶの梅あえ

○材料（2人分）
ゆで野菜（ブロッコリー↓P81参照）…100g
ゆで野菜（さやいんげん↓P81参照）…50g
めかぶ（味つきでないもの）…1パック（40g）
A
梅肉…小さじ1
すり白ごま…大さじ1/2
練りわさび…小さじ1/2
しょうゆ…少々
水…大さじ1

1 ボウルにAを混ぜ合わせ、ブロッコリーといんげん、めかぶを加えてあえる。

1人分 38kcal 食塩相当量 0.6g

ゆで大豆のおろしあえ

○材料（2人分）
蒸しゆで大豆（↓P44参照）…50g
大根おろし…1/2カップ
酢玉ねぎの漬け汁（↓P100参照）…大さじ1

1 器に大根おろしとゆで大豆を盛り、酢玉ねぎの漬け汁をかける。あえて食べる。

1人分 55kcal 食塩相当量 0g

レンジ温やっこ

○材料（2人分）
もめん豆腐…2/3丁（200g）
A
おろししょうが…1/2かけ分
さらしねぎ…5cm分
削りガツオ…小さじ2
しょうゆ…少々

1 豆腐は半分に切って耐熱の器に盛り、ラップをかけて電子レンジで2分加熱する。
2 水けをきり、Aをのせてしょうゆをかける。

1人分 80kcal 食塩相当量 0.1g

じつは日本酒党。近ごろ愛用している小ぶりの酒器は、ペースもセーブできて、飲みすぎ防止に。少しずつ味わえば、酔いもゆっくり、心地よく。

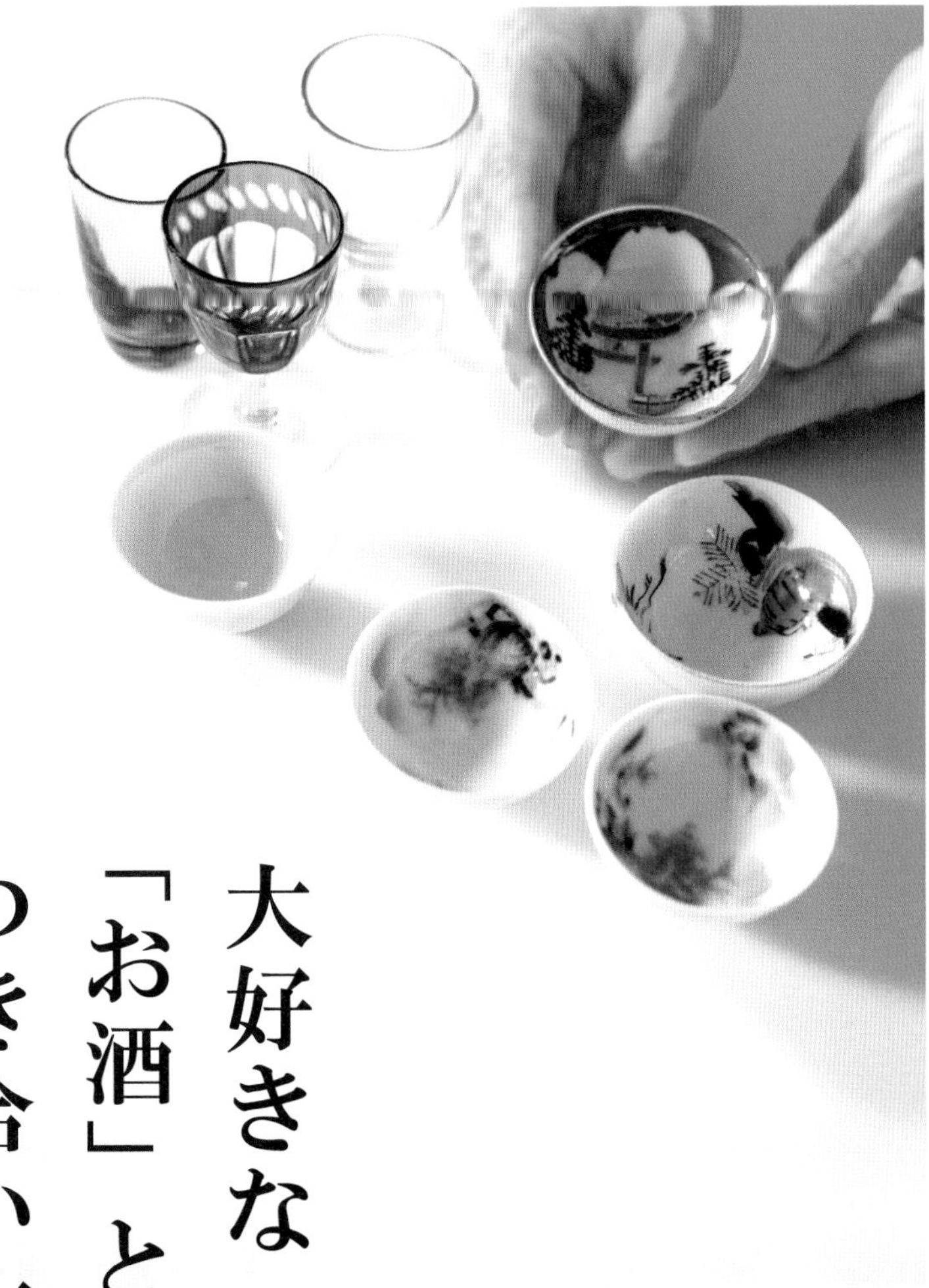

大好きな「お酒」とのつき合い方

夕方、原稿書きや撮影が終わって仕事の緊張感から解放され、グラスを傾ける瞬間が、私にとっての至福のひととき！ お酒をおいしくいただけるのは、健康の証ですしね（笑）。

基本はビール、日本酒党ですが、コロナ禍で時間があったときは、広島から無農薬のレモンをとり寄せて、レモンサワーの研究に夢中になりました。まるごと凍らせてすりおろすと、とっても香りがよくて、いくらでも飲めてしまうんですよ。

……とはいえ、50代も半ばを過ぎ、もう少しお酒の量を減らしたほうがいいかな、と思うこともあるのが本当のところ。試しに作ってみたノンアルコール版のレモンサワーが思いのほかおいしかったので、これなら少しずつ休肝日を設けていけるかな?と思っています。これからの目標のひとつですね。

がまんのしすぎはイライラして逆効果だと思うので、飲むときは、塩分控えめのつまみをおともに、ほどよく飲んで。今日の疲れをリセットしたら、また元気に明日を迎えられる。そんなじょうずなつき合い方を、続けていけたらと思っています。

ノンアルコールレモンサワー

無農薬のレモンを長期保存したくて、また皮ごと使いたくてたどり着いたのが、まるごと凍らせるこの方法。すりおろしておいておくと香りがとんでしまうので、そのつどすりおろすのがポイント！

限りなくさわやかな1杯です。

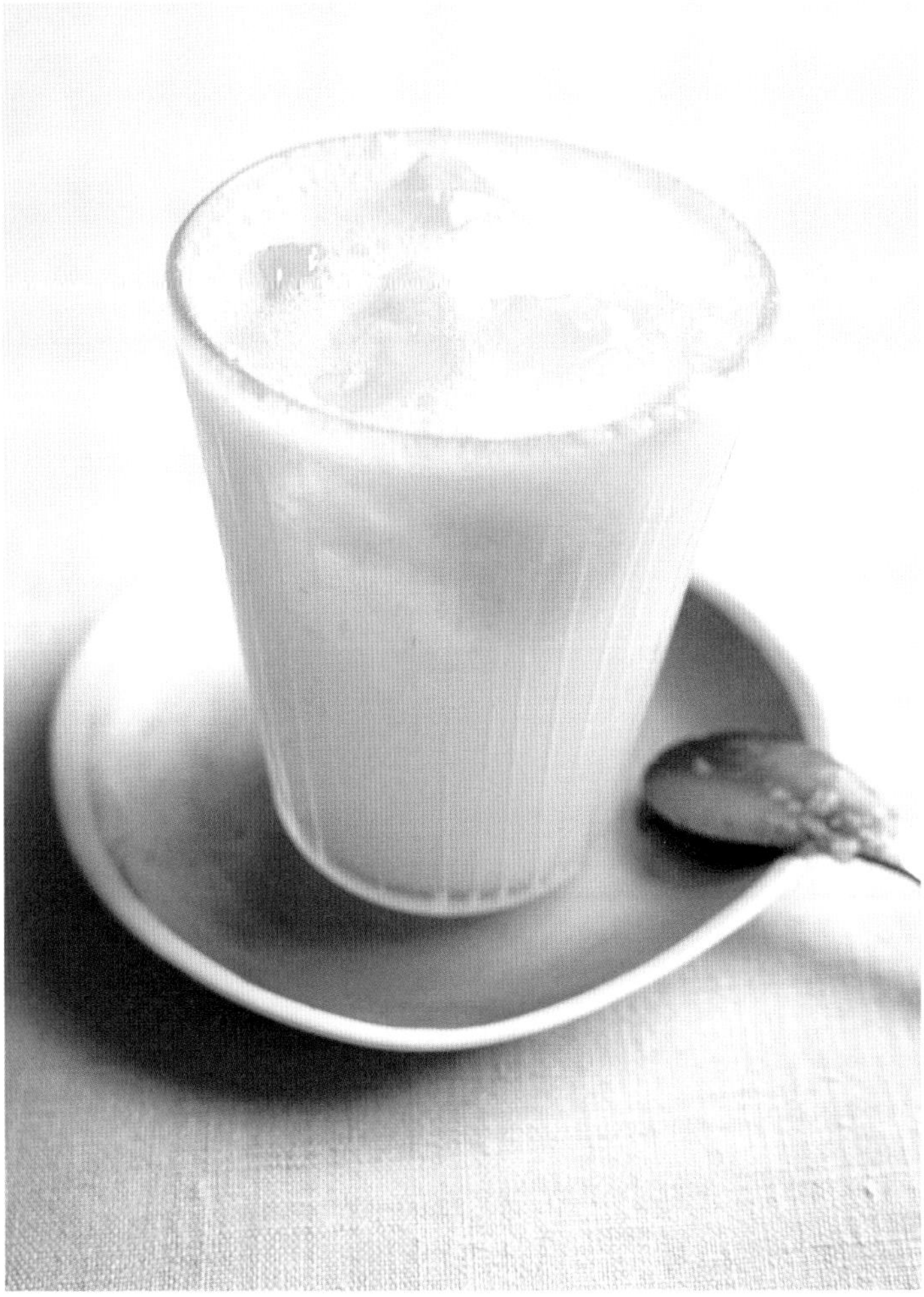

○材料と作り方（作りやすい分量）

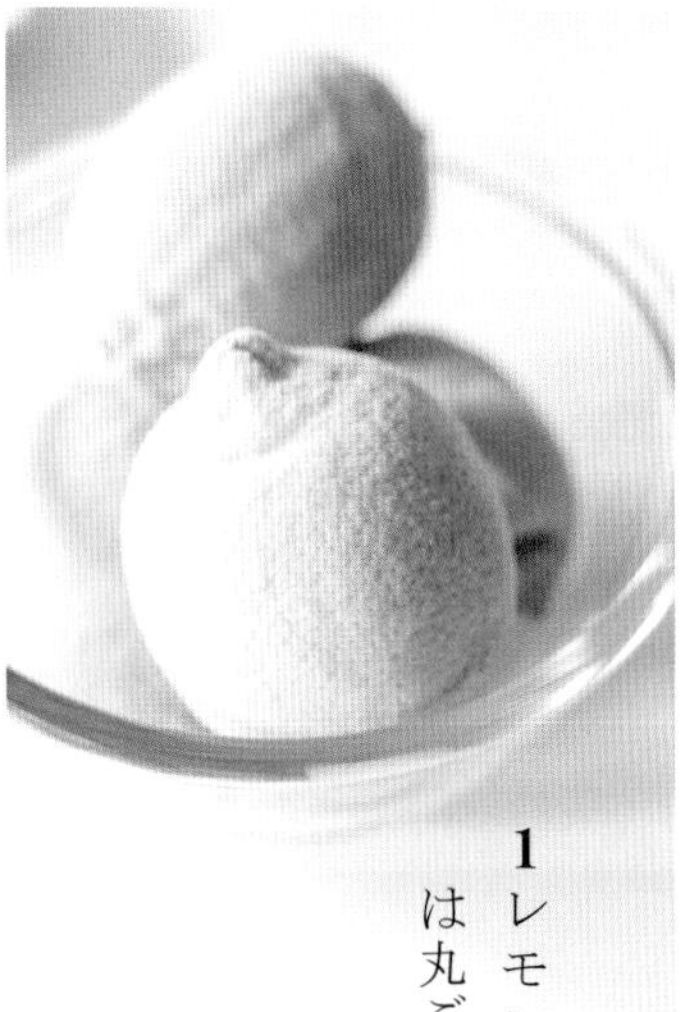

1 レモン（無農薬のもの）は丸ごと凍らせておく。

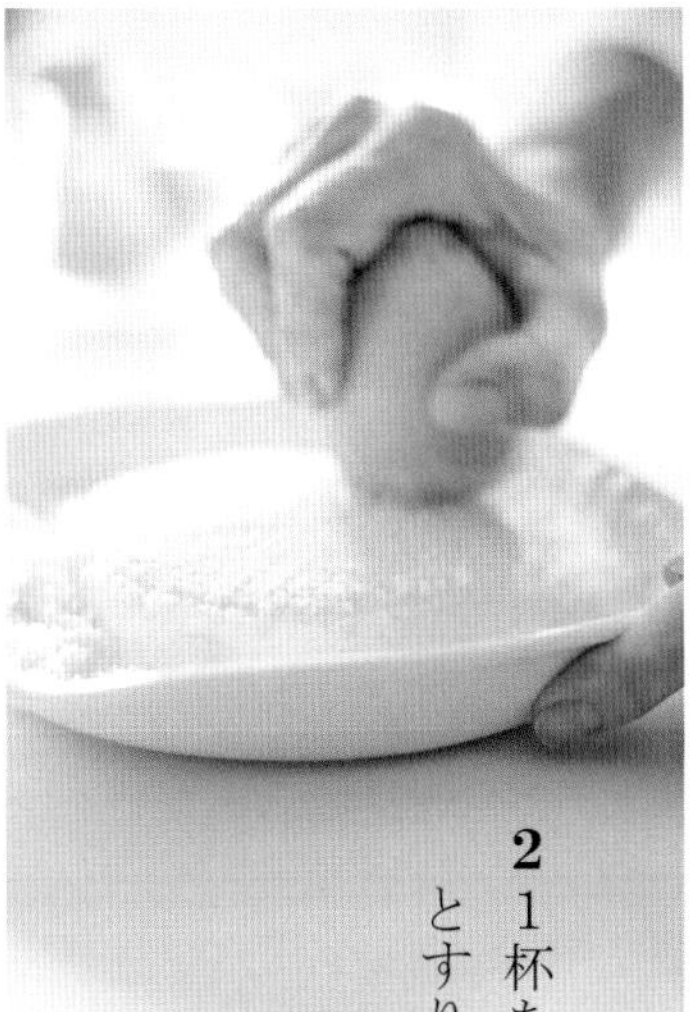

2 1杯あたり½個分を皮ごとすりおろす。

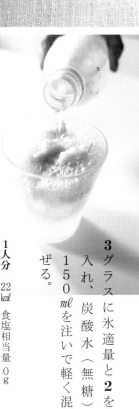

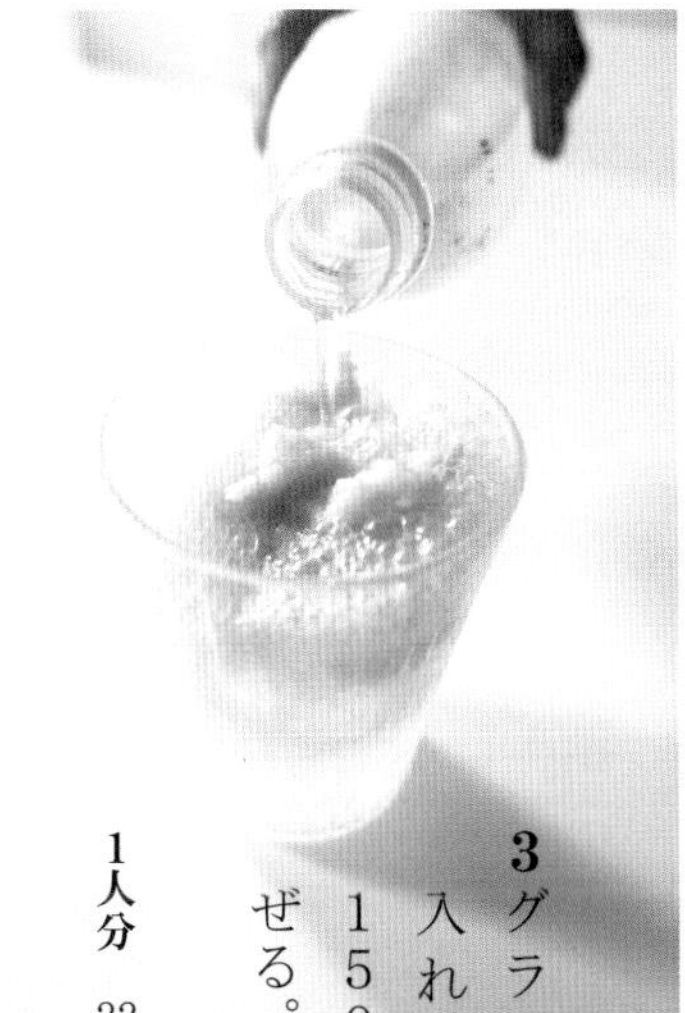

3 グラスに氷適量と**2**を入れ、炭酸水（無糖）150㎖を注いで軽く混ぜる。

1人分 22㎉ 食塩相当量 0g

ビールを飲む日の献立

夏はもっぱらビール派の私。
夫と2人で楽しむ夕食は、
これくらいシンプルで
ちょうどいいんです。

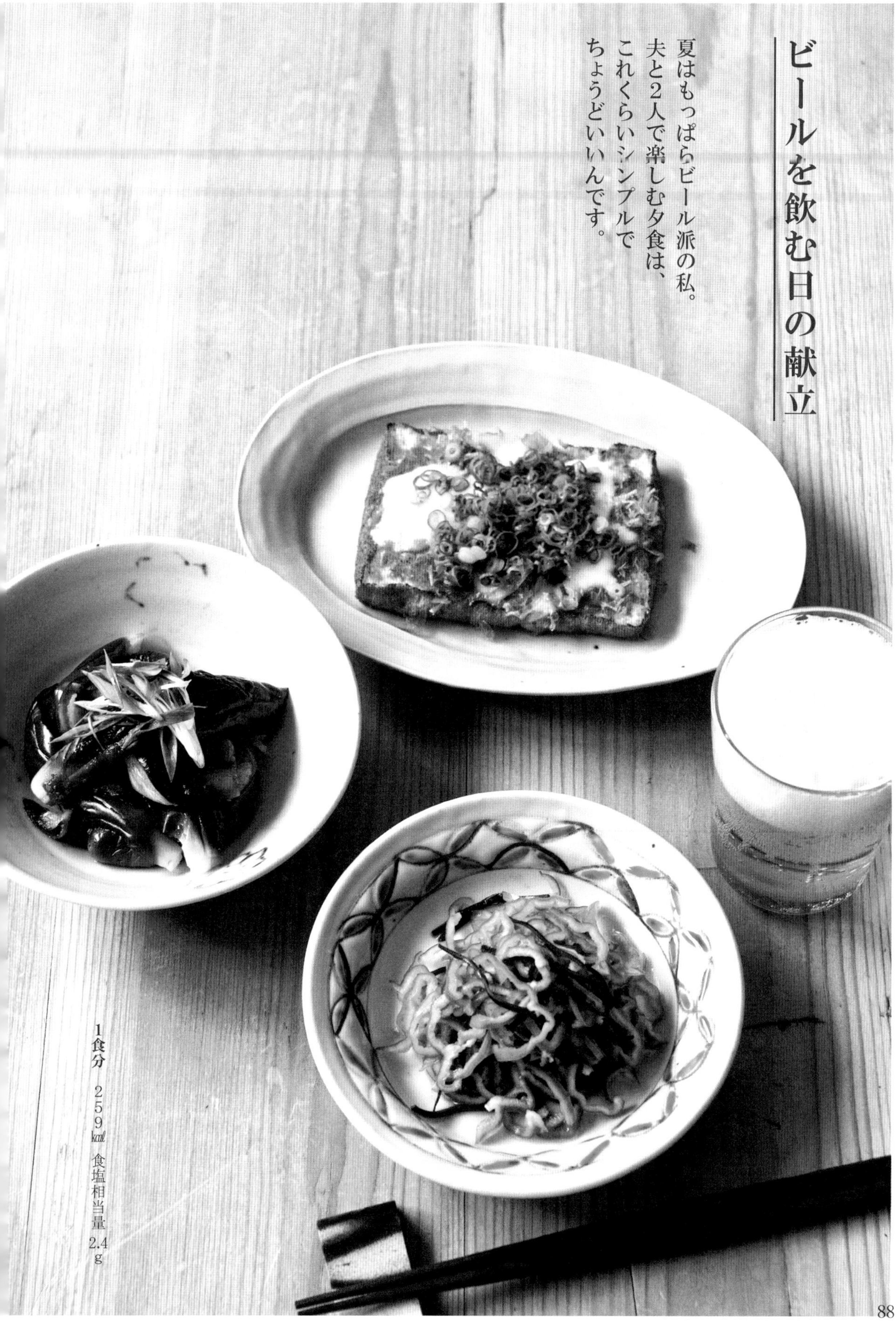

1食分　259kcal　食塩相当量2.4g

厚揚げのみそねぎチーズ焼き

長野のお豆腐屋さんで教わった食べ方。最近、ハマっています。

○**材料**（2人分）

厚揚げ…1枚（200g）
みそ…大さじ1/2
削りガツオ…2g
ピザ用チーズ…20g
小ねぎ（小口切り）…2本

1 厚揚げは厚みを半分に切る。
2 フライパンに**1**の切り口を下にして並べ、中火でこんがりと焼く。裏返してみそを塗り、削りガツオ、チーズをのせ、ふたをする。チーズが溶けるまで蒸し焼きにする。
3 器に盛り、小ねぎをのせる。

1人分 194kcal 食塩相当量0.8g

なすの中華風サラダ

とろんとしたレンチンなすに、香味だれがからみます。

○**材料**（2人分）

なす…4本（320g）
A
しょうゆ…大さじ1/2
酢…小さじ1
豆板醤…小さじ1/3
ごま油…小さじ1/2
おろしにんにく…少々
小ねぎ（斜め薄切り）…1本

1 なすは1本ずつラップで包み、電子レンジで5分加熱する。ラップに包んだまま冷水にとり、冷めたらへたを除いて食べやすく裂く。
2 器に盛り、混ぜ合わせたAをかけ、小ねぎをのせる。

1人分 44kcal 食塩相当量0.9g

ピーマンの塩昆布あえ

ピーマンは繊維を断つように切ると味なじみがよくなります。

○**材料**（2人分）

ピーマン…4個（120g）
塩昆布…8g
レモン果汁（または酢）…小さじ2

1 ピーマンは縦半分に切って種とへたを除き、横に細切りにする。
2 ボウルに塩昆布とレモン汁を合わせ、**1**を加えてあえる。

1人分 21kcal 食塩相当量0.7g

野菜のヘルシーおつまみ

ささっと作れる野菜のつまみは、いくつあってもうれしいもの。塩分も控えめ、1品50kcal前後のヘルシーさも魅力です。

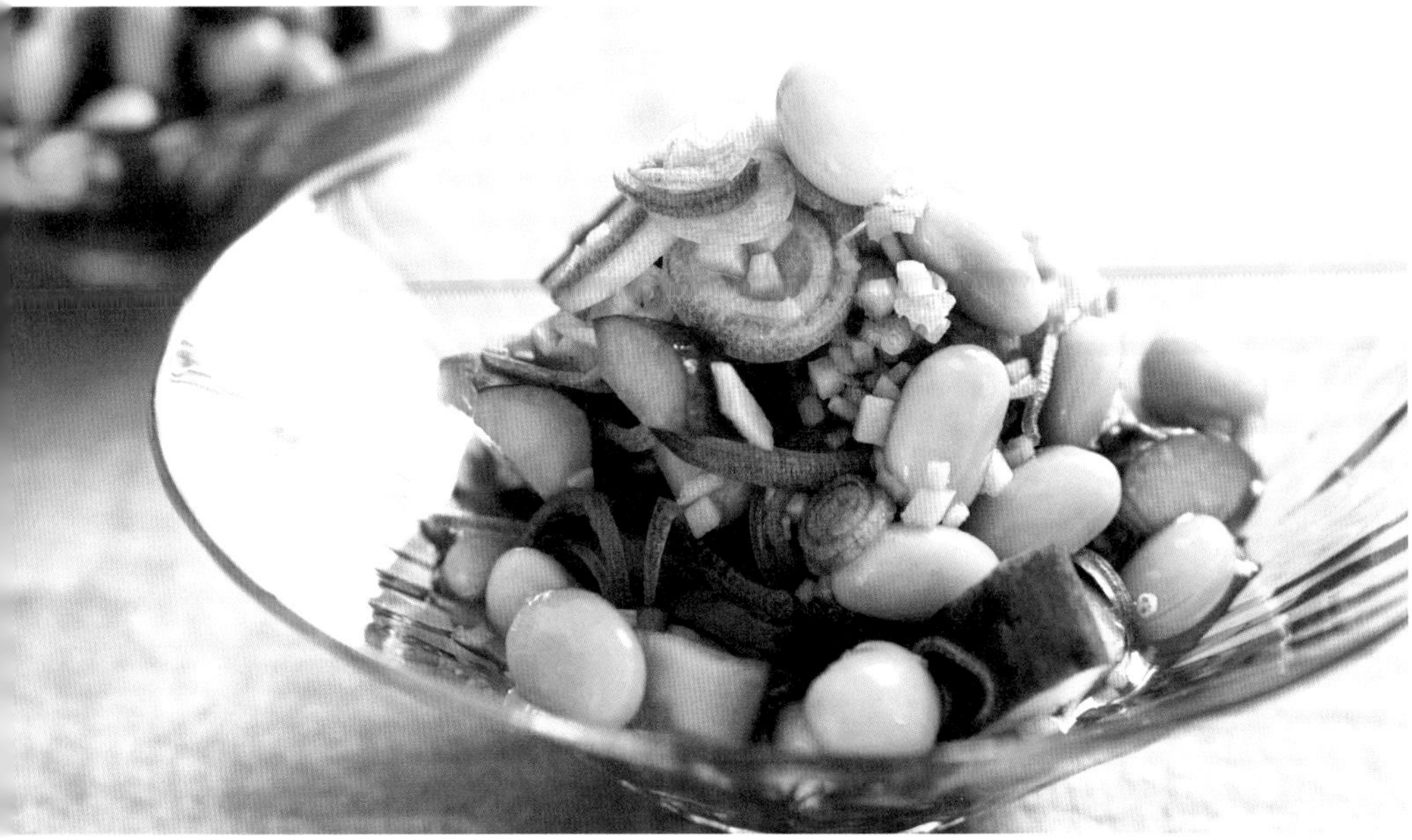

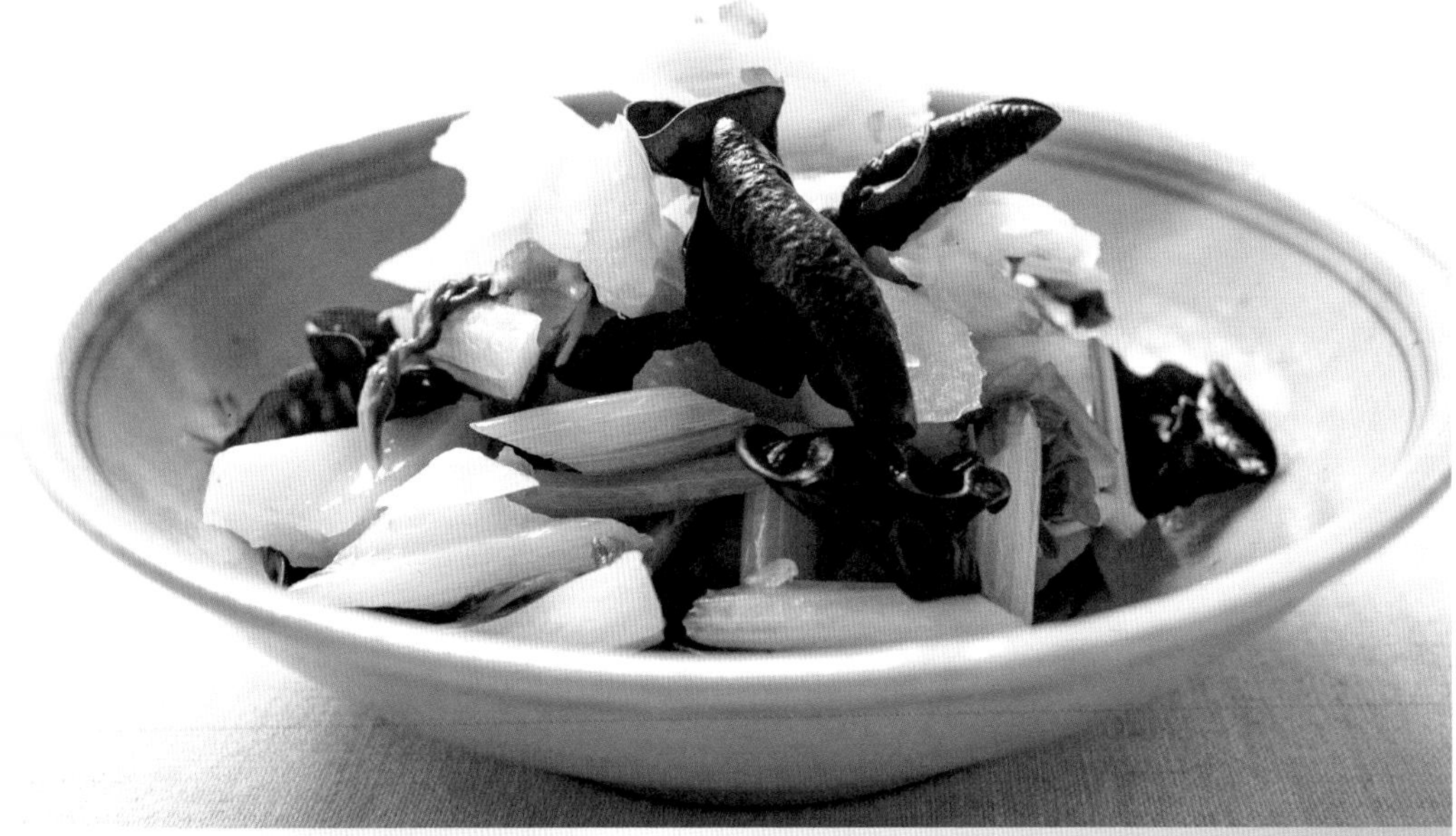

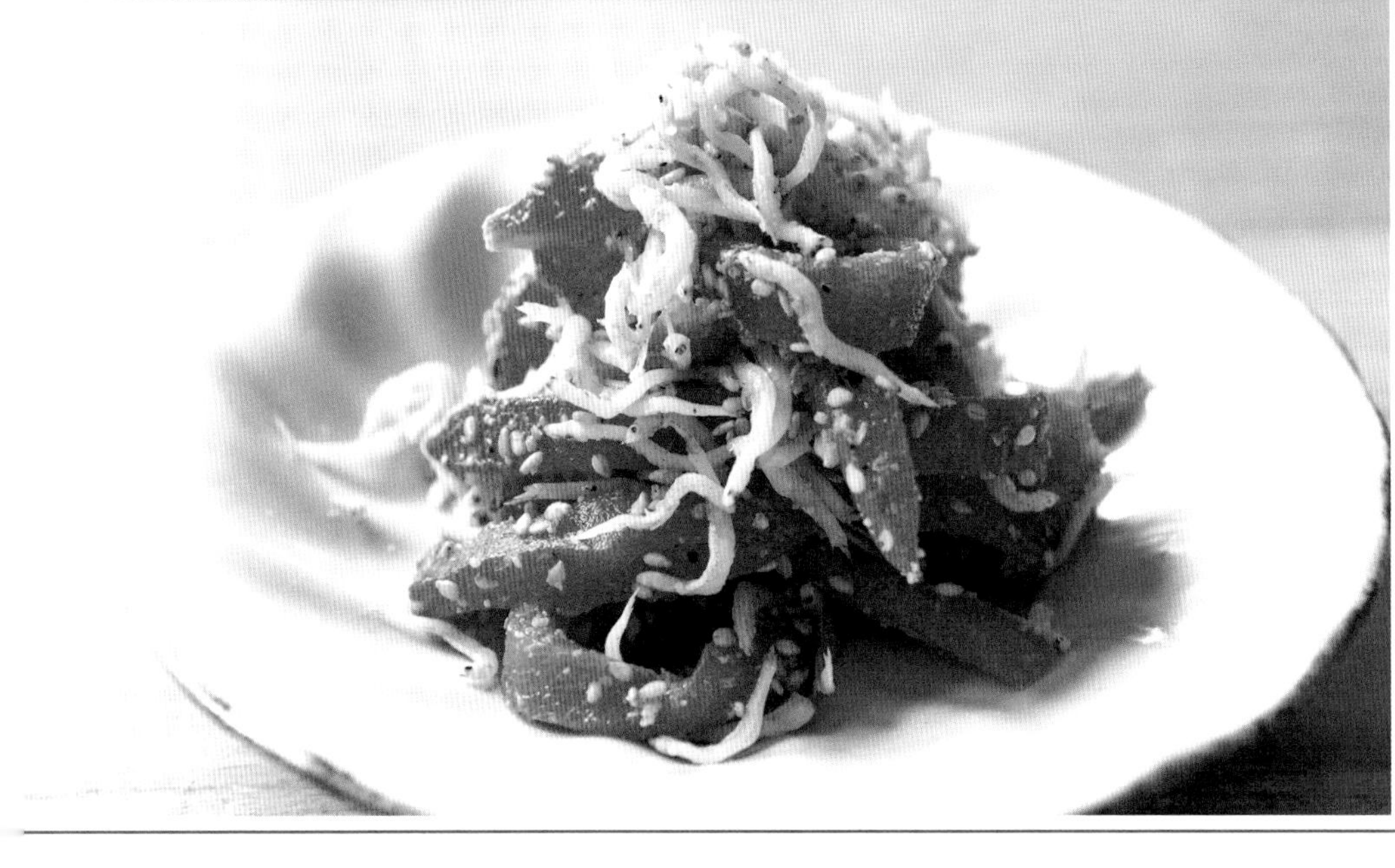

枝豆の香味あえ

夏野菜でいちばん好きな枝豆。きゅうりや香味野菜と合わせて小気味よい食感に。

○**材料**（2人分）
むきゆで枝豆…1/2カップ
きゅうり…1本（100g）
みょうが（小口切り）…2個
しょうが（みじん切り）…1かけ
だし…大さじ2
しょうゆ…大さじ1

1 きゅうりは縦4つ割りにしてから1cm幅に切る。
2 すべての材料を混ぜ合わせる。

1人分 58kcal 食塩相当量1.3g

セロリときくらげの炒め物

清涼感たっぷりのセロリにコリコリしたきくらげを組み合わせて。

○**材料**（2人分）
セロリ（葉つき）…小2本（150g）
きくらげ…乾5g
干しエビ…10g
ぬるま湯…大さじ2
サラダ油…大さじ1/2
A［酒…大さじ1
塩…小さじ1/3

1 セロリは乱切りにし、葉はざく切りにする。きくらげは水につけてもどし、大きければちぎる。
2 干しエビは分量のぬるま湯でふやかしてみじん切りにし、もどし汁につける。
3 フライパンに油を熱し、**1**を炒める。全体に油がまわったらAと**2**を汁ごと加え、汁けがなくなるまで炒める。

1人分 52kcal 食塩相当量1.1g

パプリカのシラスあえ

パプリカは、焼くと甘味がいっそうきわ立ちます。

○**材料**（2人分）
パプリカ…大1個（200g）
A［釜揚げシラス…20g
すり白ごま…大さじ1/2
塩…少々

1 パプリカはまるごと焼き網かグリルで真っ黒に焦げるまで焼き、熱いうちに皮をむく。縦半分に切って種とへたを除き、横5mm幅に切る。
2 ボウルにAを合わせ、**1**を加えてあえる。

1人分 45kcal 食塩相当量0.4g

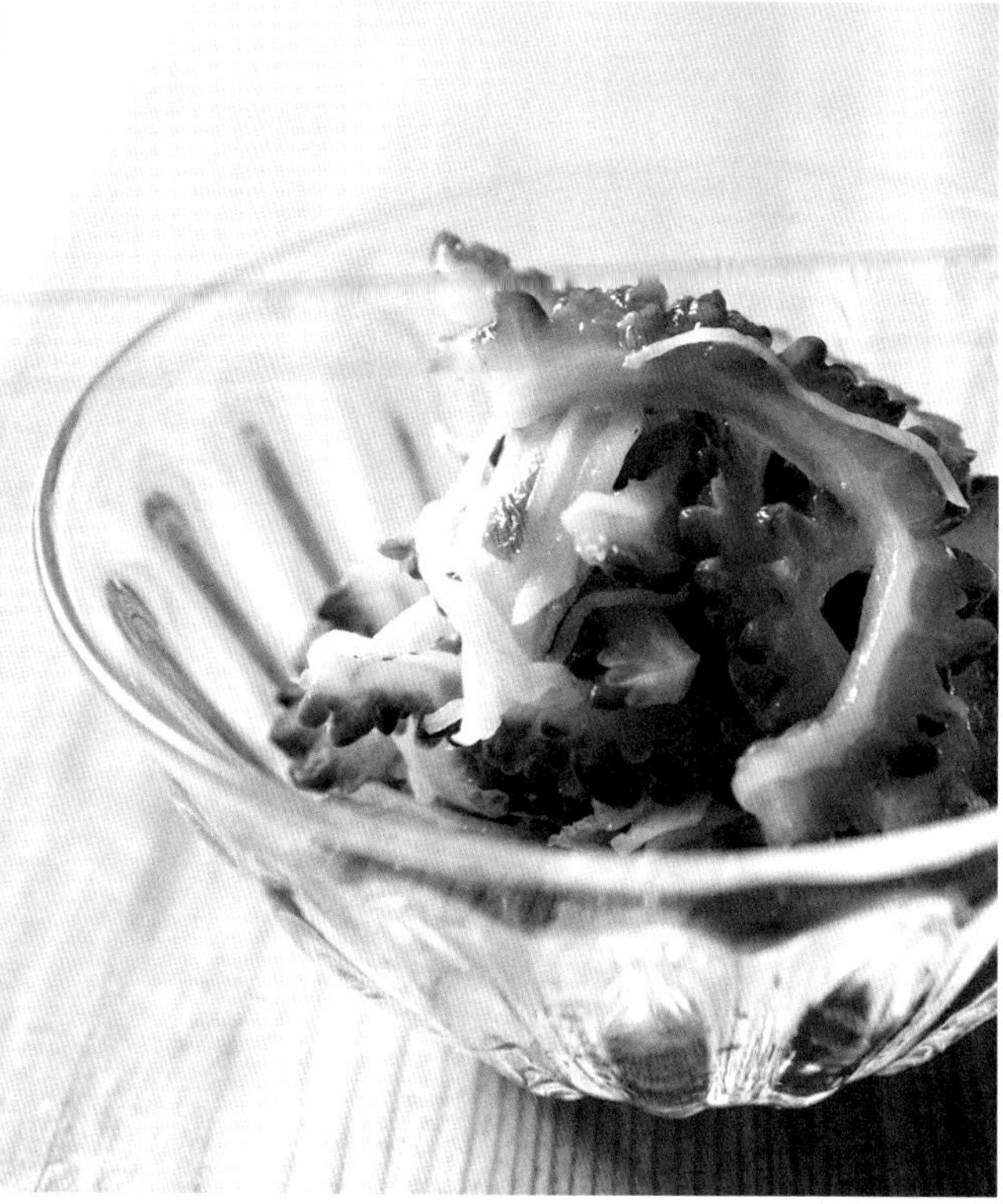

ゴーヤーの梅サラダ

ゴーヤーはさっとゆでると苦味がやわらぎます。

○**材料**（2人分）

ゴーヤー…1本（210g）
カニ風味かまぼこ…1本
A
梅肉…小さじ1/2
オリーブ油…小さじ1
しょうゆ…少々

1 ゴーヤーは縦半分に切って種とわたを除く。薄切りにし、熱湯でゆでてざるにあげ、水けを絞る。カニかまは食べやすく裂く。

2 ボウルにAを合わせ、**1**を加えてあえる。

1人分 41kcal 食塩相当量0.4g

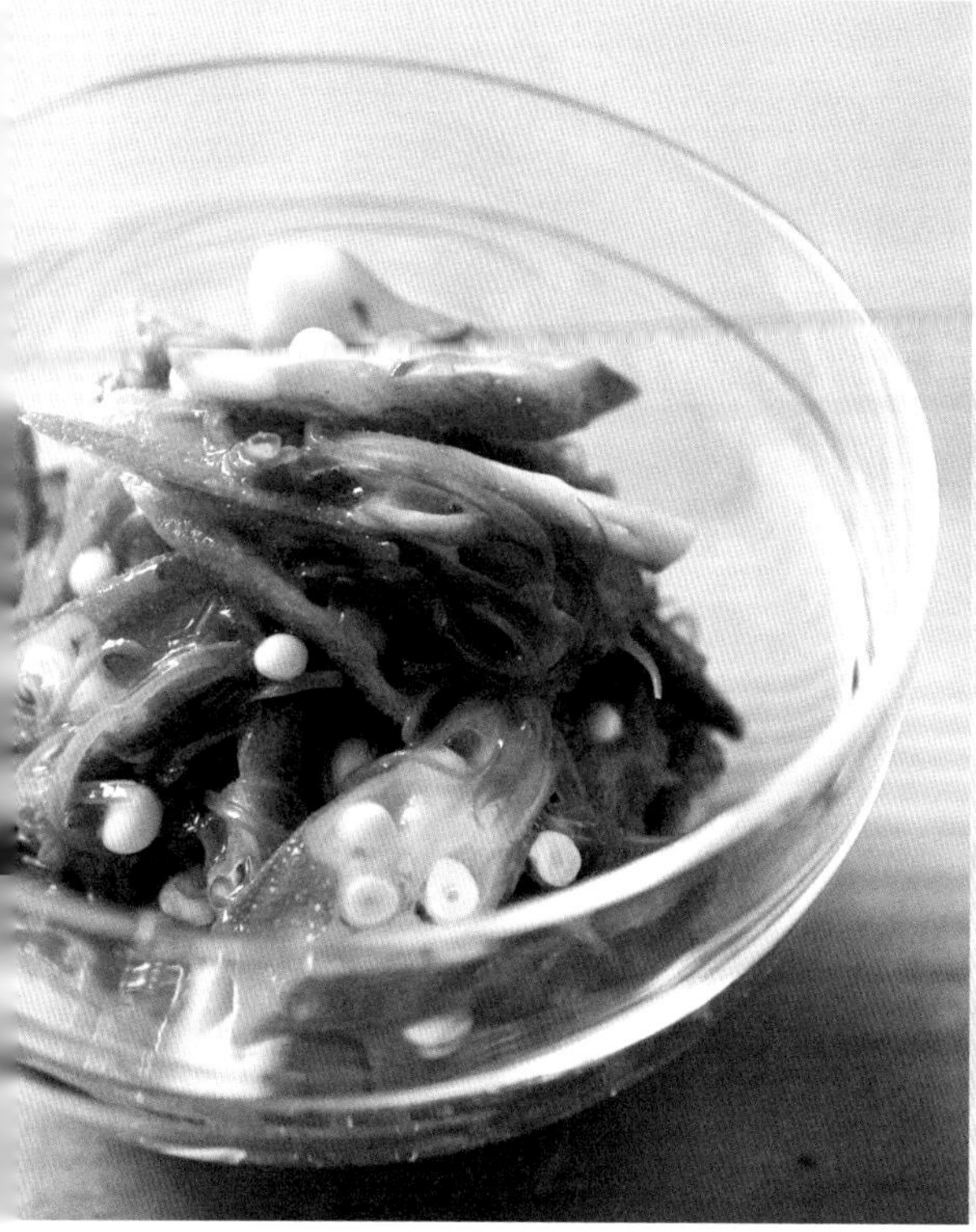

オクラとめかぶのナムル

ねばねば食品のダブル使いで、腸活にもおすすめの小鉢です。

○**材料**（2人分）

オクラ…10本（100g）
めかぶ（味つきでないもの）…2パック（80g）
A
ごま油…小さじ1
塩…小さじ1/4
おろしにんにく…少々

1 オクラはがくの部分をぐるりとむいて熱湯でゆで、斜め薄切りにする。

2 ボウルにAを合わせ、**1**とめかぶを加えてあえる。

1人分 39kcal 食塩相当量0.8g

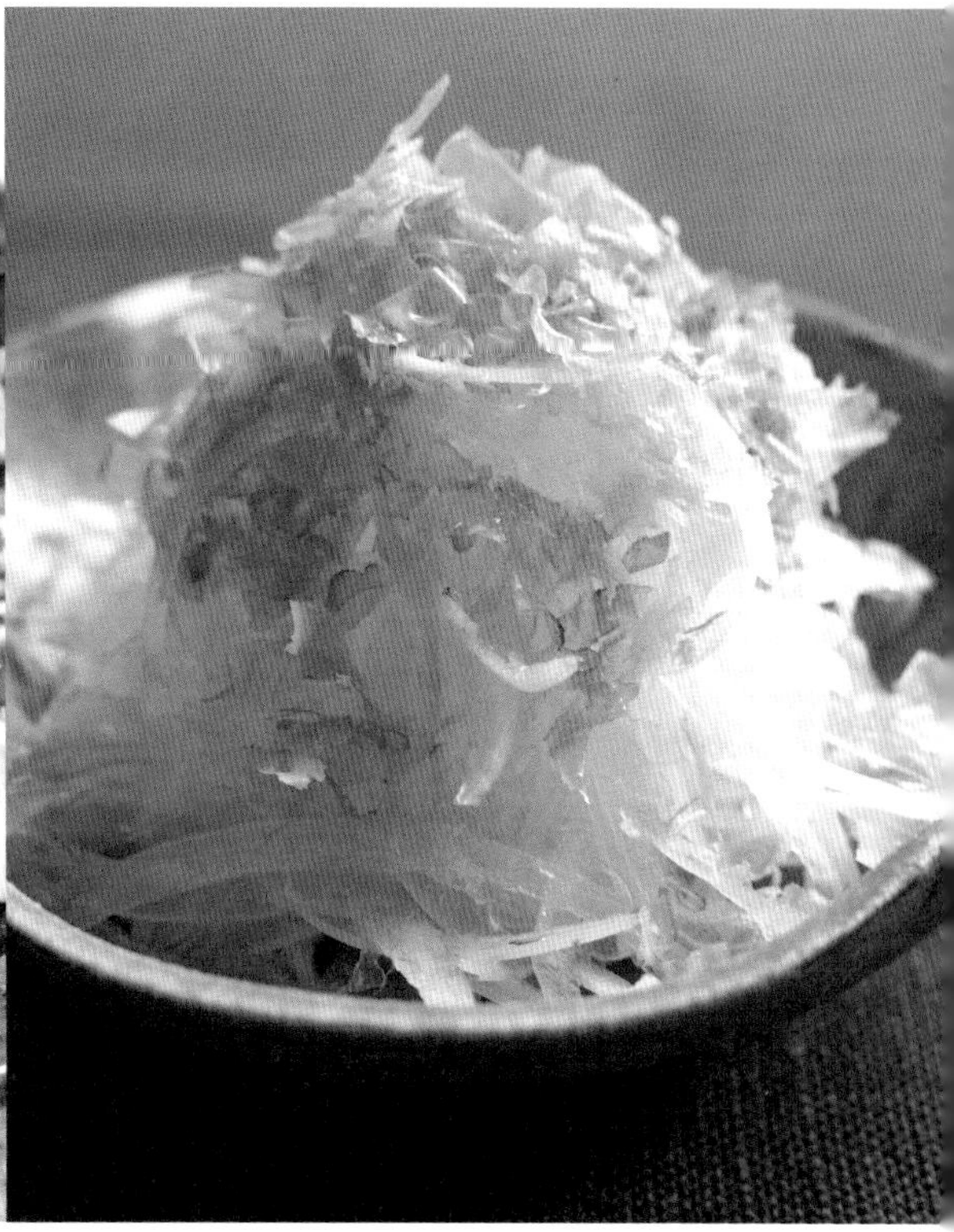

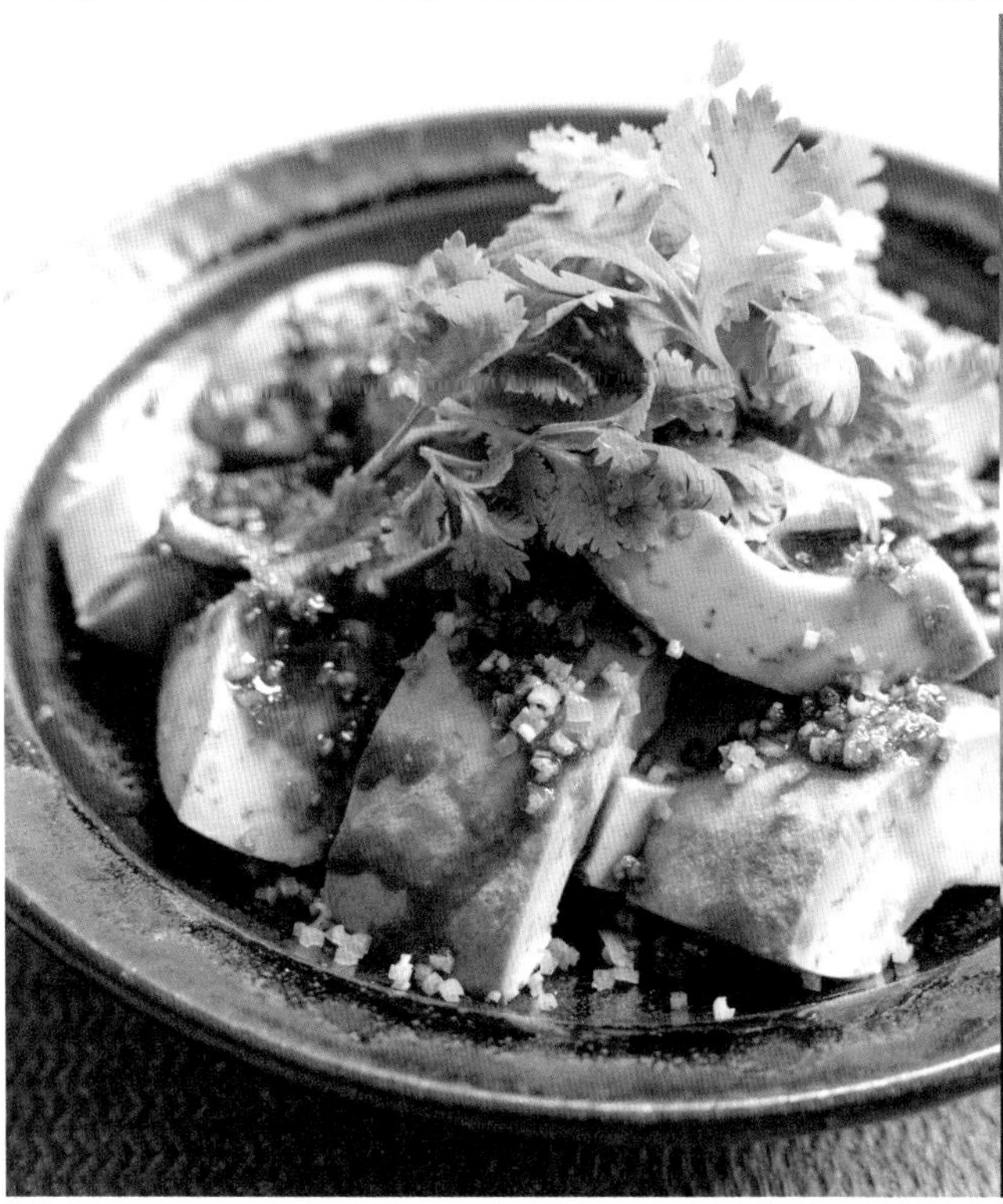

オニオンスライス

近所の焼きとん屋さんのお通しからヒントを得て。カツオ節のうま味と酢の酸味でいただきます。

○材料（2人分）
玉ねぎ…1/2個（100g）
削りガツオ…1パック（3g）
酢…適量

1 玉ねぎは薄切りにして水にさらす（新玉ねぎならさらさなくてよい）。器に盛って削りガツオをのせ、酢をかける。

1人分 18kcal 食塩相当量 0g

アボカドのわさびバルサミコがけ

バルサミコの甘味が新鮮な塩分ゼロのおつまみです。

○材料（2人分）
アボカド…1個（140g）
香菜…10g
A ［バルサミコ酢…大さじ1
　 わさび…小さじ1/2

1 アボカドは皮と種を除き、ひと口大に切る。香菜は葉を摘み、茎は小口切りにする。
2 器にアボカドを盛って香菜をのせ、混ぜ合わせたAをかける。

1人分 133kcal 食塩相当量 0g

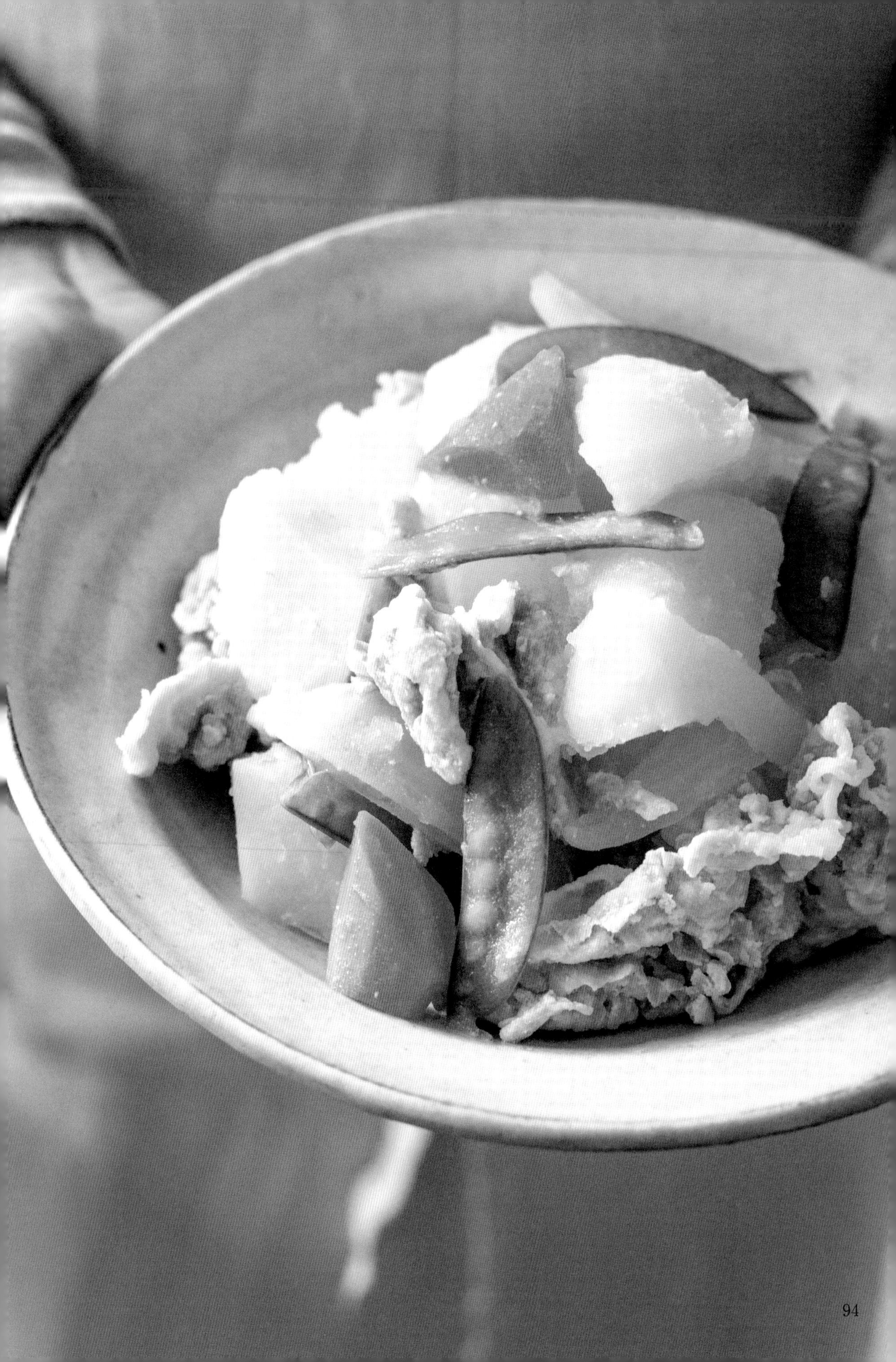

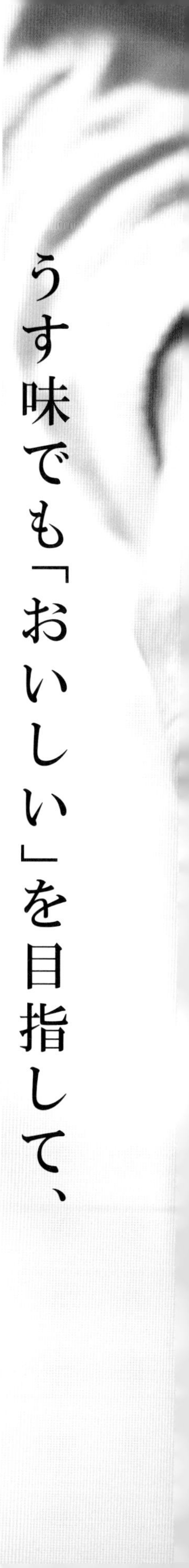

うす味でも「おいしい」を目指して、夫婦で減塩にチャレンジ中です。

5

減塩生活、始めました

50歳を過ぎて夫婦ともども血圧が上がってきたことをきっかけに、塩分のとり方や分量に気をつけるようになりました。

肉や魚は下味の塩分をカットしたり、味の濃い調味料は使い方を見直してみたり。

とはいえ、やっぱり料理はおいしくないと！

照りよく仕上げる、香りのよい食材を活用するなど味はもちろん、見た目にも、もの足りなさを感じないように楽しみながらくふうしています。

私の減塩は進化の途上。まだ始まったばかりです。

［下味の塩分をカットする］

牛肉とブロッコリーのオイスターソース炒め

塩分、ここから見直しました

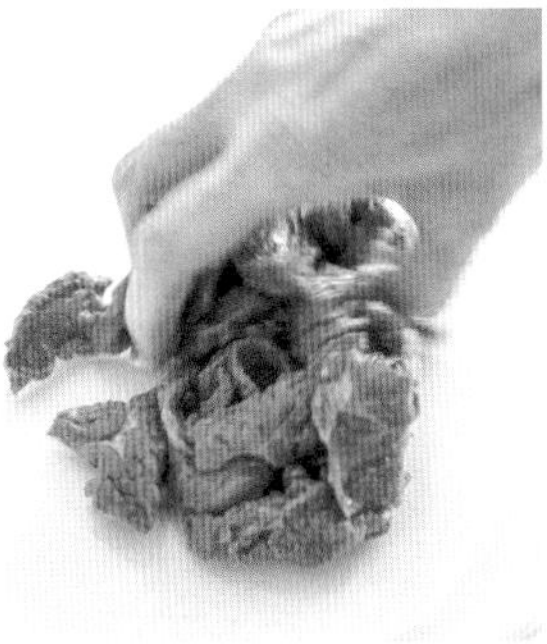

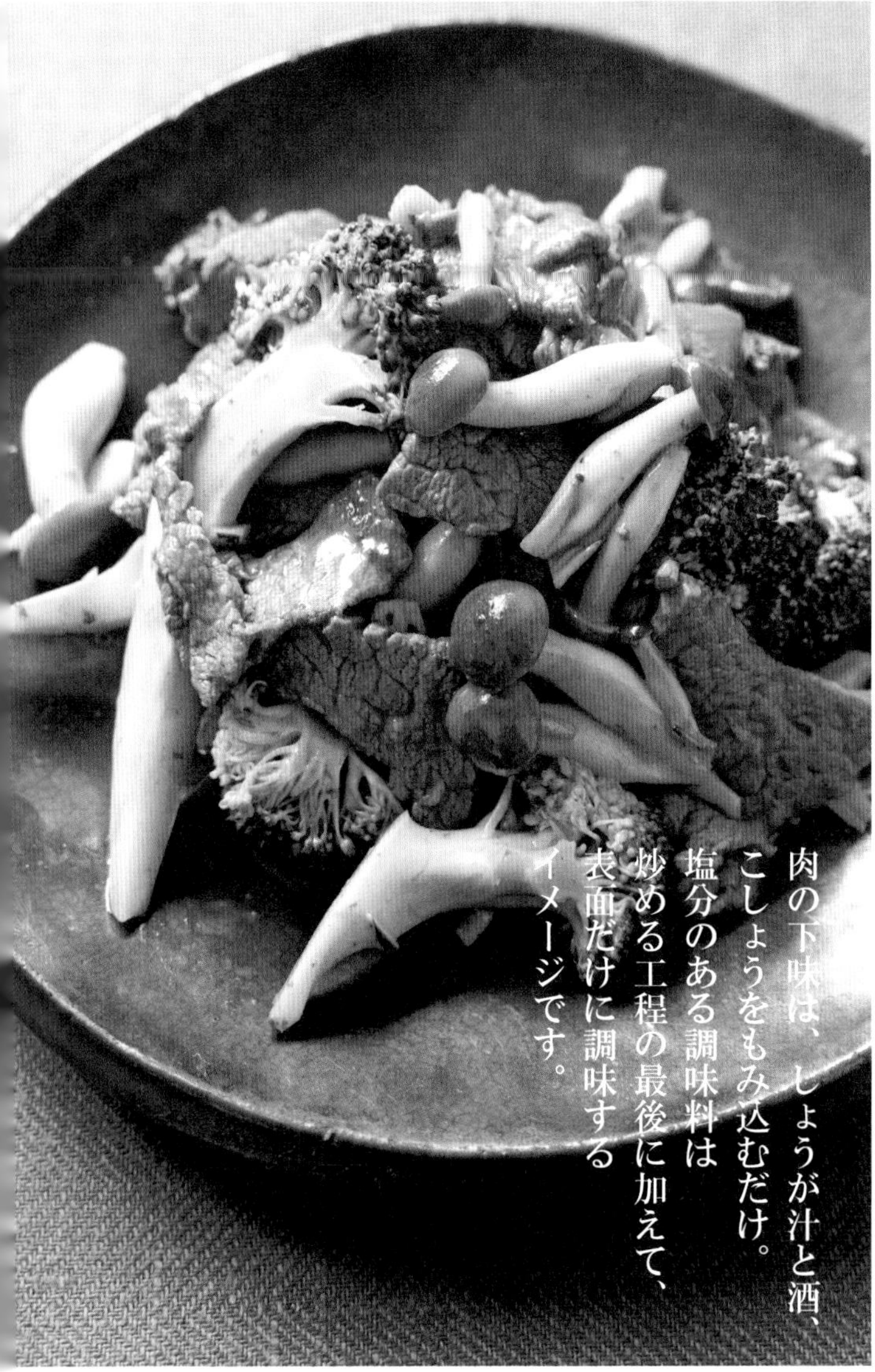
肉の下味は、しょうが汁と酒、こしょうをもみ込むだけ。
塩分のある調味料は炒める工程の最後に加えて、表面だけに調味するイメージです。

○**材料**（2人分）

牛もも焼き肉用肉…150g

A［しょうが汁・酒…各大さじ1/2
こしょう…少々

かたくり粉…小さじ1

ブロッコリー…1/2個（200g）

しめじ…1パック（100g）

サラダ油…大さじ1/2

にんにく（つぶす）…1かけ

B［オイスターソース…大さじ1/2
しょうゆ・酒…各小さじ1

1 牛肉は1㎝幅に切り、Aをもみ込む。ブロッコリーは小房に分け、耐熱皿にのせてラップをかけ、電子レンジで2分加熱する。しめじは石づきを除き、小房に分ける。

2 フライパンに油を中火で熱し、にんにくを炒める。香りが立ったら牛肉にかたくり粉をもみ込んで加え、ほぐしながら炒める。

3 しめじを加えてふたをし、しんなりしたらブロッコリーを加えて炒める。混ぜ合わせたBをまわし入れ、手早く炒める。

1人分 242㎉ 食塩相当量1.1g

ブリと切り干し大根の煮物

塩分、ここから見直しました

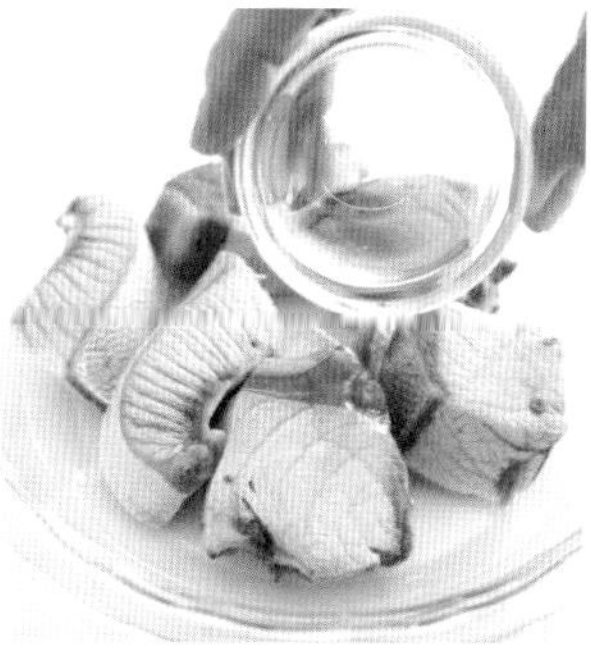

ブリは熱湯をまわしかけてから酒をからめ生臭みをおさえます。甘辛味でさっと煮からめたら一度とり出し、最後に戻し入れるのが減塩のコツ。

○**材料**（2人分）

ブリ…2切れ（160g）
酒…大さじ1/2
切り干し大根…乾30g
しょうが…1かけ

A
酒…大さじ2
しょうゆ…小さじ2
砂糖…大さじ1/2
みりん…小さじ1

だし…1カップ

1 ブリは2～3等分に切って熱湯をまわしかけ、酒をからめる。切り干し大根は洗ってひたひたの水でもどし、水けをきって食べやすい長さに切る。しょうがは皮をむいてせん切りにし、水にさらす（皮はとりおく）。

2 鍋にAとしょうがの皮を入れて強火で煮立てる。ブリを加えて中火にし、ときどき返しながら2～3分煮る。

3 ブリをいったんとり出し、だしと切り干し大根を加えて落としぶたをし、弱火にして15分ほど煮る。ブリを戻し入れて煮汁をからめ、器に盛り合わせ、しょうがをのせる。

1人分 243kcal 食塩相当量1.1g

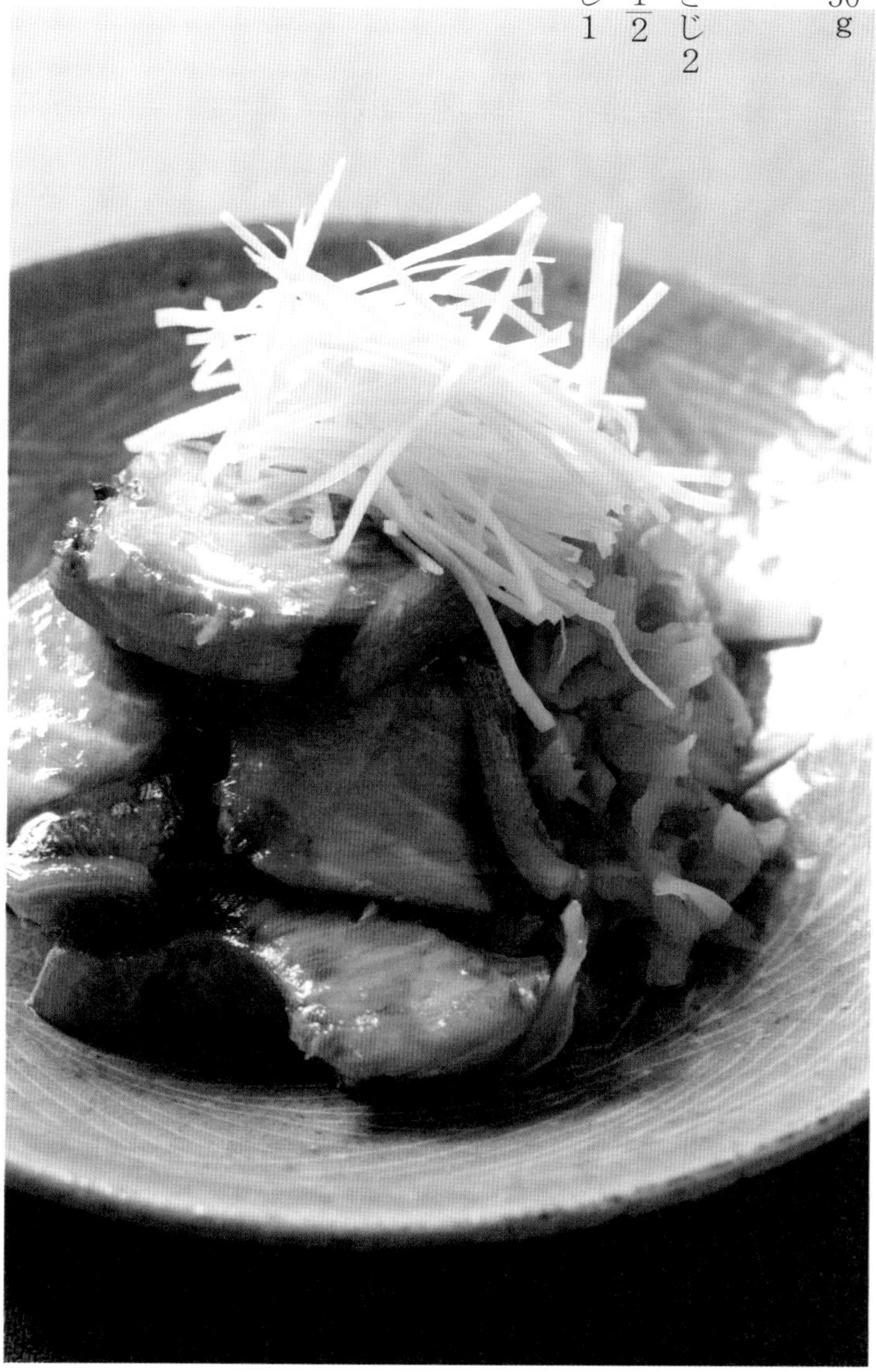

［とろみをつける］

鶏つくねの照り焼き

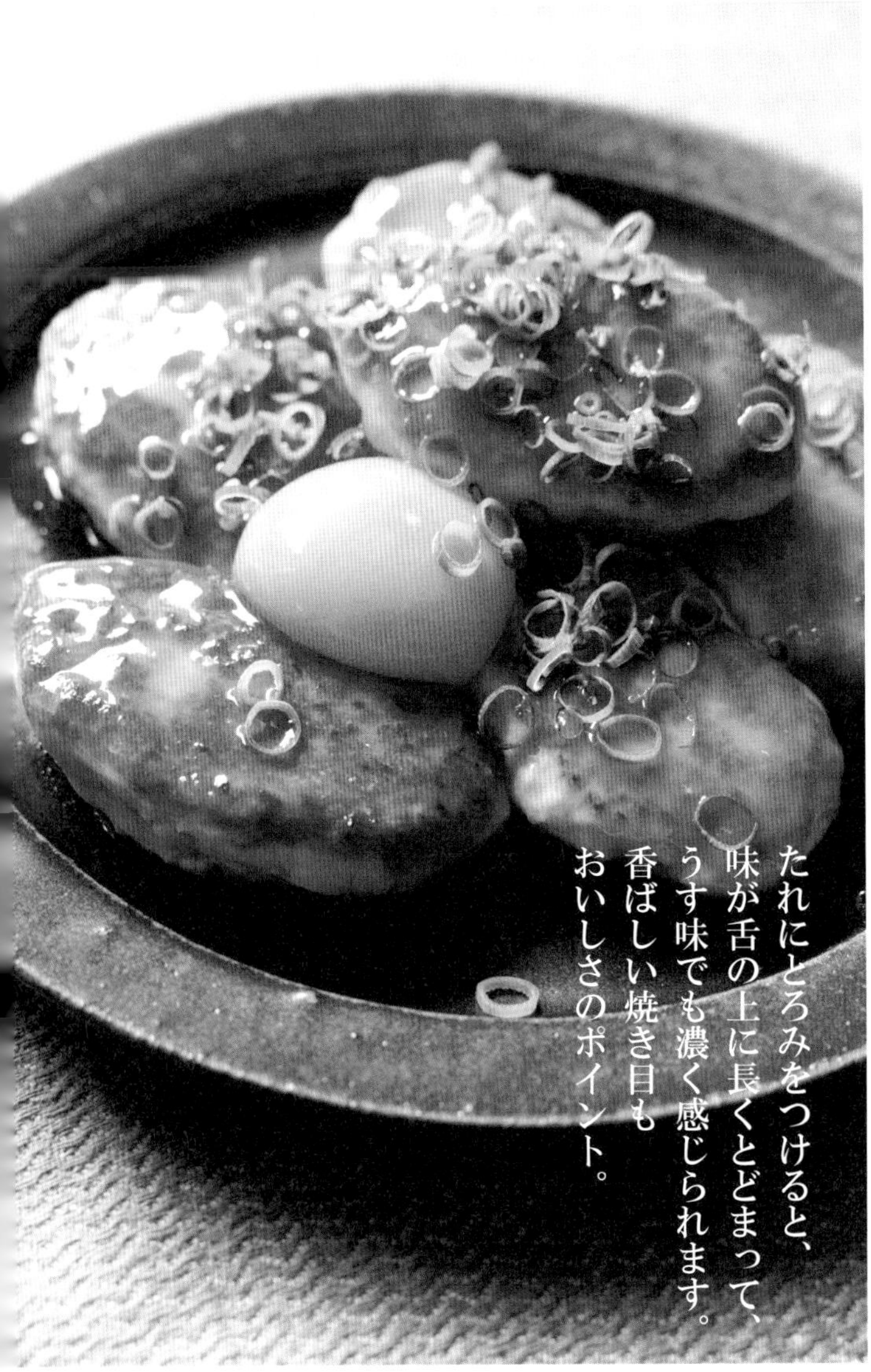

たれにとろみをつけると、
味が舌の上に長くとどまって、
うす味でも濃く感じられます。
香ばしい焼き目も
おいしさのポイント。

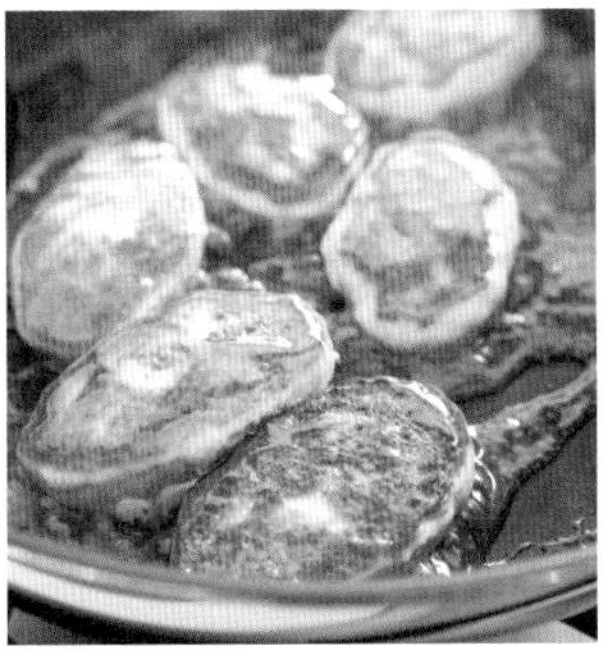

調理にもひとくふう

○**材料**（2人分）

鶏むねひき肉…200g

A
- おろししょうが…1かけ分
- 卵白…1個分
- 酒…大さじ1/2
- かたくり粉…大さじ1

サラダ油…小さじ1

B
- だし…大さじ4
- しょうゆ・酒…各小さじ2
- 砂糖・みりん…各小さじ1
- かたくり粉…小さじ1/2

卵黄…1個

小ねぎ（小口切り）…1本

1 ボウルにひき肉とAを入れて練り混ぜ、6等分にして小判形に整える。

2 フライパンに油を強めの中火で熱し、**1**を並べ入れ、両面を3分ずつ焼く。余分な油をふき、混ぜ合わせたBを加え、混ぜながらとろみをつけてつくねにからめる。

3 器に盛り、卵黄をのせ、小ねぎを散らす。

1人分 205kcal 食塩相当量1.1g

［香りで満足度アップ］

サワラのゆず香味だれ

調理にもひとくふう

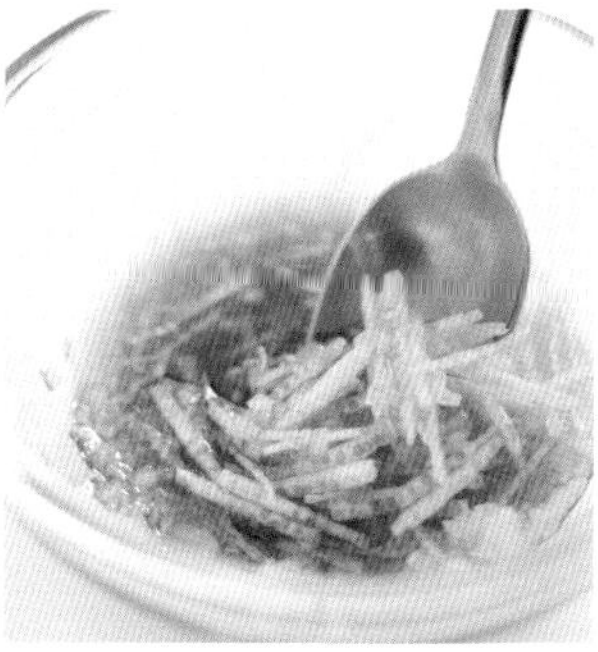

香味野菜や柑橘、スパイスの香りや刺激も減塩の味方になります。玉ねぎの風味に、ゆずのさわやかな酸味をプラスした香味だれをたっぷりかけて。

○材料（2人分）

サワラ…2切れ（160g）
酒…小さじ2
ししとうがらし…16本
サラダ油…少々
A
　玉ねぎ（細かいみじん切り）…1/8個
　ゆずの皮（細切り）…1/4個分
　ゆず果汁…大さじ1
　しょうゆ…大さじ1/2
あらびき黒こしょう…小さじ1/4

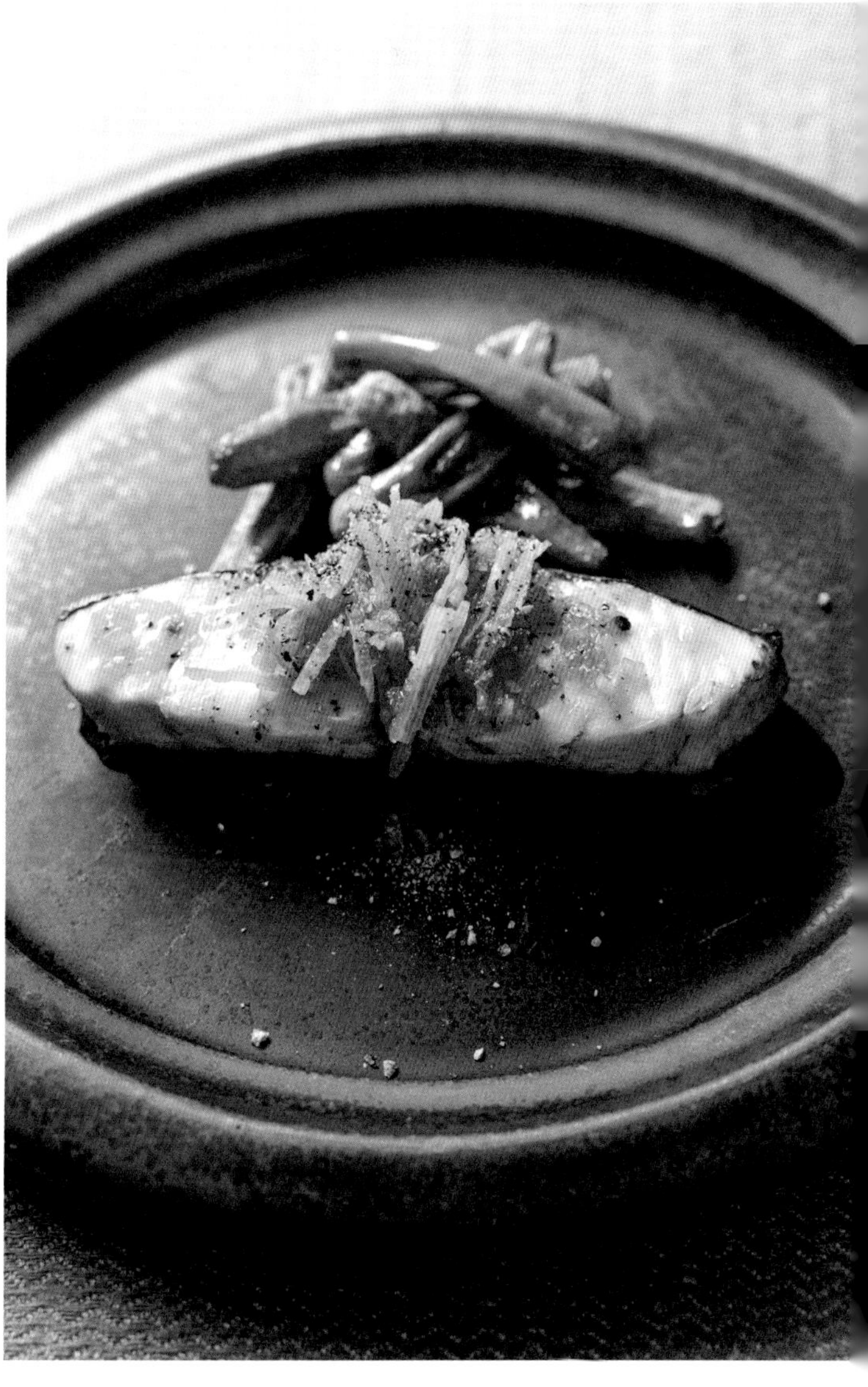

1 サワラは酒をふって5分おく。ししとうはへたを除き、切り目を入れて油をからめる。
2 魚焼きグリルを中火で熱し、サワラを並べ、両面を3～4分ずつ焼く。途中でししとうも加え、2分ほど焼く。
3 器に盛り、Aを混ぜ合わせてサワラにかけ、こしょうをふる。

1人分 163kcal 食塩相当量0.8g

［減塩に役立つアイテム］

健美ストック⑭ 酢玉ねぎ

塩分0gだから安心して使える便利なストック。酢の「酸味」と、玉ねぎの「辛味」「甘味」は、減塩の大きな武器になります。

納豆や冷ややっこにのせて、大根おろしとあえて、オリーブ油と合わせてサラダのドレッシング代わりにも。

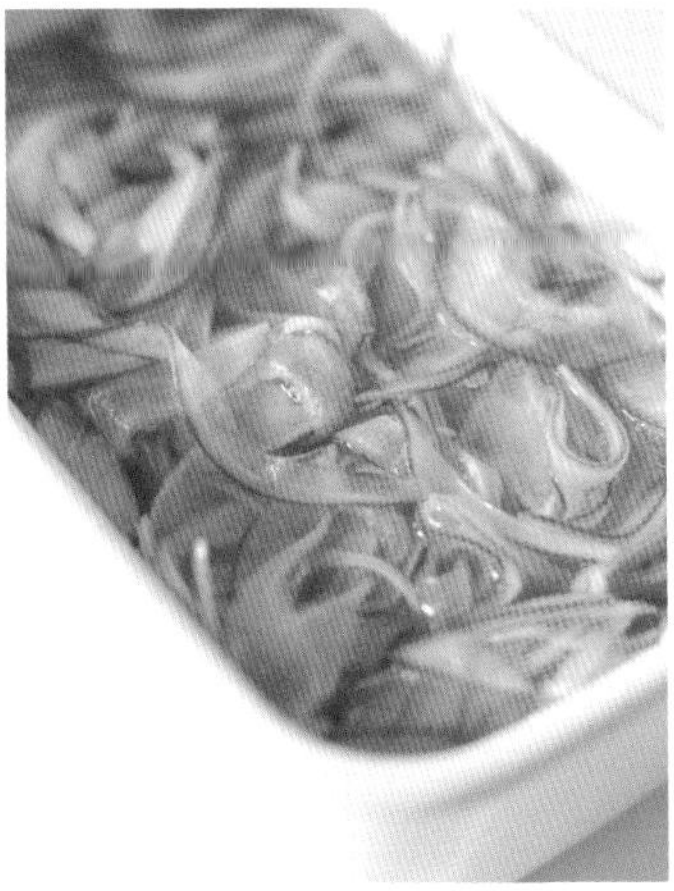

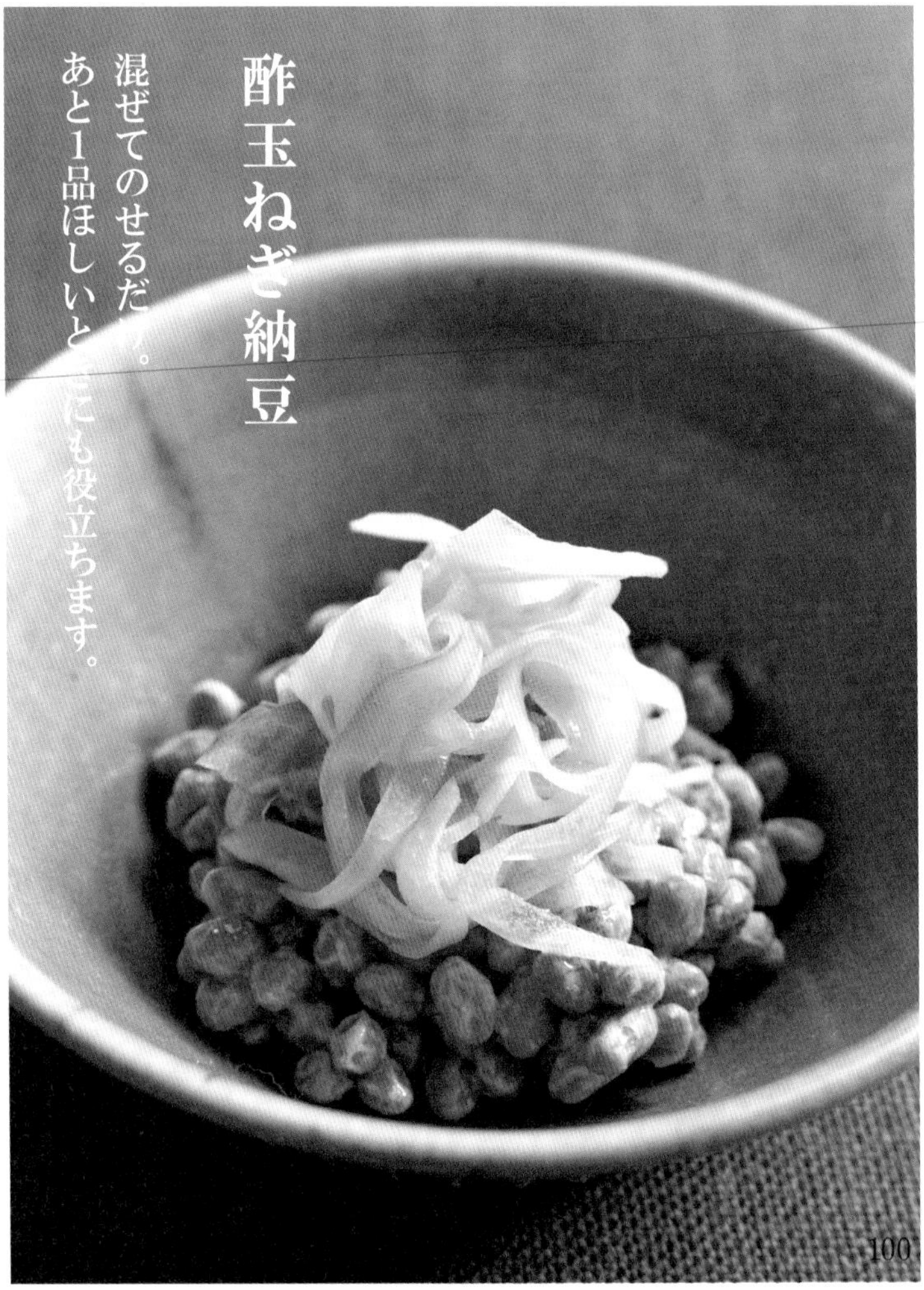

酢玉ねぎ納豆

混ぜてのせるだけ。あと1品ほしいときにも役立ちます。

○材料（2人分）
A［納豆…2パック（80g）
　酢玉ねぎの漬け汁（上記）…小さじ2
　しょうゆ…小さじ1/2
酢玉ねぎ（上記）…20g

1 Aを混ぜて器に盛り、酢玉ねぎをのせる。

1人分 82kcal 食塩相当量0.2g

○**材料と作り方**（作りやすい分量）
紫玉ねぎ（または玉ねぎ）1個（200g）は薄切りにして保存容器に入れ、酢1カップを注いで30分以上おく。
・保存の目安は冷蔵で3〜4日。

10gで 3kcal 食塩相当量 0g

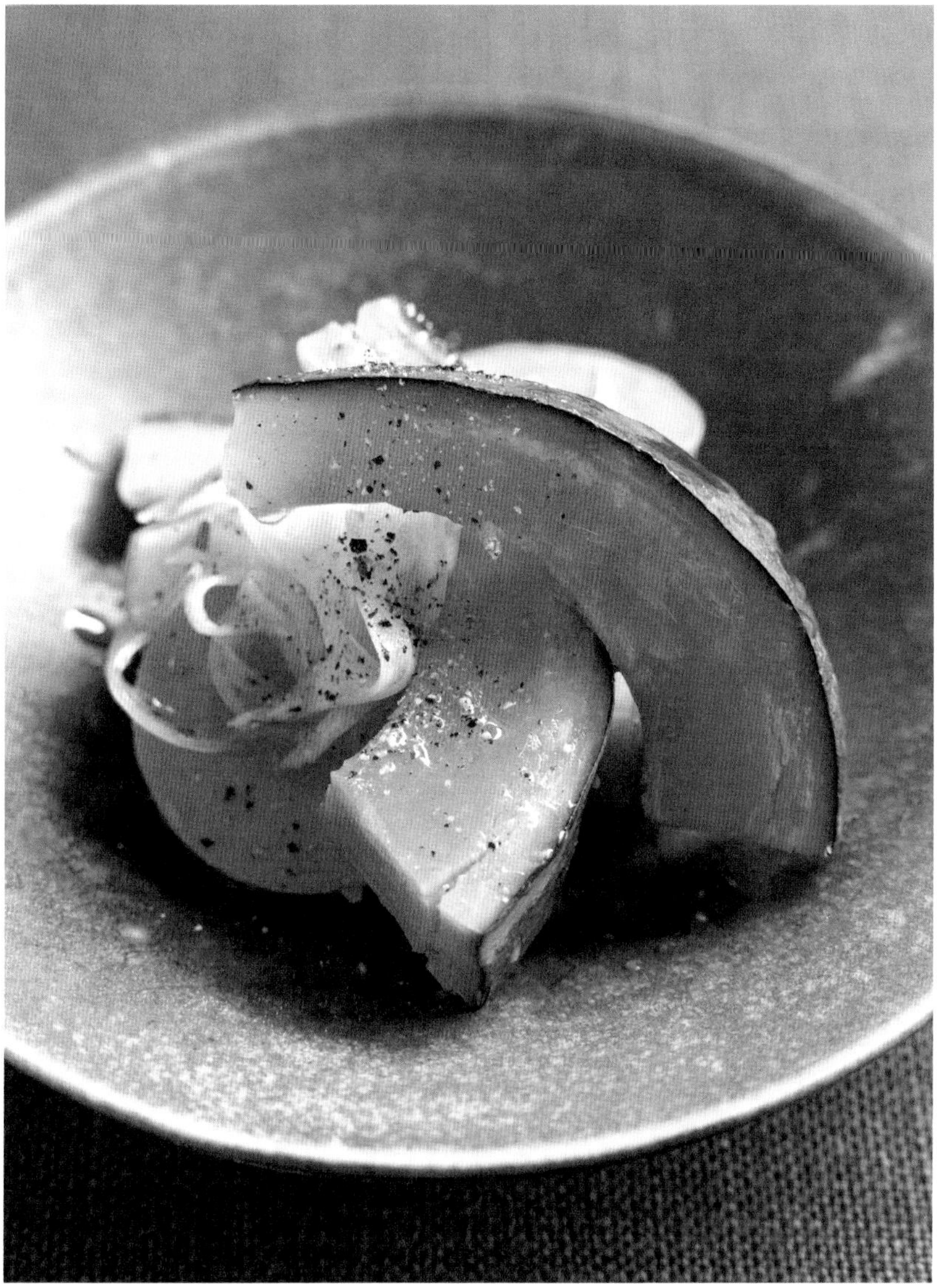

かぼちゃとにんじんの温サラダ

ほくほく甘いかぼちゃとにんじんを
塩分ゼロのドレッシングでまとめます。

○**材料**（2人分）
かぼちゃ…1/6個（150g）
にんじん…1/2本（70g）
酢玉ねぎ（→P100参照）…30g
A ［酢玉ねぎの漬け汁（→P100参照）…小さじ2
　 ［オリーブ油…大さじ1/2
あらびき黒こしょう…少々

1 かぼちゃは種とわたを除いて食べやすい大きさに切る。にんじんは1cm厚さの輪切りにする。
2 蒸気の上がった蒸し器に**1**を入れ、10分ほど蒸す（電子レンジの場合は耐熱皿にのせてラップをかけ、5分加熱してそのまま2分蒸らす）。
3 器に盛り合わせ、酢玉ねぎをのせる。混ぜ合わせたAをかけ、こしょうをふる。

1人分 103kcal 食塩相当量 0g

健美ストック⑮ **発酵しょうが**

すりおろして
低温熟成させるだけで、
いつもの
おろししょうがよりも
辛味の角がとれ、
香りもぐっと甘く豊かになるんです。
酢玉ねぎと同様、こちらも塩分ゼロの調味料。
しょうが農家さんから
教わったレシピです。

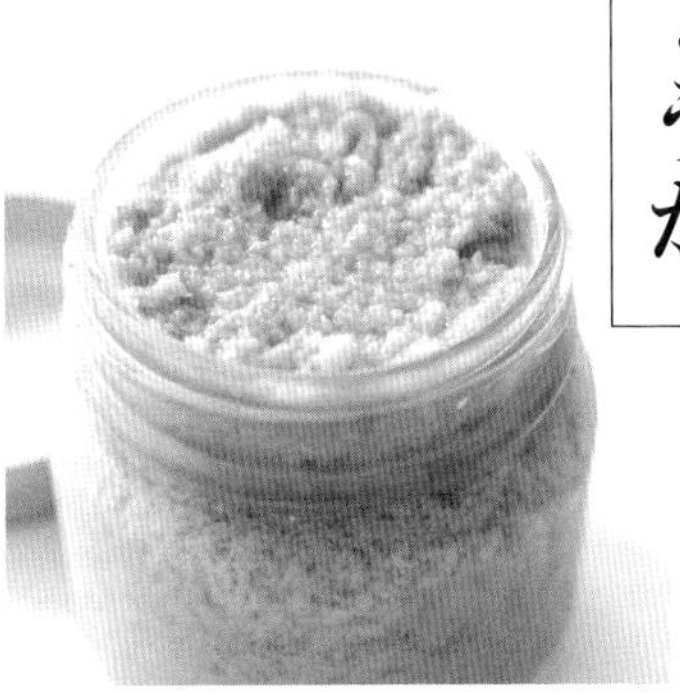

○**材料と作り方**（作りやすい分量）
しょうが200gはよく洗い、皮つきのまますりおろす。熱湯消毒した保存びんに上部いっぱいまで入れてふたをし、冷蔵庫に10日〜2週間おく。
・保存の目安は冷蔵で約2か月。表面が空気に触れないように、使ったらそのつどぴったりとラップを張りつけ、ふたをする。

小さじ1で　2㎉　食塩相当量　0g

みそ汁に入れて…

みそ汁やスープなどの汁物は高塩分になりがちですが、
素材のうま味を利用して調味料を最低限に。
発酵しょうがを加えると、
うす味でも、もの足りなさを感じません。

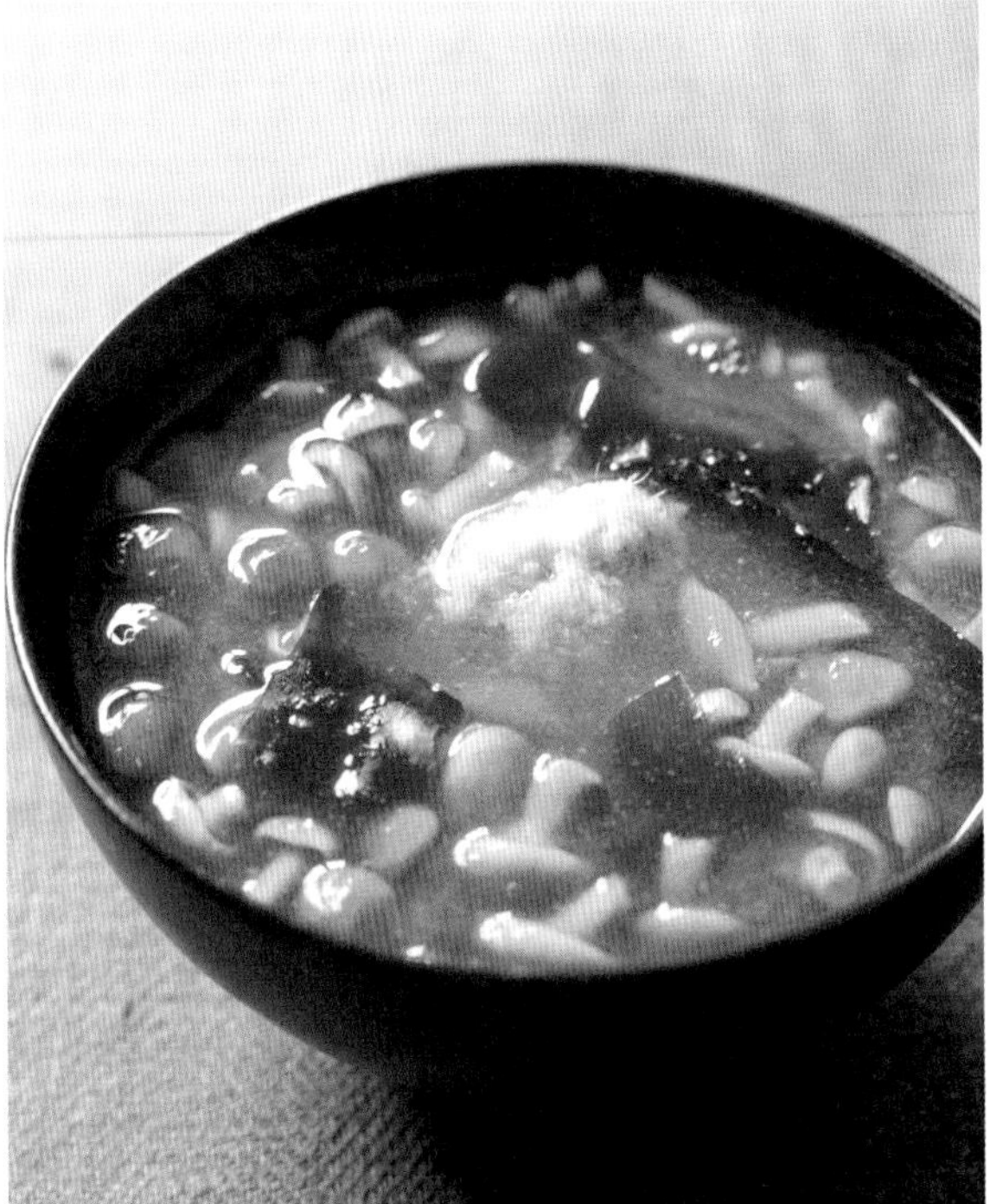

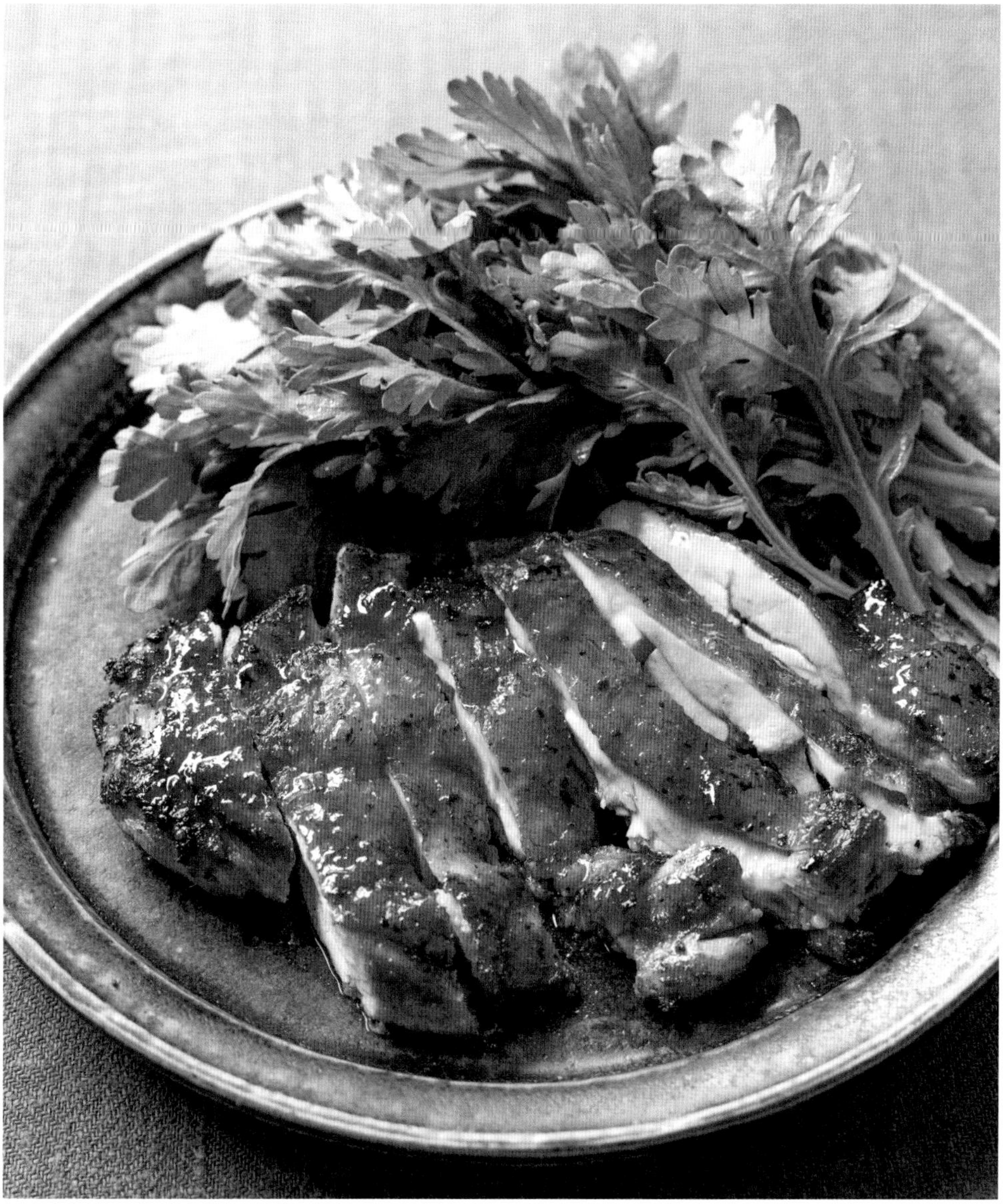

チキンの発酵しょうが焼き

発酵しょうがをすり込んでおくと、肉がぐんとやわらかくなります。風味も増して、減塩とは思えない満足感。

○材料（2人分）

鶏もも肉…1枚（250g）

A
- 発酵しょうが（→P102参照）…大さじ1
- 酒…大さじ1
- こしょう…少々

サラダ油…小さじ1

B
- ナンプラー…大さじ1/2
- 砂糖…小さじ1/2

春菊（葉を摘む）…40g

1 鶏肉は余分な脂を除き、厚みに切り目を入れる。Aをよくすり込み、15分おく。

2 フライパンに油を強めの中火で熱し、**1**の皮目を下にして入れる。小ぶりの平らなふたなどをじかにのせて重石をし、5〜6分焼く。こんがりと焼けたら裏返し、重石をせずに5分焼く。Bを混ぜ合わせて加え、からめる。

3 食べやすく切って器に盛り、春菊を添える。

1人分 268kcal 食塩相当量1.3g

塩麹

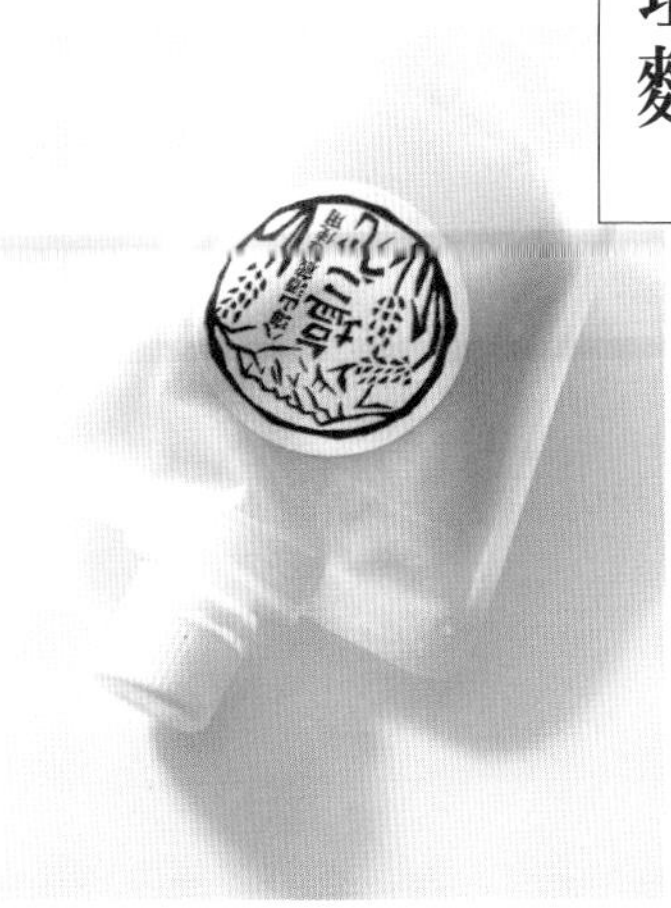

塩麹はうま味とこくが豊かで、合わせる素材自体の味わいもぐんとアップさせてくれるのが魅力。一時期ブームになりましたが、私はうっかり乗り遅れ（笑）、ようやく日々そのよさを実感しているところです。最近は、八海醸造の「八海山酒蔵麹使用 塩こうじ」を愛用中。

クレソンの塩麹あえ

ごま油とにんにくの風味をきかせて。クレソンのほか、ゆでたブロッコリーや青菜でもよく合います。

○**材料**（2人分）

クレソン…100g

A［塩麹・ごま油…各小さじ1
おろしにんにく…少々

1 クレソンは葉を摘み、茎は2〜3cm長さに切る。ボウルに入れ、Aを加えてよく混ぜる。

1人分 31kcal 食塩相当量0.4g

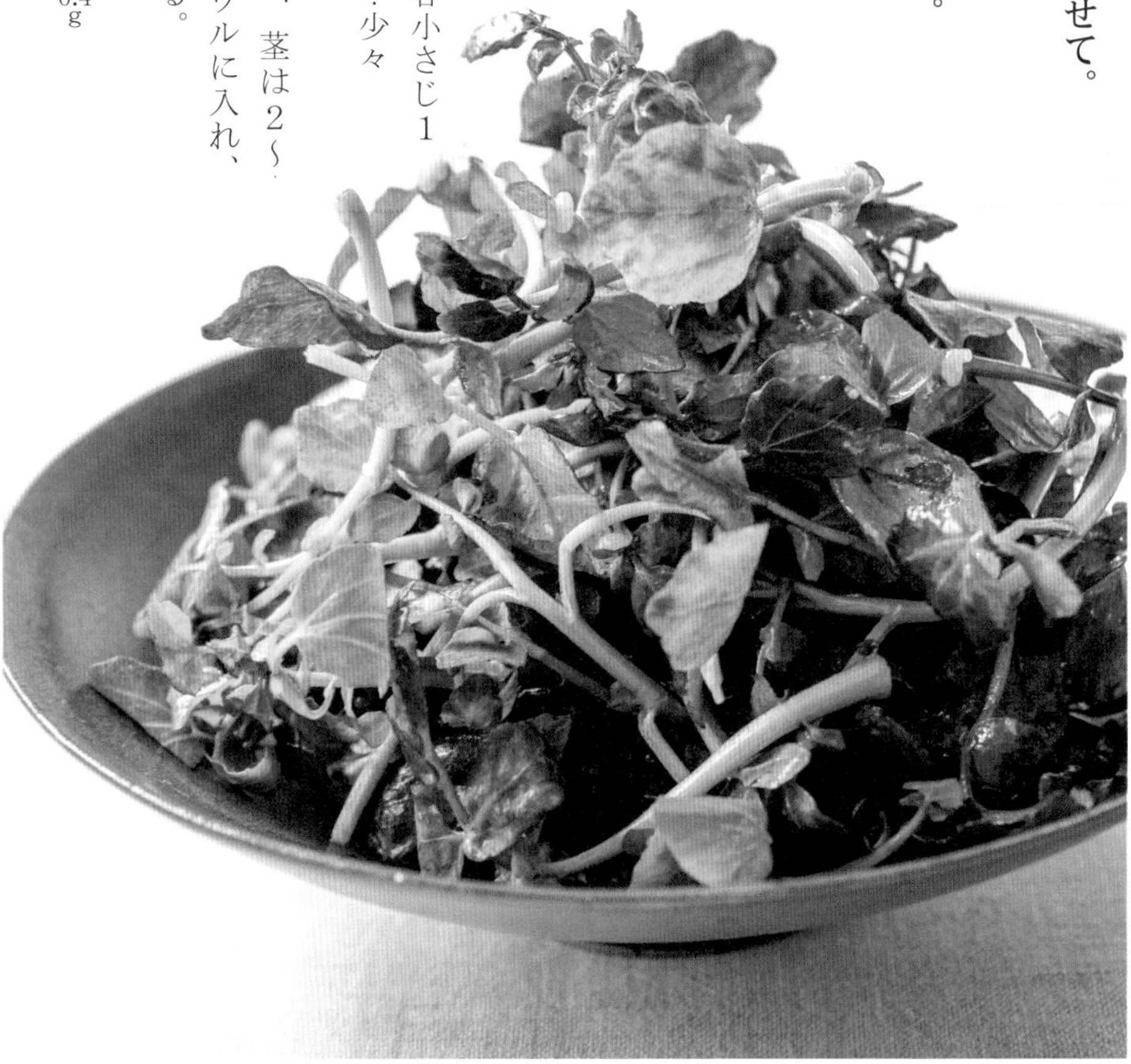

塩麹肉じゃが

塩麹でまず試してほしいのが、肉じゃが！
肉がやわらかくなり、うま味も全体に広がります。

○材料（2人分）
豚ロース薄切り肉…150g
じゃがいも…2個（300g）
にんじん…1/2本（70g）
玉ねぎ…1/2個（100g）
さやえんどう…12枚

A
- 塩麹…大さじ1
- 酒…大さじ2
- にんにく（つぶす）…1かけ

水…1/2カップ

1 豚肉は長さを2〜3等分に切る。じゃがいもはひと口大の乱切りにしてさっと洗う。にんじんは小さめの乱切りに、玉ねぎは1cm幅のくし形切りにする。さやえんどうはへたと筋を除く。

2 鍋にAと豚肉を入れてからめ、10分ほどおく。強火にかけて混ぜながら炒め、肉の色が変わったらじゃがいも、にんじん、玉ねぎを加えて炒める。

3 分量の水を加えてふたをし、中火にして煮汁がほとんどなくなるまで煮る。さやえんどうを加えてひと煮する。

1人分 329kcal　食塩相当量1.3g

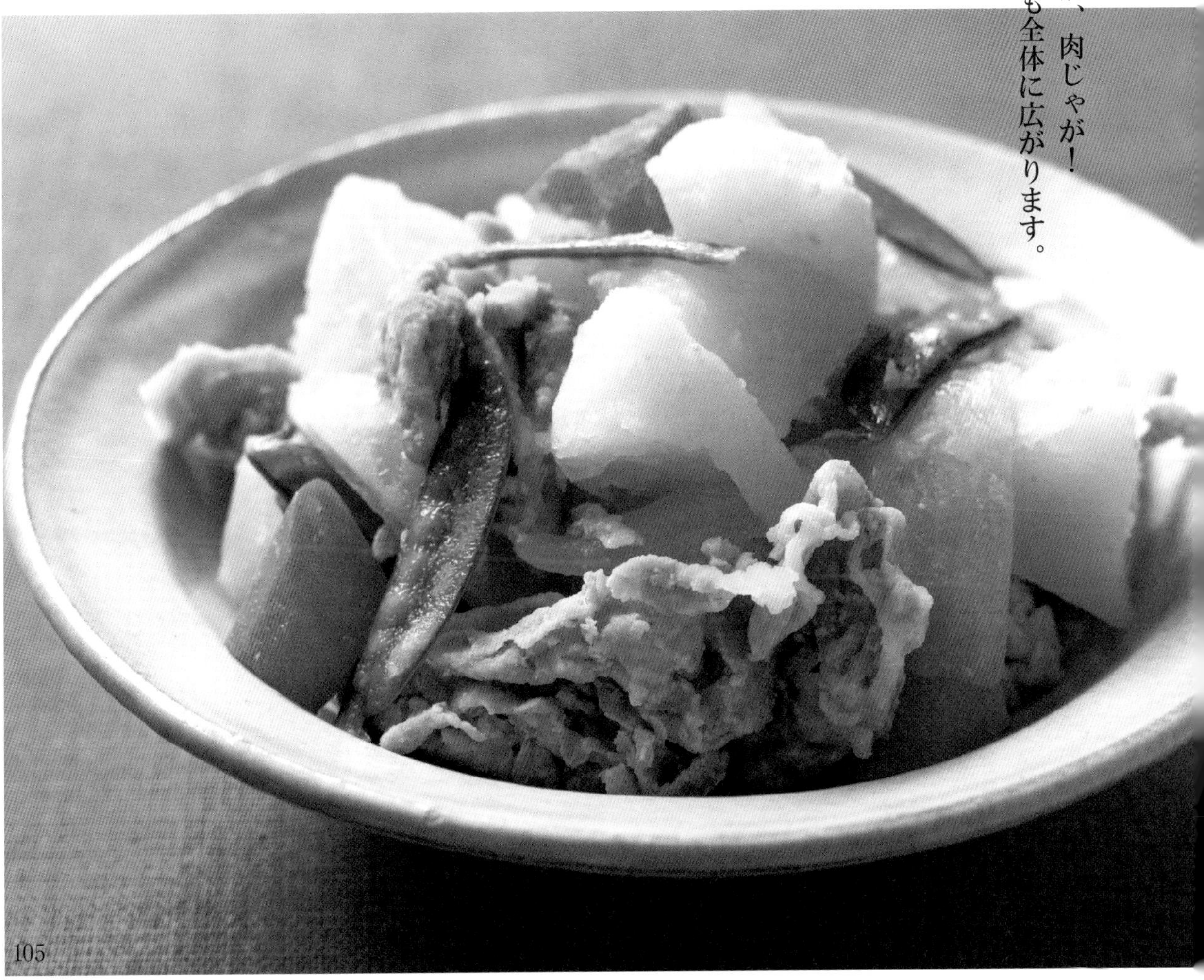

エビと長いもの塩麹卵とじ

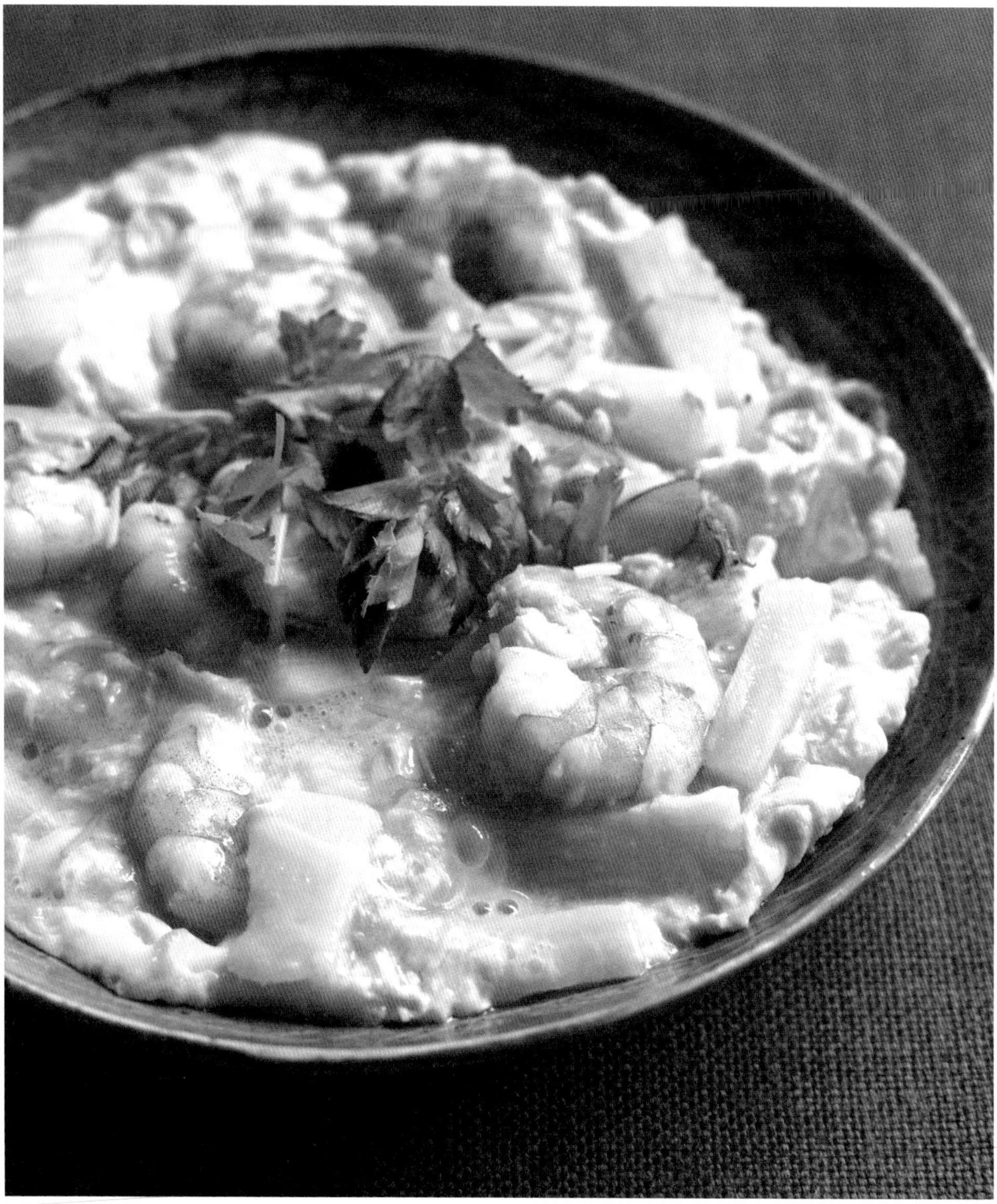

塩麹のやさしい塩味は、卵との相性も抜群。

○**材料**（2人分）
むきエビ…80g
酒…大さじ1/2
長いも…150g
卵…2個
だし…3/4カップ
塩麹…小さじ1
三つ葉（1cm長さに切る）…少々

1 エビは背わたを除いて洗い、水けをふいて酒をからめる。長いもは3cm長さの短冊切りにする。卵は割りほぐす。

2 直径20cm程度のフライパンにだしと長いもを入れて中火にかけ、煮立ったらふたをして5分煮る。エビを加えて1〜2分煮て、塩麹を加えて混ぜ、卵をまわし入れる。弱火で20〜30秒加熱し、ふたをして火を消し、好みの加減に火を通す。

3 器に盛り、三つ葉をのせる。

1人分 165kcal 食塩相当量0.8g

Column 3

私の減塩は、まだまだ進化の途上です

50歳を過ぎたころから夫婦ともども血圧が上がってきたことをきっかけに、本格的に減塩と向き合うようになりました。まずは、おいしいと感じるみそ汁がどれくらいの塩分なのかを知りたくて、塩分濃度計を購入。毎朝測り続けていくうちに、たくさんの発見がありました。玉ねぎやかぶなどの甘味のある野菜を使うと、うす味でも満足度が高まること。濃いだしや麹の割合の多いみそを使うと、塩分が低くてもおいしく感じられること。

　減塩を意識するようになってから、油や脂っこいものをとることも減ったように思います。肉も、脂より赤身の味を「おいしい」と感じるようになりました。そんな味覚の変化もおもしろく、塩分高めの調味料をほかの食材に置きかえられないか？　など、実験のようにくふうを重ねている毎日です。

　うす味にもすっかり慣れ、減塩が楽しくなってきた一方で、「塩はうま味を引き立てるために欠かせないものだ」ということも、改めて感じています。

　雑誌や書籍でレシピ提案をするうえで私がたいせつにしたいのは、「ひと口食べておいしい味」ではなく、食べ進めるうち、最後においしかったと感じられる味。やみくもに塩分を減らすのではなく、「おいしさ」と「栄養」の両面から、納得のいく着地点をこれからも模索し続けていきたいと思っています。

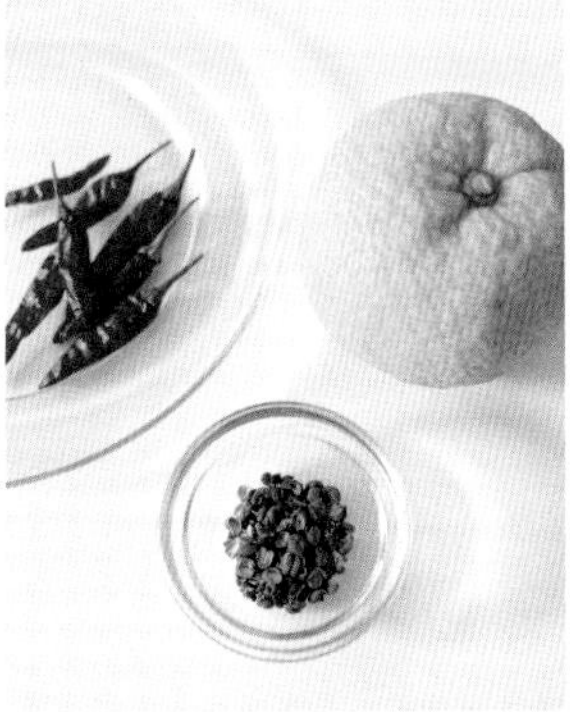

塩分高めの調味料は、塩分ゼロで似た辛味や香りを持つものに置きかえることも。たとえば、豆板醤はとうがらしに、ゆずこしょうはゆずの皮や果汁に。

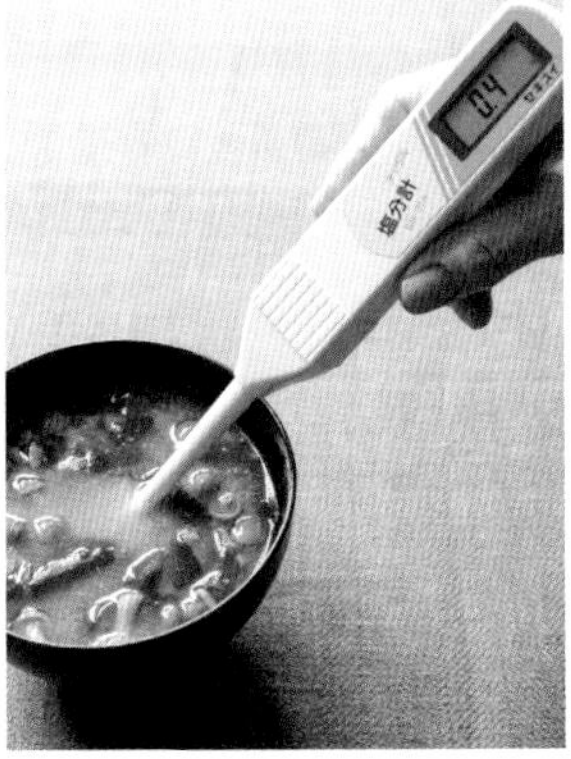

積水マテリアルソリューションズ㈱のデジタル塩分計を愛用。毎朝、夫婦でみそ汁の塩分を当てっこしているうちに、今では夫もその日のみそ汁の塩分をピタリと当てられるように！

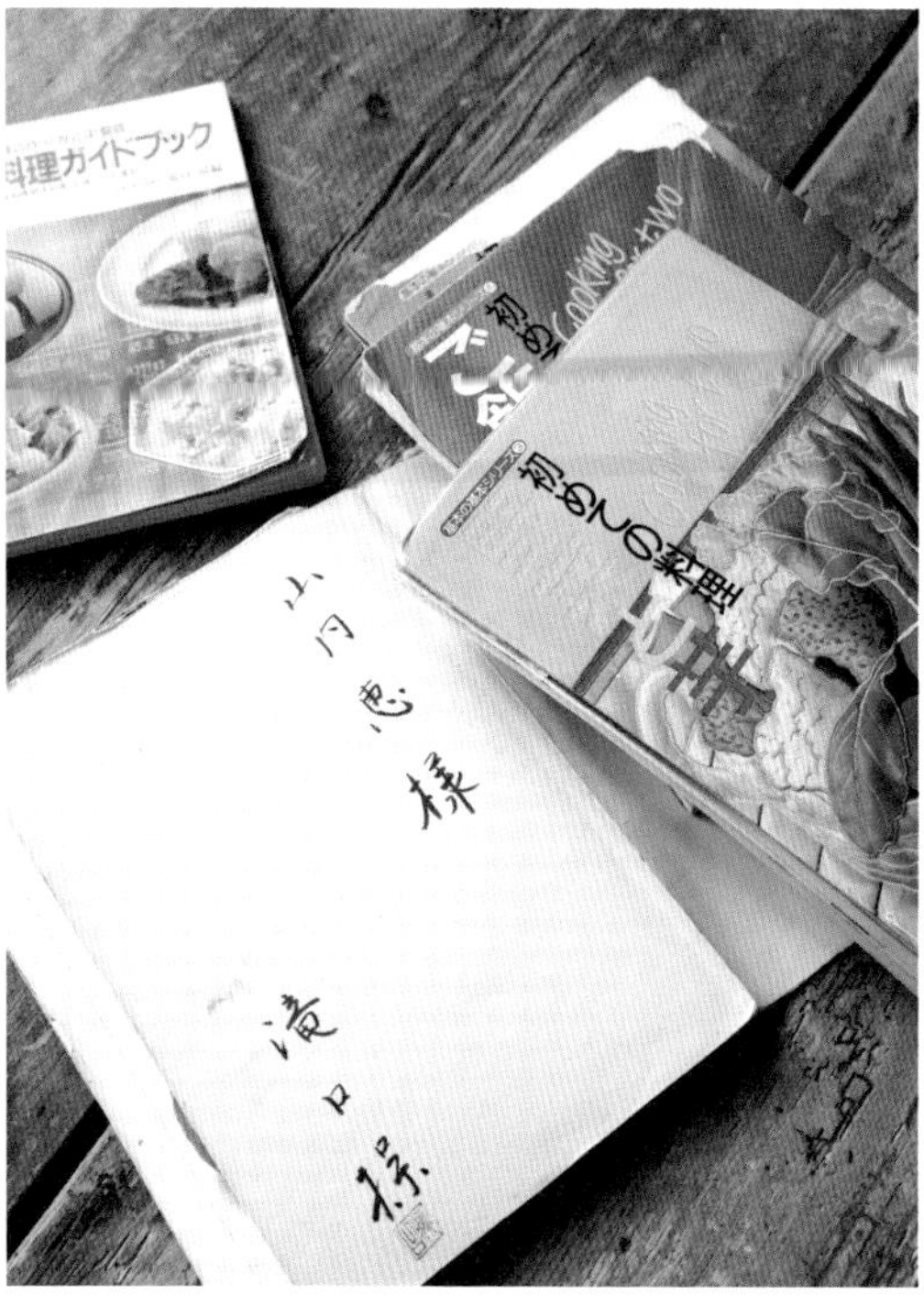

直筆のサインが残る故・滝口操さんの著書。「今でもしょっちゅうページを開く、私のバイブルです」

『基本の基本シリーズ　初めての料理』全５冊
（相川方・小林トミ・滝口操共著／女子栄養大学出版部／現在は絶版）
『家庭料理ガイドブック』
（滝口操著／女子栄養大学出版部／現在は絶版）

恩師 滝口操先生から教わったこと

はずせるものと、はずせないものがある。

冒頭でお話ししたように、滝口操先生にあこがれて女子栄養大学に入学したものの、先生は短期大学の所属で、なんと大学では授業は受け持っておられなかったのです！ そこでなんとか、先生の料理教室の研究生になるという方法を見つけたのが大学3年生のとき。材料の計量や洗い物のお手伝いをすると、授業を無料で受けられ、試食もさせてもらえて。それからテレビの料理番組で先生のアシスタントを務めることになり、その経験が料理家への礎になりました。出産を機に専業主婦として過ごした5年の間にも、滝口先生の著書をくり返し開き、お料理をかたっぱしから作りました。

滝口先生のかたわらで、そして本を通して、たくさんのことを教わりました。なにげない作業のひとつひとつにも科学的な根拠があって、それを知ると、「はずせるもの」と「はずせないもの」がおのずと見えてきます。先生はそれを、いつもかみ砕いて、ていねいに教えてくださいました。「楽しく作って、おいしく食べて、健康になる」――先生の姿勢を追いながら、私もまだまだ前に進んでいきたいと思っています。

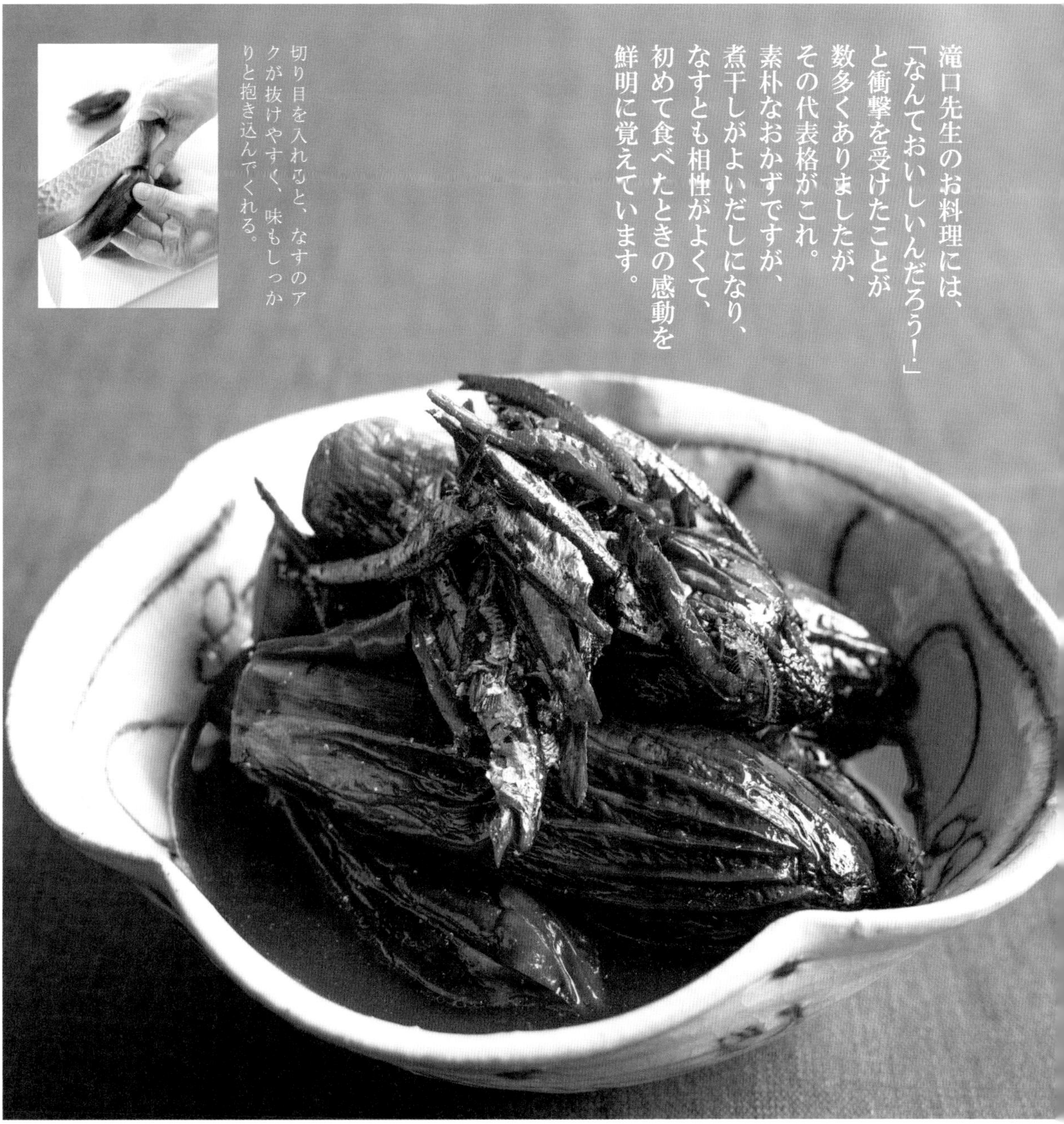

滝口先生のお料理には、
「なんておいしいんだろう！」
と衝撃を受けたことが
数多くありましたが、
その代表格がこれ。
素朴なおかずですが、
煮干しがよいだしになり、
なすとも相性がよくて、
初めて食べたときの感動を
鮮明に覚えています。

切り目を入れると、なすのアクが抜けやすく、味もしっかりと抱き込んでくれる。

なすの田舎煮

○材料（作りやすい分量）

なす…6本（400g）
煮干し…20g
赤とうがらし
（へたと種を除く）…2本
サラダ油…大さじ3
水…1カップ
A
砂糖…大さじ1
しょうゆ…大さじ3
酒…大さじ2

1 なすはへたを除き、茶せん状に縦に切り目を入れて水にさらす。煮干しは頭とわたを除いて半分に裂く。

2 フライパンに油ととうがらしを中火で熱し、なすの水けをふいて入れ、炒める。分量の水とA、煮干しを加え、ふたをして20分ほど、なすがやわらかくなるまで煮る。

1人分 127kcal 食塩相当量1.4g

アジが旬を迎えると、たびたび作るのが酢じめ。
それをきゅうりやたくあんと合わせるのは、
滝口先生から教わったレシピです。
アジなどの青背の魚の油には、DHAやEPAが豊富。
生で食べると調理による損失がなく、効率的です。

たたいてなめろうにしてもおいしい。

アジの酢じめ

○**材料**（2人分）
アジ（刺し身用）…2尾（140g）
A［水…1カップ
　塩…小さじ4/5（水の重量の2%）
酢…大さじ3

1人分 79kcal 食塩相当量0.9g

1 アジは頭とわたを除き、三枚におろす。バットにAを合わせてアジを浸し、冷蔵庫に20分おく。とり出して水けをふく。

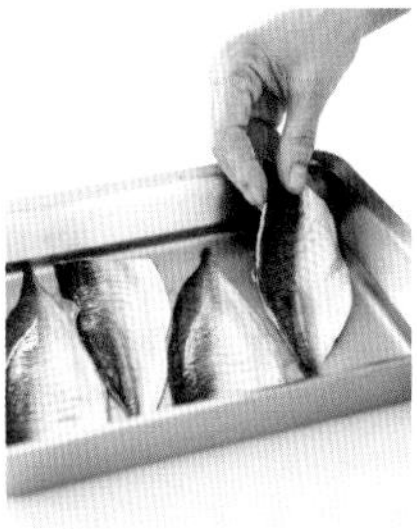

2 別のバットに酢を入れ、**1**を2分浸す（途中で上下を返す）。腹骨と小骨を除き、頭側から尾側に向かって皮を引く。

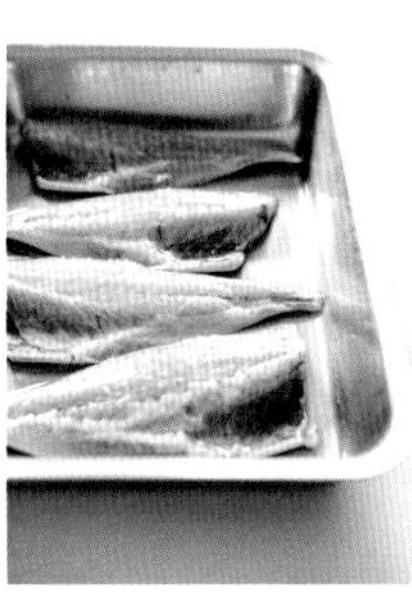

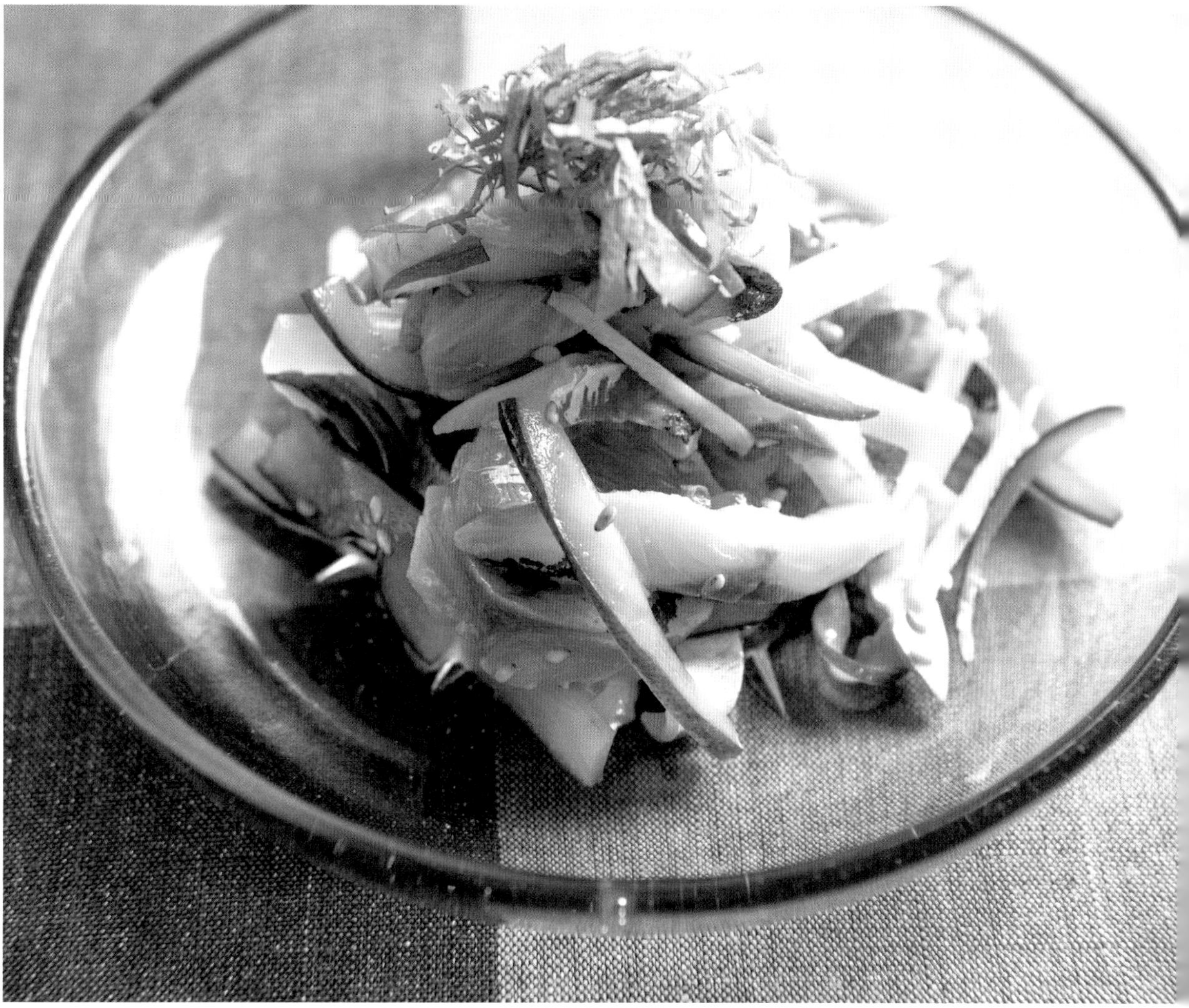

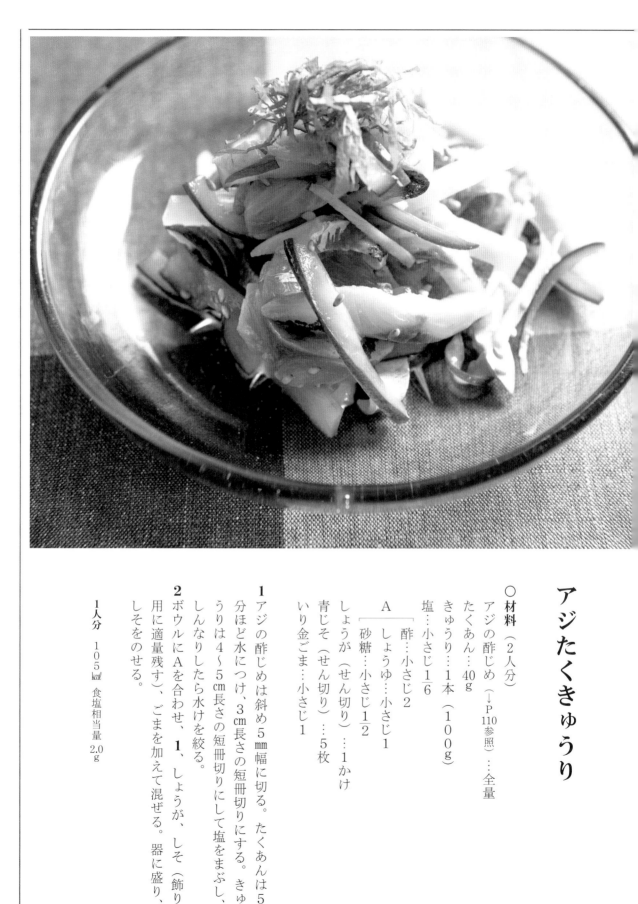

アジたくきゅうり

○**材料**（2人分）
アジの酢じめ（→P110参照）…全量
たくあん…40g
きゅうり…1本（100g）
塩…小さじ1/6
A［酢…小さじ2
しょうゆ…小さじ1
砂糖…小さじ1/2］
しょうが（せん切り）…1かけ
青じそ（せん切り）…5枚
いり金ごま…小さじ1

1 アジの酢じめは斜め5㎜幅に切る。たくあんは5分ほど水につけ、3㎝長さの短冊切りにする。きゅうりは4～5㎝長さの短冊切りにして塩をまぶし、しんなりしたら水けを絞る。

2 ボウルにAを合わせ、**1**、しょうが、しそ（飾り用に適量残す）、ごまを加えて混ぜる。器に盛り、しそをのせる。

1人分 105㎉ 食塩相当量 2.0g

もち米だけを使用した滝口先生の蒸しおこわ。
私はうるち米を混ぜて炊くことも多いのですが、
ときどき、原点に立ち返るつもりで
このレシピと向き合っています。
お料理は知らず知らずのうちに変化していくもの。
打ち水をしながらあれこれ思いを巡らせ、
再び初心に返っていきます。

松前おこわ

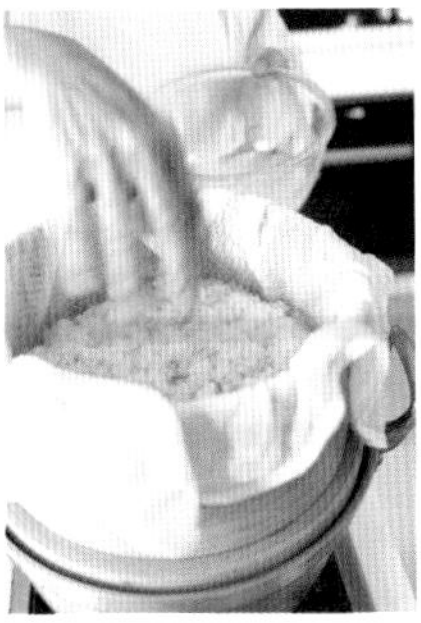
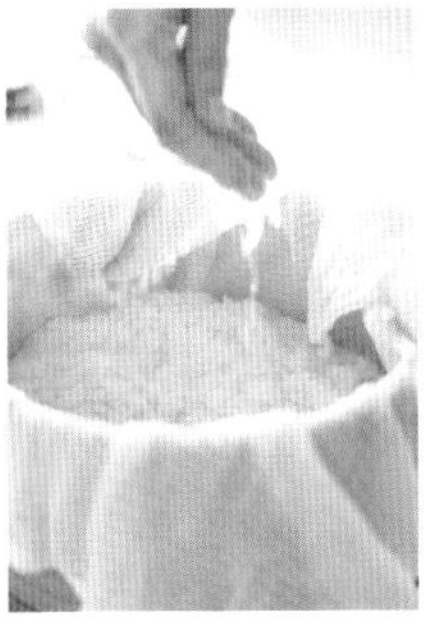

もち米100％。途中で何度か打ち水をしながら蒸し上げる。

○材料（4人分）

もち米…3カップ
水…3カップ
A ┌ 酒…大さじ2
　└ 塩…小さじ1
甘塩ザケ…2切れ（200g）
三つ葉…20g
とろろ昆布…5g
イクラ…20g

1 もち米は洗ってボウルに入れ、分量の水に浸して1時間以上おく。ざるにあげ、つけ汁はとりおく。

2 蒸気の上がったせいろに蒸し布を広げ、もち米を入れてふたをし、強火で35～40分蒸す。つけ汁にAを加えて混ぜ、途中で2～3回に分けてふり入れる。

3 サケは魚焼きグリルで両面を2分ずつ焼き、皮と骨を除いてあらくほぐす。三つ葉は葉を摘み、茎は1cm幅に切る。とろろ昆布は食べやすくほぐす。
4 蒸し上がった**2**の上にサケをのせて2～3分蒸らし、とろろ昆布を加えて軽く混ぜる。器に盛り、三つ葉とイクラをのせる。

1人分　354kcal　食塩相当量2.3g

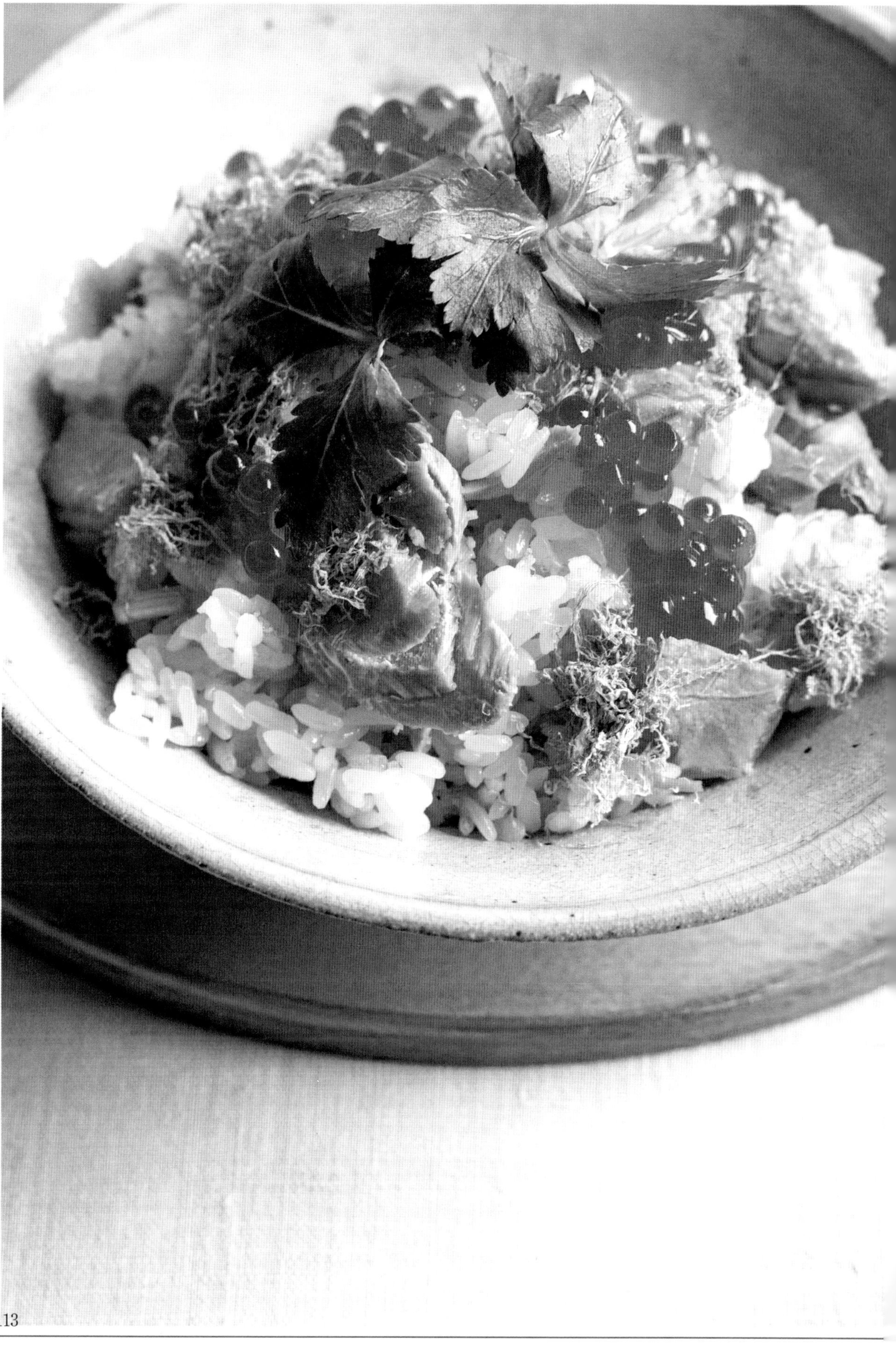

本書でご紹介した〝健美ストック〟一覧

ゆでておく、蒸しておく、さっと煮ておく。
それだけで、忙しいとき、疲れているときの食事作りを
ラクにしてくれるのがこのストックたち。
のっけるだけ、あえるだけでもすぐに1品が完成します。

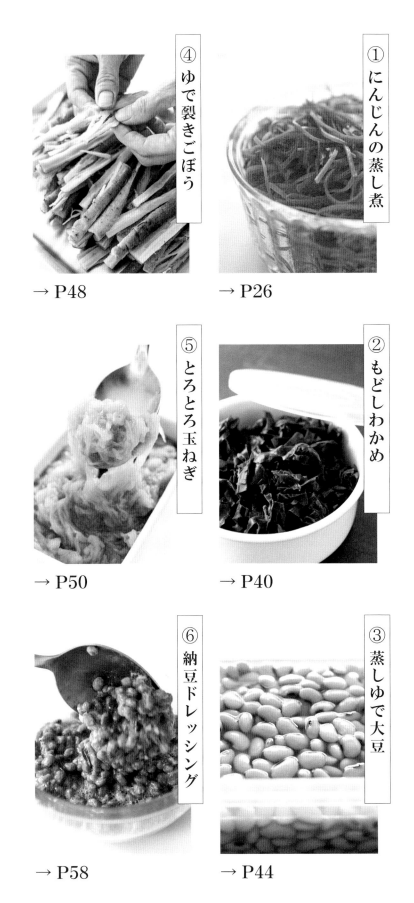

①にんじんの蒸し煮

→ P26

②もどしわかめ

→ P40

③蒸しゆで大豆

→ P44

④ゆで裂きごぼう

→ P48

⑤とろとろ玉ねぎ

→ P50

⑥納豆ドレッシング

→ P58

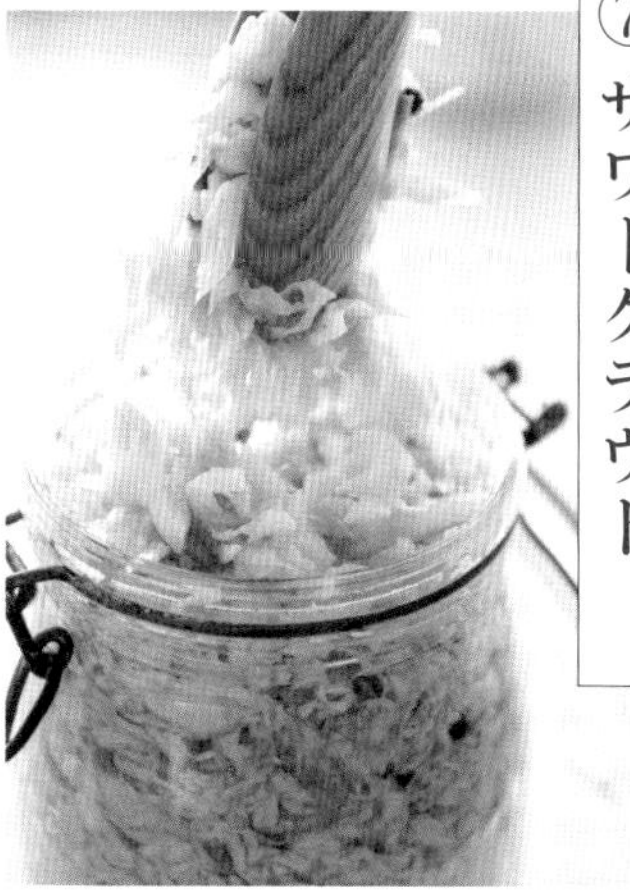

⑦ザワークラウト

→ P62

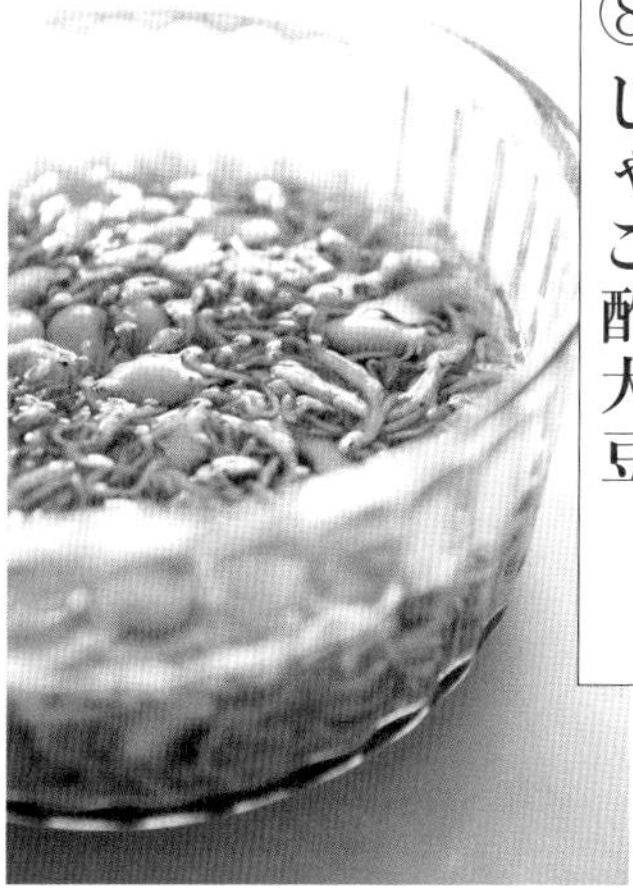

⑧じゃこ酢大豆

→ P68

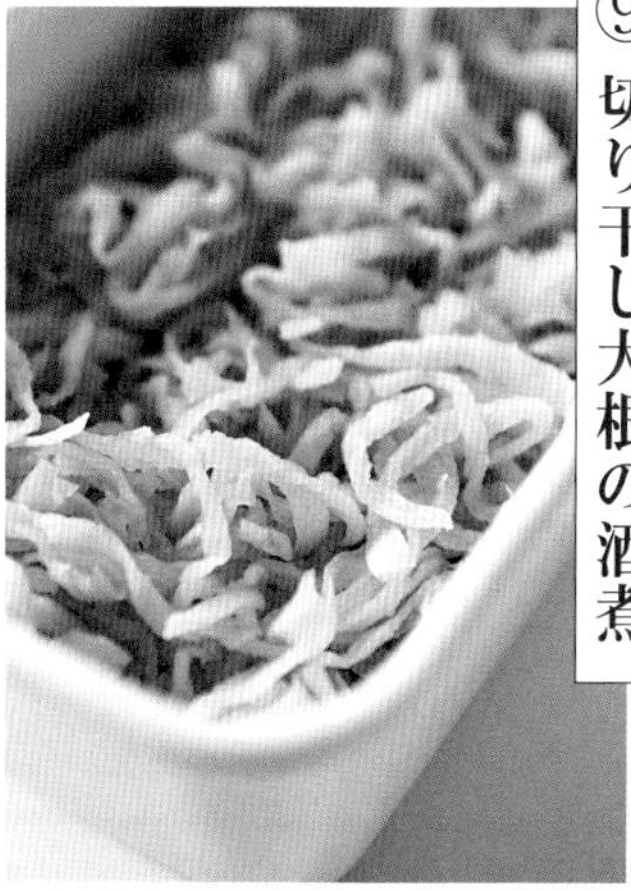

⑨切り干し大根の酒煮

→ P69

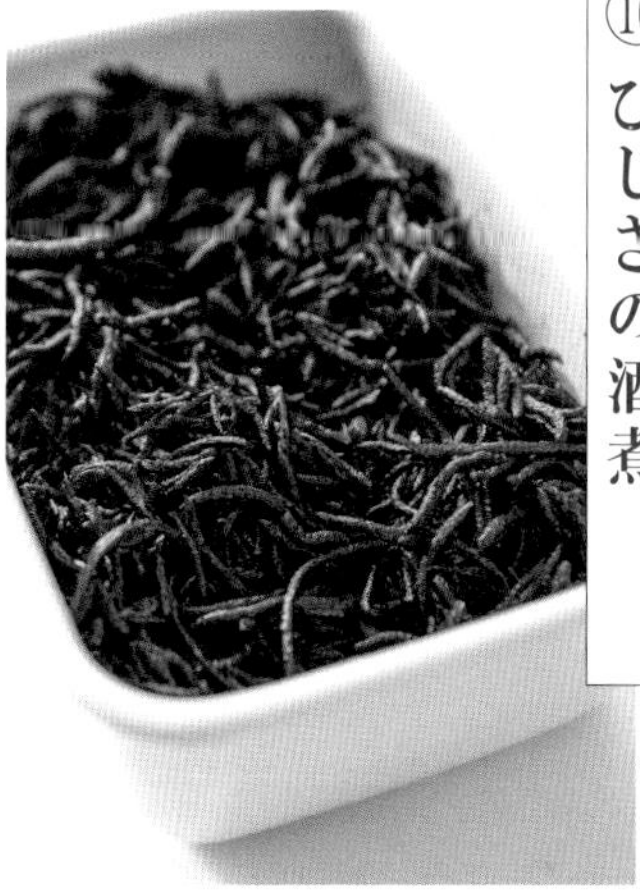

⑩ひじきの酒煮

→ P74

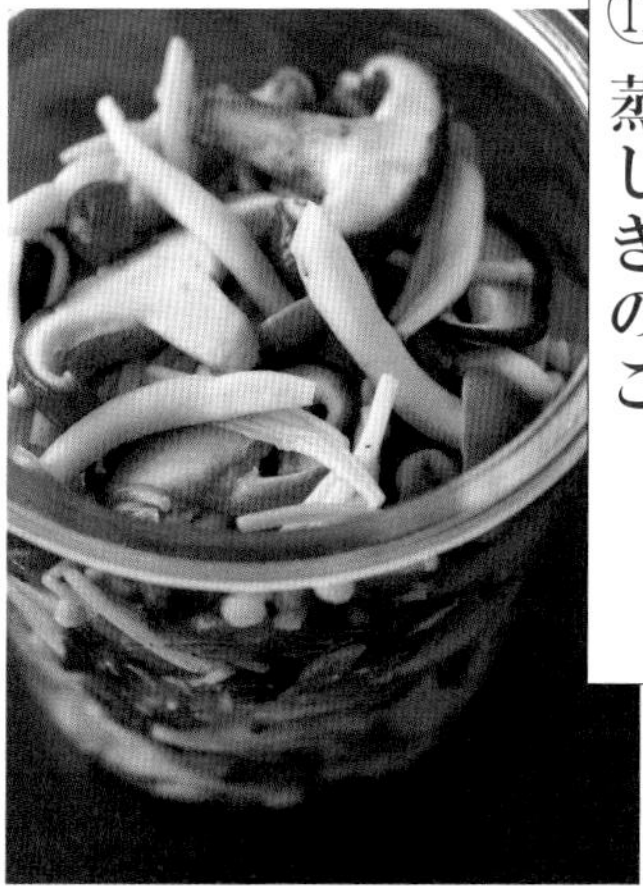

⑪蒸しきのこ

→ P75

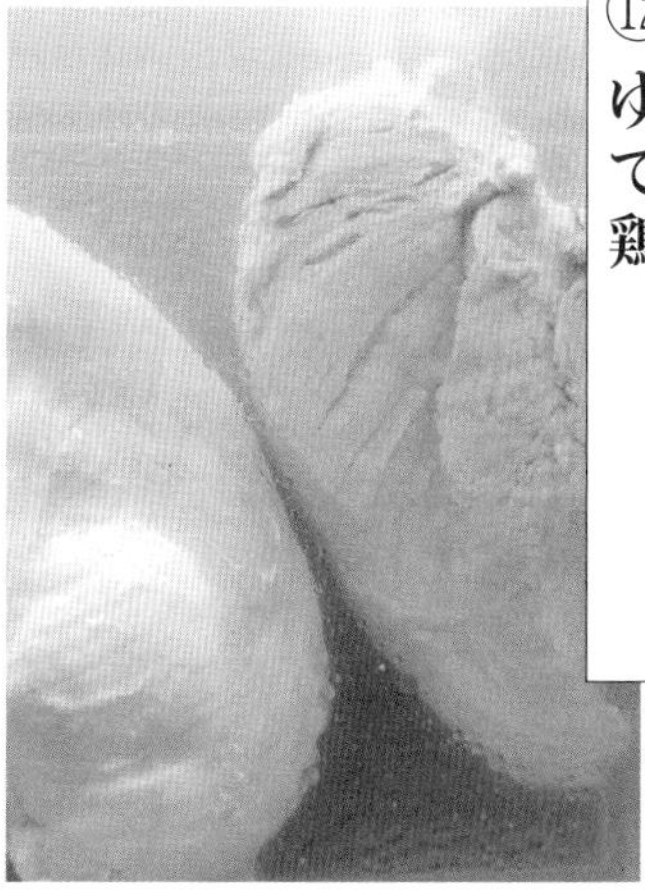

⑫ゆで鶏

→ P80

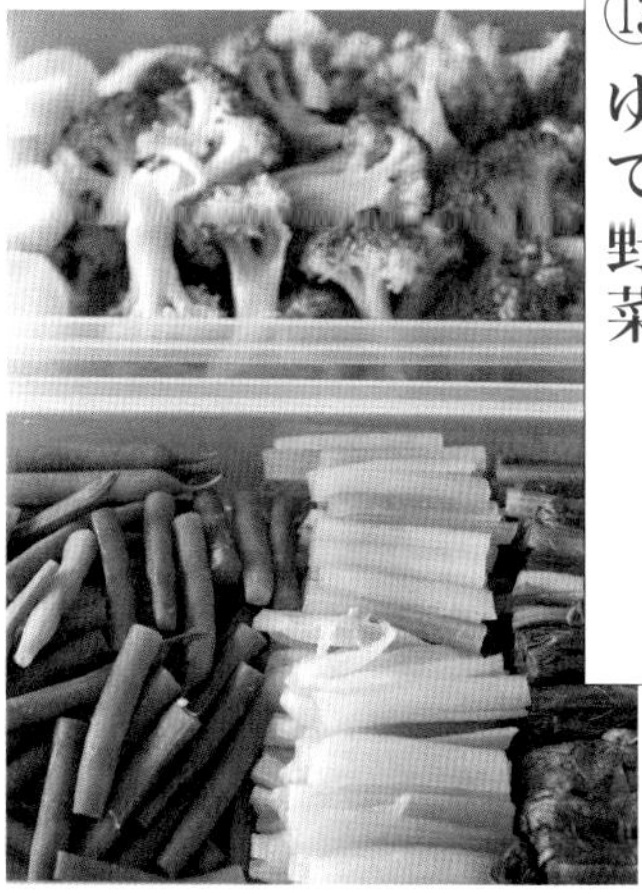

⑬ゆで野菜

→ P81

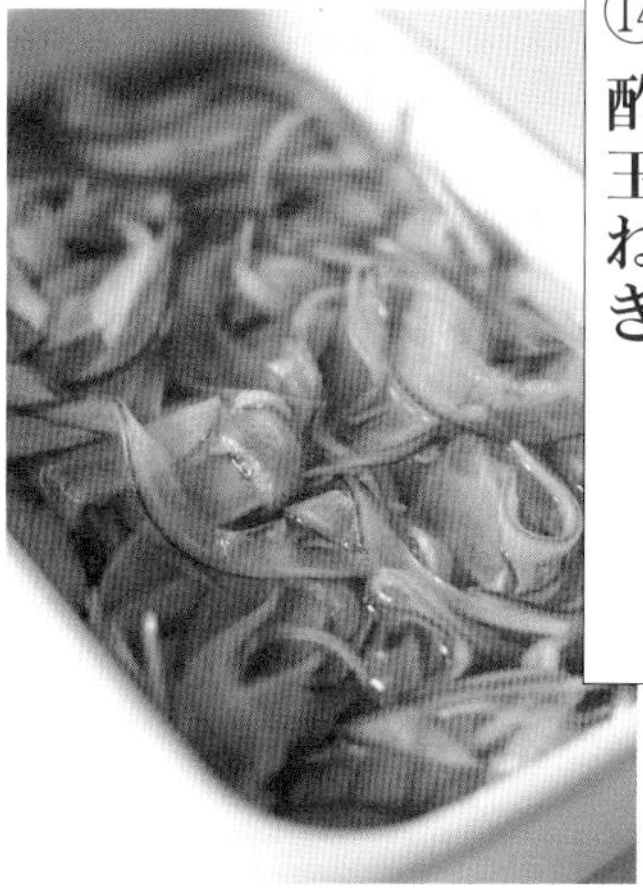

⑭酢玉ねぎ

→ P100

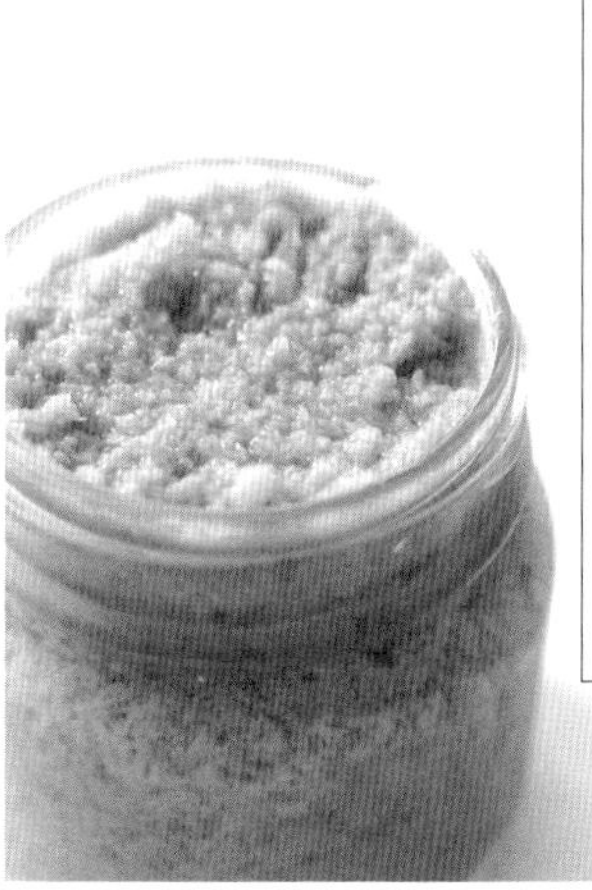

⑮発酵しょうが

→ P102

きょう、なに作ろう？　料理索引と栄養価一覧

・栄養価は、特に記載のないものは１人分です。
・「日本食品標準成分表2020年版（八訂）」（文部科学省）に基づいて計算しました。
　調味料などは、実際に口に入る量を考慮して算出しています。

掲載ページ	料理名	エネルギー	たんぱく質	脂質	コレステロール	利用可能炭水化物	食物繊維総量	ミネラル				ビタミン						食塩相当量
								ナトリウム	カリウム	カルシウム	鉄	A（レチノール活性当量）	D	E（α-トコフェロール）	B_1	B_2	C	
		kcal	g	g	mg	g	g	mg	mg	mg	mg	µg	µg	mg	mg	mg	mg	g
	1. 骨と筋肉を作るレシピ																	
12	豆腐とひじきのミニハンバーグ	306	19.5	20.7	50	6.9	6.1	477	1076	221	5.3	207	0.1	2.5	0.37	0.35	29	1.2
13	シシャモの香味フリット	396	22.3	26.3	310	15.8	2.5	546	808	507	8.7	329	1.6	4.2	0.09	0.48	42	1.4
14	厚揚げとにらのエスニック焼きそば	492	25.2	18.6	154	51.8	6.8	873	654	444	4.3	203	1.0	3.5	0.13	0.46	10	2.2
15	豆乳ごまねぎそば	417	17.2	15.2	0	47.6	8.1	381	691	311	5.9	96	0	1.0	0.26	0.19	22	1.0
16	切り干し大根と凍り豆腐のお好み焼き	422	26.0	22.1	278	27.3	4.0	613	970	324	3.0	150	2.4	2.0	0.49	0.42	6	1.6
17	グリーンピースとそら豆のカルボナーラ	539	28.5	18.0	124	59.3	9.8	657	719	262	4.4	117	1.3	1.3	0.59	0.46	26	1.7
	2. 血管だってアンチエイジング																	
22	菜の花のくたくた煮	133	6.4	3.4	0	15.6	6.4	467	552	205	3.9	240	0	4.2	0.23	0.38	163	1.2
24	菜の花のペペロンチーノスパゲティ	412	17.0	13.3	70	50.7	8.6	676	468	351	3.1	214	0	4.9	0.23	0.21	43	1.7
25	菜の花と豆腐の卵とじ	156	13.1	7.6	204	7.4	3.8	608	516	202	3.9	248	2.1	2.9	0.24	0.45	96	1.5
26	にんじんの蒸し煮（100g）	61	0.7	3.1	0	6.4	2.7	162	304	29	0.2	777	0	0.8	0.08	0.07	7	0.4
27	クミン風味のキャロットラペ	73	0.8	3.1	0	8.6	3.0	229	331	35	0.5	780	0	0.8	0.08	0.07	8	0.6
28	にんじんとゆで卵のサンドイッチ	379	14.5	20.0	324	33.5	3.9	663	322	72	1.8	593	3.2	2.5	0.14	0.38	3	1.7
29	にんじんと豚そぼろのサラダ	269	14.5	17.8	37	11.0	3.3	697	617	154	2.3	642	0.2	2.0	0.48	0.21	24	1.8
30	トマトの即席キムチ	51	1.2	0.3	2	9.7	1.8	257	373	22	0.5	80	0	1.4	0.09	0.05	24	0.7
31	モロッコ風サラダ	85	1.5	4.3	0	8.0	3.3	194	494	42	1.0	115	0	3.4	0.10	0.12	111	0.5
32	オクラとモロヘイヤのねばねば豆腐	133	12.5	5.2	25	5.3	6.7	623	554	310	2.6	455	1.2	3.3	0.27	0.21	11	1.6
33	ゴーヤーだけのチャンプルー	58	2.8	3.1	6	3.1	2.7	186	309	17	0.7	19	0.1	1.1	0.07	0.10	80	0.5
34	かぼちゃの塩麹煮	85	1.3	0.2	0	17.6	3.5	191	453	16	0.5	330	0	4.9	0.07	0.09	43	0.5
35	かぼちゃと鶏ひき肉のエスニックカレー	665	22.7	24.9	55	80.6	10.0	463	1365	73	4.2	376	0.1	6.1	0.24	0.24	48	1.2
	3. 私の“腸活”ごはん																	
40	もどしわかめ（50g）	2	0.2	0	0	0.1	0.4	76	1	7	0.1	2	0	0	0	0	0	0.2
41	ちりめんじゃこのわかめスープ	80	3.8	6.1	39	1.9	0.9	518	86	71	0.3	42	6.1	0.3	0.03	0.02	3	1.3

掲載ページ	料理名	エネルギー	たんぱく質	脂質	コレステロール	利用可能炭水化物	食物繊維総量	ミネラル				ビタミン						食塩相当量
								ナトリウム	カリウム	カルシウム	鉄	A（レチノール活性当量）	D	E（α-トコフェロール）	B_1	B_2	C	
		kcal	g	g	mg	g	g	mg	mg	mg	mg	μg	μg	mg	mg	mg	mg	g
42	わかめと小ねぎのチーズオムレツ	249	15.5	18.4	337	5.1	0.9	454	209	224	1.6	239	3.2	1.4	0.07	0.36	7	1.2
43	わかめのマヨチーズトースト	185	6.9	7.0	16	22.3	2.9	390	98	115	0.7	3	0	0.4	0.07	0.03	0	1.0
43	わかめのガーリック炒め	39	0.6	3.1	0	1.7	1.4	172	56	12	0.2	19	0	0.6	0.02	0.02	1	0.4
44	蒸しゆで大豆（50g）	83	7.3	4.1	0	1.5	4.8	0	422	40	1.5	0	0	0.5	0.16	0.06	1	0
45	大豆とイワシ、根菜の五目煮	163	11.7	5.4	20	14.5	6.3	526	704	74	2.0	134	10.1	1.4	0.18	0.24	12	1.3
46	すりつぶし大豆の具だくさんみそ汁	127	9.4	4.7	0	7.4	8.7	525	820	100	3.3	221	3.0	0.9	0.23	0.16	14	1.3
47	塩もみかぶ大豆	102	7.9	4.2	0	4.8	6.3	254	682	87	1.9	23	0	0.8	0.19	0.10	28	0.6
47	とろろ大豆	148	9.0	4.4	0	14.6	6.0	123	724	54	1.8	1	0	0.6	0.22	0.07	3	0.3
48	ゆで裂きごぼう（30g）	15	0.3	0.1	0	2.5	1.9	57	64	15	0.2	0	0	0.2	0.01	0.01	0	0.1
48	ごぼうの磯辺揚げ	140	2.1	6.6	1	16.1	3.1	157	154	50	0.4	3	0	1.1	0.03	0.19	1	0.4
49	ごぼうのバルサミコ炒め	82	0.7	3.1	0	10.4	3.4	86	160	26	0.5	15	0	0.8	0.02	0.03	1	0.2
49	ごぼうと葉野菜のナムル	67	0.8	4.1	0	4.9	3.8	330	307	55	1.2	85	0	0.9	0.07	0.06	9	0.8
50	とろとろ玉ねぎ（60g）	48	1.0	0	1	10.0	2.2	49	217	25	0.4	0	0	0	0.06	0.01	10	0.1
51	とろとろ玉ねぎときのこのマリネ	126	3.0	3.6	2	16.3	7.1	457	533	53	1.4	0	4.7	0	0.17	0.15	14	1.2
52	とろとろ玉ねぎとブロッコリーのスープ	147	6.6	4.7	12	16.7	6.1	296	630	66	1.5	46	0.1	2.1	0.30	0.20	108	0.8
53	とろとろ玉ねぎのポテトサラダ	163	5.6	2.8	14	23.5	8.8	300	744	158	0.9	33	0	0.1	0.18	0.18	33	0.8
54	雑穀と野菜のおかゆ	309	8.8	12.7	264	36.8	5.8	351	475	95	2.4	371	2.7	1.4	0.24	0.23	5	0.9
56	玄米と納豆、ひき肉のピリ辛チャーハン	492	20.1	16.4	37	60.2	9.0	680	1204	188	5.7	203	0.7	2.4	0.82	0.57	33	1.7
57	もち麦とカリフラワーの白いミネストローネ	220	14.6	5.1	58	25.6	6.4	324	681	131	20.6	9	0.2	2.3	0.15	0.31	87	0.8
58	納豆ドレッシング（和風、1/4量）	91	4.6	5.9	0	3.3	2.0	234	212	28	1.1	1	0	0.2	0.02	0.18	0	0.6
58	納豆ドレッシング（洋風、1/4量）	120	4.6	9.3	0	3.1	2.0	210	211	32	1.1	1	0	0.6	0.03	0.17	0	0.5
58	納豆ドレッシング（エスニック、1/4量）	72	4.6	2.9	0	5.2	2.3	203	231	29	1.1	8	0	0.3	0.03	0.18	4	0.5
59	納豆ドレッシングのサラダ	227	11.9	14.5	204	9.5	4.4	302	759	116	3.3	269	2.1	2.6	0.17	0.47	32	0.8
60	チキンライス エスニック納豆ドレッシングがけ	425	29.8	15.6	105	37.2	5.8	368	1047	104	2.9	271	0.3	2.2	0.25	0.45	32	0.9
62	ザワークラウト（100g）	23	1.0	0.1	0	3.9	1.8	765	211	47	0.4	4	0	0.1	0.04	0.03	41	1.9
63	ザワークラウトとカマンベールのサラダ	116	5.4	7.8	22	5.4	1.8	964	247	169	0.9	65	0.1	0.5	0.05	0.15	41	2.4
64	豚肉とレモンのザワークラウト煮	365	19.2	24.9	72	13.6	3.0	952	659	87	1.2	49	0.1	1.1	0.78	0.21	73	2.4

掲載ページ	料理名	エネルギー	たんぱく質	脂質	コレステロール	利用可能炭水化物	食物繊維総量	ミネラル				ビタミン						食塩相当量
								ナトリウム	カリウム	カルシウム	鉄	A（レチノール活性当量）	D	E（α-トコフェロール）	B_1	B_2	C	
		kcal	g	g	mg	g	g	mg	mg	mg	mg	μg	μg	mg	mg	mg	mg	g
	4. “健美ストック”でラク献立																	
68	じゃこ酢大豆（30g）	13	1.3	0.5	8	0.4	0.4	52	34	14	0.1	5	1.2	0.1	0.01	0.01	0	0.1
69	切り干し大根の酒煮（50g）	40	0.8	0	0	5.7	2.2	134	363	52	0.3	0	0	0	0.04	0.02	3	0.3
70	混ぜごはんの日の献立	507	17.1	12.2	227	74.6	9.2	498	594	166	2.7	217	5.8	3.2	0.21	0.34	111	1.3
71	じゃこ酢大豆の混ぜごはん いり卵のせ	381	15.1	6.9	227	58.3	6.6	297	375	103	2.0	182	5.8	3.0	0.15	0.30	41	0.8
71	柿のごまあえ	126	2.0	5.2	0	16.2	2.6	201	220	63	0.7	35	0	0.1	0.06	0.04	70	0.5
72	煮魚の日の献立	806	49.8	33.9	134	71.1	8.1	1513	1648	212	5.9	220	11.5	4.4	0.76	0.91	14	3.8
73	サバの甘辛煮	497	39.7	28.2	134	21.8	0.6	653	783	19	2.8	81	11.2	2.9	0.47	0.70	2	1.7
73	ひじきときのこの白あえ	76	4.5	4.4	0	2.3	3.8	291	424	73	1.2	9	0.3	0.2	0.14	0.13	0	0.7
73	切り干し大根と小松菜のみそ汁	41	2.4	0.6	0	5.5	2.7	567	379	114	1.6	130	0	0.8	0.06	0.06	12	1.4
74	ひじきの酒煮（50g）	19	0.4	0.1	0	0.7	2.6	141	321	50	0.3	18	0	0	0	0.02	0	0.4
75	蒸しきのこ（50g）	19	1.1	0.1	0	1.8	2.5	20	229	1	0.4	0	0.4	0	0.11	0.12	0	0.1
76	ビビンパの日の献立	588	33.5	16.4	114	68.3	8.2	1214	966	356	31.0	207	0.1	4.2	0.66	0.37	19	3.1
77	ひじきのナムルビビンパ	310	4.5	5.4	0	53.6	6.4	486	450	155	1.7	148	0.0	1.0	0.07	0.07	11	1.2
77	アサリ缶のスンドゥブ	278	29.0	11.0	114	14.6	1.9	728	515	201	29.3	59	0.1	3.2	0.60	0.30	9	1.8
78	煮物の日の献立	481	21.2	15.4	109	55.3	11.5	765	1072	337	5.5	208	1.8	2.2	0.47	0.55	21	1.9
79	豆腐ときのこのオイスターソース煮	213	13.2	10.9	1	9.8	7.4	509	716	151	3.3	3	0.7	0.9	0.38	0.32	3	1.3
79	きゅうりとわかめの中華風サラダ	32	1.7	1.1	5	2.5	2.3	157	194	168	1.5	147	0	1.0	0.04	0.05	18	0.4
79	かきたまスープ	50	3.9	3.2	103	1.5	0.0	99	128	15	0.6	59	1.0	0.4	0.03	0.16	0	0.3
80	ゆで鶏（100g）	141	25.6	2.1	96	5.0	0.0	852	497	7	0.4	12	0.1	0.4	0.13	0.15	4	2.2
81	ゆで野菜（さやいんげん、50g）	12	0.6	0.1	0	1.5	1.2	0	127	27	0	23	0	0.1	0.03	0.05	3	0
81	ゆで野菜（小松菜、50g）	8	0.8	0.1	0	0.5	1.3	8	77	83	1.2	143	0	0.8	0.02	0.03	12	0
81	ゆで野菜（ブロッコリー、50g）	17	1.4	0.1	0	1.3	2.4	3	117	23	1.0	38	0	1.5	0.03	0.05	31	0
82	シチューの日の献立	569	25.6	14.8	70	73.6	16.0	959	1854	198	2.1	458	0.4	6.1	0.50	0.54	177	2.4
83	ゆで鶏のホワイトシチュー	248	21.3	5.1	70	24.2	10.0	630	1033	162	1.3	391	0.4	1.9	0.26	0.34	56	1.6
83	ぬか漬けサラダ	134	2.0	9.5	0	7.9	4.2	327	785	32	0.7	66	0	4.2	0.21	0.19	121	0.8
84	お酒を飲む日のおつまみ献立	214	20.1	8.7	26	8.5	10.2	567	748	225	3.4	76	0.1	2.2	0.25	0.21	36	1.4
85	ゆで鶏のわさび漬けあえ	41	6.7	0.6	24	2.1	0.3	264	171	7	0.2	25	0	0.2	0.04	0.05	2	0.7
85	ブロッコリーとめかぶの梅あえ	38	2.1	1.2	0	2.8	3.7	245	207	70	0.9	51	0	1.4	0.06	0.08	29	0.6
85	ゆで大豆のおろしあえ	55	3.8	2.4	0	2.1	4.7	16	228	51	0.7	0	0	0.4	0.05	0.03	4	0
85	レンジ温やっこ	80	7.4	4.5	2	1.6	1.5	42	142	97	1.6	1	0	0.2	0.10	0.05	1	0.1

掲載ページ	料理名	エネルギー	たんぱく質	脂質	コレステロール	利用可能炭水化物	食物繊維総量	ミネラル				ビタミン						食塩相当量
								ナトリウム	カリウム	カルシウム	鉄	A（レチノール活性当量）	D	E（α-トコフェロール）	B_1	B_2	C	
		kcal	g	g	mg	g	g	mg	mg	mg	mg	μg	μg	mg	mg	mg	mg	g
	大好きな「お酒」とのつき合い方																	
87	ノンアルコール レモンサワー	22	0.5	0.1	0	2.5	2.5	2	65	34	0.1	1	0	0.8	0.04	0.04	50	0
88	ビールを飲む日の献立	259	16.6	15.1	13	10.2	6.7	929	745	370	4.0	50	0	2.0	0.19	0.17	58	2.4
89	厚揚げの みそねぎチーズ焼き	194	14.0	14.0	11	2.3	1.1	307	169	319	3.0	10	0	0.9	0.08	0.05	2	0.8
89	なすの中華風サラダ	44	1.5	1.0	2	5.0	3.7	337	385	33	0.6	19	0	0.6	0.09	0.09	8	0.9
89	ピーマンの塩昆布あえ	21	1.1	0.1	0	2.8	1.9	285	191	18	0.4	21	0	0.5	0.02	0.03	48	0.7
90	枝豆の香味あえ	58	4.5	2.1	0	3.7	2.5	520	357	46	1.3	23	0	0.4	0.11	0.08	13	1.3
90	セロリときくらげの炒め物	52	2.5	3.1	26	2.3	2.6	421	371	393	1.8	4	2.1	0.7	0.03	0.05	5	1.1
90	パプリカのシラスあえ	45	2.5	1.1	17	5.9	1.8	141	228	44	0.6	102	0.4	4.4	0.07	0.15	170	0.4
92	ゴーヤーの梅サラダ	41	1.6	2.1	1	2.5	2.8	165	283	24	0.5	20	0.1	1.1	0.05	0.08	80	0.4
92	オクラとめかぶのナムル	39	1.0	2.2	0	1.7	3.9	317	177	75	0.4	37	0	0.6	0.05	0.06	4	0.8
93	オニオンスライス	18	1.2	0	3	2.8	0.8	10	56	10	0.2	0	0.1	0	0.02	0.01	3	0
93	アボカドの わさびバルサミコがけ	133	1.3	10.9	0	5.0	4.2	8	461	13	0.6	12	0	2.4	0.07	0.15	12	0
	5. 減塩生活、始めました																	
96	牛肉とブロッコリーの オイスターソース炒め	242	17.2	12.8	52	10.7	7.0	419	946	58	2.8	77	0.3	3.9	0.31	0.48	141	1.1
97	ブリと 切り干し大根の煮物	243	16.7	10.5	58	19.3	3.4	434	937	85	1.7	40	6.4	1.6	0.25	0.34	6	1.1
98	鶏つくねの照り焼き	205	22.8	6.7	204	13.2	0.6	434	485	29	1.1	90	1.4	1.1	0.13	0.24	4	1.1
99	サワラのゆず香味だれ	163	15.3	7.8	48	6.1	1.5	310	562	22	1.0	24	5.6	0.9	0.11	0.32	26	0.8
100	酢玉ねぎ(10g)	3	0	0	0	0.5	0.1	0	8	1	0	0	0	0	0	0	0	0
100	酢玉ねぎ納豆	82	6.0	3.9	0	4.0	2.9	87	285	38	1.4	0	0	0.2	0.03	0.23	1	0.2
101	かぼちゃと にんじんの温サラダ	103	1.2	3.2	0	15.3	3.7	13	457	24	0.5	489	0	4.1	0.08	0.09	35	0
102	発酵しょうが (小さじ1)	2	0	0	0	0.3	0.1	0	16	1	0	0	0	0	0	0	0	0
103	チキンの 発酵しょうが焼き	268	22.0	18.9	111	2.1	0.8	498	491	33	1.2	126	0.5	1.5	0.15	0.23	8	1.3
104	クレソンの塩麹あえ	31	0.9	2.0	0	1.7	1.3	165	170	55	0.6	115	0	0.8	0.05	0.10	13	0.4
105	塩麹肉じゃが	329	16.1	14.0	46	26.1	15.6	508	1067	34	1.2	254	0.1	0.5	0.73	0.21	59	1.3
106	エビと長いもの 塩麹卵とじ	165	13.7	5.3	264	15.3	0.9	319	558	70	1.3	129	2.1	1.5	0.15	0.25	5	0.8
	恩師 滝口操先生から教わったこと																	
109	なすの田舎煮	127	4.0	8.9	29	6.0	2.7	547	340	131	1.4	23	0.9	1.8	0.06	0.08	4	1.4
110	アジの酢じめ	79	11.6	2.1	39	2.9	0	344	254	9	0.6	5	5.5	0.6	0.10	0.14	0	0.9
111	アジたくきゅうり	105	12.7	2.7	39	5.9	1.8	807	503	57	1.2	41	5.5	0.9	0.17	0.18	10	2.0
112	松前おこわ	354	15.3	6.0	56	57.7	1.0	907	295	27	0.5	43	13.7	0.7	0.14	0.13	2	2.3

藤井 恵

ふじいめぐみ

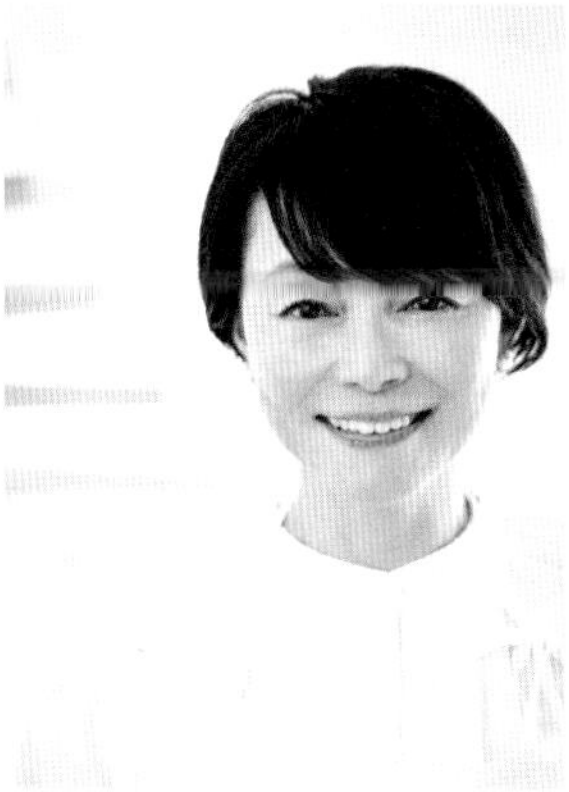

料理研究家、管理栄養士。
女子栄養大学卒業。
在学中から故 滝口操氏の
アシスタントを務め、料理の道へ。
季節の食材をたいせつに、
自身が「年齢を重ねるごとに
どんどんシンプルに、うす味になっていく」
と語る料理は、食べ飽きず、
くり返し作りたくなるおいしさと評判。

デザイン　米持洋介（case）
撮影　竹内章雄
スタイリング　久保百合子
調理アシスタント　西原佳江
栄養価計算　大越郷子
校閲　滄流社
編集協力　高木真佐子

＊本書は月刊『栄養と料理』の特集記事に加筆を加え、新たに取材した記事を合わせて再編集・書籍化したものです。

10年後、20年後の私をつくる

藤井 恵の健美ごはん

2023年4月15日　初版第1刷発行
2023年6月20日　初版第2刷発行

著者　藤井 恵

発行者　香川明夫
発行所　女子栄養大学出版部
〒170-8481
東京都豊島区駒込3-24-3
電話　03-3918-5411（営業）
03-3918-5301（編集）
ホームページ　https://www.eiyo21.com
振替　00160-3-84647

印刷・製本　シナノ印刷株式会社

ISBN978-4-7895-4758-1